LIEBE DEPRESSION – ES REICHT!

THERAPIE-TOOLS FÜR DEN ALLTAG

Mit konkreten Übungen & Beispielen eines erfahrenen Therapeuten negative Gedanken und Depressionen überwinden

Für Betroffene & Angehörige

Dipl.-Psych. Udo Schüppel

Torsten Schütze

Impressum/Imprint

famvis books is a registered trademark of SicherUndEntspannt GmbH

HRB 35398, Amtsgericht Dresden

USt.Id.Nr.: DE306086743

Luchbergstrasse 17g, 01237 Dresden, Germany

info@famvisbooks.de

GTIN EAN: 4260612150296

ISBN: 978-3-910401-13-6

Lektorat

Lektorat Hohe Weide
Stefanie Begerow
info@lektorat-hoheweide.de
lektorat-hoheweide.de

Urheberrecht/Copyright

Quellenangaben Bilder

Lizenziert durch Depositphotos Inc., 115 West 30th Street, Suite 1110B, New York, NY, 10001, United States, EIN: 46-0523488, ID184693224

INHALT

Vorwort
Torsten Schütze

Hallo liebe Leserin, lieber Leser,

mein Name ist Torsten und ich bin ein glücklicher Überlebender! Klingt das zu dramatisch für Sie? Dann erlauben Sie mir, Ihnen kurz zu erklären, warum ich glücklich bin, überlebt zu haben. Vielen Dank! Ich hatte eine Depression, die so schlimm wurde, dass ich bereits den Ort meines Abschieds von dieser Welt ausgesucht hatte. Doch ich wurde gerettet, denn ich hatte und habe ein funktionierendes soziales Umfeld: eine Familie, Freunde und Bekannte, welche oft hilflos waren und dennoch im entscheidenden Moment die richtigen Schritte unternommen haben, um mich vor mir selbst zu schützen. Und das ist ein großes Glück. Vor allem für mich, aber inzwischen weiß ich, dass auch die Menschen in meinem Umfeld es als großes Glück empfinden, dass ich wieder vollständig bei ihnen bin.

Genau darum geht es in diesem Buch. Wenn Sie dieses Buch in den Händen halten, gehören Sie entweder zu der Gruppe von Menschen, die an dunklen Gedanken und vielleicht gar einer Depression leiden. Oder Sie gehören zu der großen Gruppe von wertvollen Menschen, die eine depressive Person in ihrem Umfeld haben, der sie gern helfen möchten. Und die sich dann so hilflos fühlen, wie das meine Familie getan hat, als es mir sehr schlecht ging. Dieses Buch möchte beiden Gruppen helfen! Gemeinsam mit meinem ehemaligen Therapeuten habe ich über fünf Jahre gebraucht, bis ich die Kraft und den Mut gefunden habe, dieses Buch für Sie zu schreiben. Mein Therapeut, Diplom-Psychologe Udo Schüppel, wird Ihnen in diesem Buch verschiedene praktische Wege aufzeigen – Wege, damit Sie selbst feststellen können, was mit Ihnen los ist. Haben Sie nur einen schlechten Tag oder sind Ihre Stimmungsschwankungen doch mehr? Woran können Sie selbst und auch die Personen in Ihrem Umfeld erkennen, was Sie bedrückt? Was können Sie selbst tun, um kurz-, mittel- und langfristig den Kampf gegen Ihre Dämonen zu gewinnen? Welche Schritte können Ihr Partner oder Ihre Partnerin, Ihre Kollegen, Vorgesetzten, Freunde, Bekannten und alle anderen unternehmen, um Sie zu unterstützen? Welche Hilfe ist gute, wertvolle und zielgerichtete Hilfe? Dies sind nur einige der Fragen, die Herr Schüppel und ich mit diesem Buch beantworten werden. Gemeinsam! Ich werde meine Erfahrungen während der Krankheit schildern und meine Erkenntnisse aus vielen Jahren Therapie beitragen. Herr Schüppel wird all seine Ausbildung, sein Wissen und seine vielen Jahre Arbeit als Coach, Berater und Therapeut einbringen und hilfreiche Vorgehensweisen mit Ihnen teilen. Gemeinsam ist auch hier das wichtigste Wort!

Wir haben ein Buch für Sie erschaffen, das ein wenig Theorie mit ganz viel Praxis verbindet. Dieses Buch wird Ihnen nützliches Wissen vermitteln, das besonders für Ihre Unterstützer aus dem Familien-, Freundes- oder Kollegenkreis eine große Hilfe sein kann. So können die Menschen, welche selbst nicht erkrankt sind, zumindest verstehen, warum Sie im Moment so sind und sich so verhalten, wie Sie es eben tun. Indem die Theorie in praktische Hilfe umgewandelt wird, nehmen wir der Dunkelheit Schritt für Schritt die Kraft. Anhand realer Beispiele zeigen wir auf, wie sich aus schlechten Gefühlen auf einmal schlechte Gedanken entwickeln und wie diese negativen Gedanken dann zu negativen Handlungen führen können, wenn wir nichts dagegen tun. Sie erhalten einerseits hilfreiche

Checklisten, die Ihnen Anreize zur Selbsthilfe geben können. Andererseits finden Sie in diesem Buch Anleitungen für Übungen, die Ihnen Erleichterung verschaffen können, damit Sie die nötige Kraft für die nächsten Schritte haben. Schaffen wir es gemeinsam mit Ihnen, die Abwärtsspirale zu bremsen, haben wir schon viel gewonnen. Dann können wir gemeinsam darangehen, den Weg zurück ins Leben zu gestalten. Das ist das Ziel!

Doch bevor wir beginnen, möchte ich ein paar wichtige Worte sagen. Zuerst möchte ich „Danke!“ sagen: Ich bedanke mich bei meiner Frau, unseren Kindern, meiner ganzen Familie, bei Freunden und Bekannten. Dafür, dass sie da waren und mir ihre Hände gereicht haben. Ob ich diese Hilfe angenommen habe, lag meist an meiner Tagesform. Aber es hat mir geholfen zu wissen, dass ihr alle da wart! Dann möchte ich „Entschuldigung!“ sagen! Eine Depression ist eine Krankheit, welche dem Ertrinken sehr nahekommt. Zumindest war das in meinem Fall so. Lassen Sie mich an dieser Stelle den typischen Ablauf meiner schlimmen Episoden während der Depression schildern.

Ich stehe immer am Meer. Es ist Nacht und es ist kalt. Sobald diese Bilder in meinem Kopf auftauchen, verkrampfe ich bereits, denn ich weiß, was auf mich wartet. Im nächsten Moment bin ich auf dem dunklen, kalten Meer. Ich hocke auf einem Stück Holz. Meine Finger krallen sich in die Ränder der Holzplatte und ich versuche, die Balance zu halten. Die Wellen schwappen immer wieder über den Rand, treffen meine Hände, treffen meine Seele. Das schwarze Meer wiegt sich hin und her, aber ich spüre, dass da mehr ist. Ein fahler Mond und ein paar Sterne sind das einzige Licht, ansonsten herrscht Dunkelheit. Ein Sturm zieht auf, ich kann es fühlen. Die Wellen werden stärker, ich verkrampfe immer mehr. Mein Blick ist auf das Meer, auf die Wellen direkt neben meinem Brett gerichtet. Ich weiß, dass es kalt ist, dort im Wasser. Aber gleichzeitig erscheint es mir wie eine Lösung für all meine Probleme. Einfach loslassen, einfach eintauchen in die Dunkelheit. Wie lange meine Kraft noch reicht, weiß ich nicht. Ein Blick hinauf zum Mond. Er gibt mir etwas Hoffnung, etwas mehr Kraft. Ich halte mich immer noch fest. Aber ich weiß wirklich nicht, wie lange noch.

Das waren meine typischen Episoden. Ich weiß, dass es viele verschiedene Arten gibt, wie eine Depression sich ausdrückt. Aber eines haben diese Episoden zumeist gemeinsam: Die Hauptpersonen sind allein – ob gefühlt oder real, ist nur eine Frage der Perspektive. Dieses Gefühl des Alleinseins wird auch Thema dieses Buches sein. Auch heute noch fühlen sich Menschen mit dunklen Gedanken und Depressionen oftmals allein. Denn, und das ist eine Tatsache, diese Krankheit ist noch immer kein großes Thema, obwohl so viele Menschen darunter leiden. Das Bundesgesundheitsministerium spricht von 16 bis 20 Prozent der Menschen, die einmal im Leben an einer Depression oder einer depressiven Verstimmung leiden.[1]

Wenn die Wahrscheinlichkeit, im Lotto zu gewinnen, bei 16 bis 20 Prozent liegen würde, hätten Sie sicherlich schon Ihren Tippschein abgegeben, richtig? Und Sie würden allen Freunden davon erzählen. Aber würden Sie auch darüber sprechen, dass Sie depressive Stimmungen haben? Ich weiß, dass ich damals nicht offen darüber gesprochen habe. Ich habe mich geschämt. Ich fühlte mich so anders, auf keinen Fall als vollständiger Mensch. Heute kann ich offen darüber sprechen. Damals konnte ich das nicht. Es hat mir weh getan, wenn ich meiner Familie und meinen

Freunden etwas vorgespielt habe. Jedes Mal. In solchen Situationen, in solchen Gefühlen schlägt ein Ertrinkender um sich – und trifft meistens die Menschen, welche ihm am nächsten stehen. Ein depressiver Mensch möchte andere Menschen meist nicht verletzen. Aber wir Depressiven können auch nicht verhindern, dass wir unsere Aktionen kaum noch kontrollieren können. Eine Welle von dunklen Emotionen schwappt über uns und wir schlagen blind um uns, bis uns die Kraft verlässt. Deshalb meine Bitte um Entschuldigung: Ich habe damals Menschen mit meinem Verhalten verletzt. Und das tut mir leid! Ehrlich und aus ganzem Herzen!

Eine große Bitte habe ich noch an die vielen Menschen da draußen, die im Umfeld einer depressiven Person sind: Ich weiß, dass Sie sich manchmal hilflos fühlen. Das ist okay! Mit diesem Buch müssen Sie sich nicht mehr so hilflos fühlen. Bitte stellen Sie Ihre Hilfe und Ihre Unterstützung nicht ein! Egal, ob Sie sich unwohl fühlen, wenn Sie auf eine depressive Person treffen, oder ob Sie nicht genau wissen, was Sie sagen oder tun sollen: Stellen Sie Ihre Unterstützung und Ihr Angebot, da zu sein, bitte nicht ein! Erinnern Sie sich an meine schlimmen Episoden, allein auf dem dunklen Meer? Jede Stimme eines lieben Menschen ist wie ein Stern am dunklen Himmel! Jedes Angebot, jede Umarmung, jede nette Geste, jedes „Nur-da-Sein" leuchtet auf. Auch wenn mich selbst die Kraft fast verlassen hat, als ich allein auf meinem Stück Holz mitten auf dem kalten Meer trieb, so hat mich der Blick nach oben auf die Lichter gerettet. Diese Lichter waren es, die mir mehr Kraft gegeben haben! Diese Lichter waren es auch, welche mich am Ende gerettet haben! Seien Sie solch ein Licht! Sollten Sie schon eines dieser Lichter sein und Ihre Kräfte langsam schwinden, dann halten Sie bitte noch etwas durch.

Wenn die Person, für die Sie Ihre Kraft gerade hergeben, einen festen Platz in Ihrem Herzen und Ihren Gedanken hat, dann halten Sie bitte noch durch.

Es gibt Hilfe. Es gibt Wege aus der Depression. Es gibt Organisationen, die Sie unterstützen können. Eines kann ich Ihnen versprechen: Sie werden unendliche Dankbarkeit erfahren, wenn es Ihnen gelingt, so lange durchzuhalten, bis die Krankheit überwunden ist. Meine Tage beginnen heute mit einem Dank! Ihnen danke ich, dass Sie dieses Buch gekauft haben. Damit haben wir den ersten Schritt aus der Dunkelheit gemeinsam geschafft. Ich weiß jetzt, dass es eine Nacht geben muss. Sonst würden wir den Tag nicht schätzen.

Lassen Sie uns die Dunkelheit besiegen! Lassen Sie uns den Sonnenaufgang gemeinsam feiern!

Fangen wir an!

Ihr
Torsten Schütze

Vorwort
Udo Schüppel

Wir leben in verrückten Zeiten. Doch tut das nicht jede Generation? Jede und jeder hat im Laufe des Lebens mit ganz unterschiedlichen Herausforderungen zu kämpfen. Doch das ist nicht allein anstrengend, sondern stärkt auch die Fähigkeit, mit Herausforderungen umgehen zu können. Depressive Episoden sind Herausforderungen der besonderen Art, da sie teilweise im Laufe eines Lebens wiederholt zu Besuch kommen und sich als hartnäckiges Gegenüber herausstellen – „hartnäckig" heißt jedoch nicht „unmöglich". Bis 1968 hielt man es für unmöglich, dass ein 100-Meter-Sprint in weniger als 10 Sekunden machbar wäre. Dann jedoch, bei den Olympischen Sommerspielen in Mexico City, lief der US-Amerikaner Jim Hines die Strecke erstmals in 9,95 Sekunden. Seitdem werden immer wieder Zeiten unter 10 Sekunden gelaufen. Scheinbar Unmögliches kann also möglich werden.

Mein Autorenkollege Torsten hat gleich mehrere persönliche Rekorde aufgestellt. Zum einen ist es ihm gelungen, seine depressiven Phasen zu überwinden. Zum anderen gelingt es ihm, auch darüber zu sprechen. Mehr noch, heute ist es ihm eine Herzensangelegenheit, andere Menschen, die von depressivem Morast festgehalten werden, zu motivieren, sich zu befreien. Er zeigt, dass es sich lohnt, Schritte zu machen, seien sie auch noch so klein. Er ermutigt Sie, die Richtung zu klären, um festen Boden unter den Füßen zu spüren, neue Inseln in Ihrer Innenwelt zu erkunden, Rückenwinde zu nutzen und auch im Gegenwind mutig zu sein. Er ermutigt Sie, klar zu haben, wofür Sie gehen, und lebensfreudig zu sein, immer wieder.

Jeder Mensch ist Experte für sein Leben. Alle Helfer sind ausschließlich Begleiter, egal ob Ärzte, Therapeuten oder Berater. Entscheiden und handeln muss am Ende jede und jeder selbst. Nur Sie selbst können einschätzen, welche Maßnahmen Ihnen geholfen haben, Ihre Entwicklungen so auszurichten, dass Ihre Lebensfreude tanzt. Genau dabei soll Sie das Buch unterstützen.

Wenn ich drei Wünsche an das Buch frei hätte, dann wären das folgende:

- Wunsch #1: Sie lesen sich ab und zu einige Texte gegenseitig vor und lassen sich inspirieren, Ihre Antworten zu finden.
- Wunsch #2: Die im Buch skizzierten Wege inspirieren Sie, in Bewegung zu bleiben, hilfreiche Einblicke in die angesprochenen Themen zu finden, um diese zu erkunden und miteinander zu verbinden.
- Wunsch #3: Ihnen gelingt es, für eine Zeitspanne die angesprochenen Themen ähnlich intensiv zu leben.

Doch ob das Buch Ihnen eine Hilfe ist oder nicht, lässt sich am treffendsten mit einer Frage klären: Bemerken Sie wünschenswerte Veränderungen in Ihrem Alltag – Schritt für Schritt?

Ich wünsche Ihnen von Herzen wieder und wieder mutige Versuche und erfolgreiche Schritte. Sie packen das.

Herzliche Grüße
Udo Schüppel

EINLEITUNG

Wie Sie gemerkt haben, sprechen wir Sie persönlich an. Wir haben uns für das persönliche, respektvolle, partnerschaftliche „Sie" entschieden. Denn wir haben beim Schreiben an Sie gedacht. Wir möchten Sie mit dem Buch einladen, ermutigen und begleiten. Auf einem anspruchsvollen und höchst persönlichen Weg zu mehr selbstgeschaffener Lebensfreude, für mehr wohltuendes Licht im Leben.

Licht steht für das Gegenteil von Dunkelheit. Denn wenn wir mit Menschen sprechen, die an negativen Gedanken und Depressionen leiden, dann wird immer wieder dieser Begriff genannt: Dunkelheit. Dieses Buch kann ein kleines Stück Sonnenschein in Ihr Leben bringen. Weil wir alle wissen, dass nach einer dunklen Nacht auch wieder ein Tag kommt, an dem die Sonne scheint. „Moment", können Sie sagen, „an manchen Tagen ist es aber ganz schön dunkel!" Natürlich stimmt das. Aber das Prinzip ist immer das Gleiche. Im Rhythmus der Natur folgt auf eine dunkle Nacht ein heller Tag. Für Sie als Mensch mit dunklen Gedanken oder einer Depression kann das Hoffnung bedeuten – die Hoffnung, dass Sie nach einer dunklen Periode in Ihrem Leben wieder zurück ins Licht finden werden. Und dabei werden wir Sie unterstützen!

Wenn Sie eine Person sind, die Hilfe für einen depressiven Menschen leistet, ist die Situation ganz ähnlich. Sie wissen manchmal nicht, wie Sie helfen können, fühlen sich vielleicht unsicher. Das kann einen Schatten auf Ihre Seele werfen. Auch für Sie ist dieses Buch geschrieben. Mit dem Wissen aus dem Buch können Sie leichter mit belastenden

Situationen umgehen. Sie finden Anregungen, Perspektiven und Themen für Gespräche, die einen Unterschied machen. Damit können Sie mehr Licht in zwei Leben bringen.

Die theoretischen Inhalte in diesem Buch basieren auf der therapeutischen Sicht des Diplom-Psychologen Udo Schüppel und seinen langjährigen Praxiserfahrungen in der Beratung, Therapie und Begleitung von Menschen mit psychischen Herausforderungen. Ergänzt wird dieses reichhaltige Wissen um persönliche Erfahrungen von Torsten Schütze und anderen Menschen, die mit Depressionen zu kämpfen hatten oder noch haben. Wir werden Ihnen mit all unserer Kraft, unserer praktischen Erfahrung und unserem gebündelten Wissen Wege aufzeigen, wie Ihnen ganz konkret geholfen werden kann.

Was erwartet Sie in diesem Buch?

Unser Ziel ist es, alle Ebenen einer Depression aufzuzeigen, um Ihnen mehr Klarheit und Gewissheit zu ermöglichen. Dabei helfen wir Ihnen nicht nur mit etwas Theorie und praktischen Beispielen, sondern geben Ihnen auch Übersichten, Checklisten und Übungen mit. Auf diese Weise können wir Sie dabei unterstützen zu erkennen, wo Sie stehen, wo Sie hinwollen und wie Sie konkrete erste Schritte in diese Richtung unternehmen können. Sie erfahren, welchen Teil Ihrer Innenwelt Sie etwas mehr pflegen könnten oder sogar sollten. Unter der Innenwelt verstehen wir das Zusammenspiel von Körper, Geist, Emotionen und all Ihren Erfahrungen sowie Vorstellungen. Sie stehen im Mittelpunkt. Ihre Innenwelt wirkt immer! Schlafen Sie, wirkt sie in Form von Träumen. Sind Sie wach, wirkt sie in Form von bewusster und unbewusster Informationsverarbeitung. Im Inneren wie im Außen folgt auf eine Aktion eine Reaktion, den ganzen Tag. Auf das Klingeln des Weckers reagieren

Sie entweder sofort – oder eben nicht. Die Schlummertaste an den digitalen Weckern wurde ja nicht grundlos erfunden. Je nach Ihrer Stimmung verläuft Ihr Tag dann gut bis gar nicht gut. Sie wissen bereits, dass sich Ihre Stimmung ändern kann. Eine gute oder eine schlechte Nachricht, ein gutes oder schlechtes Erlebnis, und schon ändern sich Ihre Emotionen und Gedanken. Was war jetzt zuerst da? Der Gedanke oder die Emotion? Und ist das wirklich wichtig? Auch darauf gehen wir in diesem Buch genauer ein. An dieser Stelle aber schon die kurze Antwort: Ja, es ist wichtig. So, wie in der Natur Holz, Feuer, Erde, Metall und Wasser die Welt formen, formen unsere Gedanken und Gefühle uns und unsere Innenwelt. Und so, wie Wasser an sich belebend und wohltuend ist, kann es als Flut leicht Brücken, Häuser und ganze Landstriche zerstören. In ähnlicher Weise wirken Emotionen in unserer Innenwelt. Dann können mühsam konstruierte Gedankengebäude in sich zusammenstürzen.

Jetzt kommen gute Nachrichten!

Nach einer Flut sind die Städteplaner meist schlauer. Sie bauen jetzt Sicherungen ein. Machen die Städte flutsicherer. Sorgen dafür, dass bei einer neuen Flut keine großen Zerstörungen mehr angerichtet werden. Und vielleicht machen sie die Stadt sogar schöner. Für Ihre Innenwelt sind Sie der Planer. Wir können Ihnen als Architekten zur Seite stehen und mit Ihnen gemeinsam dafür sorgen, dass Sie sich nicht mehr von neuen Herausforderungen überwältigen lassen. So können Ihre Gedankengebäude stehen bleiben – und schöner werden. Ist dies eine herausfordernde Aufgabe? Ganz sicher! Aber der Ertrag kann sich sehen lassen. Eine neue Haltung zum Leben und ein anderes Verhalten werden dazu führen, Ihre Widerstandsfähigkeit zu stärken und sehr viel mehr Glück zu ernten. Dies ist eine Frage der Gewohnheiten. Und Gewohnheiten entstehen aus Einstellungen. Darum werden wir gemeinsam mit Ihnen an Ihren Einstellungen wirken.

Der Kreislauf aus Fühlen, Denken und Handeln

Fühlen, Denken und Handeln sind eine natürliche Abfolge. Unsere Emotionen lösen Gedanken aus, die zu unseren Handlungen führen. Gerade während einer depressiven Episode gerät unsere Gefühlswelt ins Wanken. Dadurch werden oft Gedanken in unserem Kopf erweckt, die kaum einen Bezug zur Realität haben. Und diese Gedanken führen dazu, dass wir Handlungen vollziehen, die uns vollständig aus dem Gleichgewicht bringen. Dieser Kreislauf kann unterbrochen und anders ausgerichtet werden. Sie können das! Dazu benötigen Sie das Wissen, warum Sie so fühlen, wie Sie eben gerade fühlen. Woher kommt zum Beispiel das Gefühl des Fallens, obwohl Sie auf festem Boden stehen? Was lösen diese Gefühle für Gedanken bei Ihnen aus? Natürlich gibt es eine Bandbreite an möglichen Reaktionen, aber in der Praxis der Therapie zeichnen sich langfristig klare Tendenzen ab: Wenn Sie das Gefühl des Fallens haben, zeichnen sich oft Gedanken des Alleinseins und der Hilflosigkeit ab. Etwa: „Ich habe keinen Halt mehr im Leben!" Aus diesen Gedanken resultieren dann Handlungen. Bleiben wir bei dem Beispiel, kann eine mögliche Handlung darin bestehen, dass Sie sich zurückziehen, alle äußeren Einflüsse ablehnen, in den Modus des Versteckens schalten – und damit die Situation noch unangenehmer für Sie machen.

Sie werden in diesem Buch am Beispiel realer Fälle verschiedene Ausprägungen von depressiven Episoden erfahren. Die Fälle wurden leicht abgewandelt und auch die

Namen wurden selbstverständlich geändert. Aber es sind sehr typische Fälle. Nicht jeder Fall wird Ihren Erfahrungen gleich sein. Aber vielleicht wird es Sie überraschen, welche Schlussfolgerungen gezogen werden können, welche natürlichen Prozesse in Gang gesetzt werden und wie es mit modernen Methoden gelingt, negative Prozesse zu stoppen. Und dies kann auch für Sie zutreffen und Ihnen helfen. Mit dieser praktischen Hilfe können Sie Ihre Einstellungen überprüfen. Anhand der Übungen können Sie ganz bewusst daran wirken, Ihre Einstellungen und damit Ihre Gewohnheiten zu ändern. Natürlich nur, wenn Sie dies möchten. Sie mögen sich jetzt fragen: „Woran erkenne ich denn meine Einstellungen?" Dabei helfen Ihnen unsere Übersichten und Checklisten. Die Übungen werden Sie zudem dabei unterstützen, Ihr Verhalten, Ihr Denken und Ihr Fühlen zu beobachten und kurzfristig zu verändern: Wie reagieren Sie in bestimmten Situationen? Was macht Sie nervös? Was freut Sie?

Solche Übungen haben den stärksten Nutzen für Sie, wenn Sie die Methoden auch mittel- und langfristig anwenden. Dafür haben wir neben diesem Buch ein passendes Übungsbuch entwickelt, das gern Ihr täglicher Begleiter werden kann. Näheres zum Übungsbuch erfahren Sie im Kapitel „Abschluss und Neuanfang" am Ende des Buches. So stellen Sie sicher, dass Ihr wiedergewonnenes Gleichgewicht erhalten bleibt. Und sollten zukünftig neue Herausforderungen auf Sie zukommen, können Sie jederzeit das Übungsbuch zur Hand nehmen und in die Übungen einsteigen, die Ihnen gut geholfen haben. So entstehen bei Ihnen neue Gewohnheiten. Und Gewohnheiten, die Sie positiv bestärken, sind genau der Rückenwind, den wir Ihnen wünschen.

Verhalten und Gewohnheit

Gewohnheiten entstehen, wenn Sie ein bestimmtes Verhalten immer wieder anwenden, vielleicht sogar eine Routine entwickeln. Wenn wir also gemeinsam Ihre Innenwelt sturmsicher gestalten möchten, ist es ein guter Anfang, wenn Sie Ihr Verhalten beobachten und notieren. Eine wichtige Erkenntnis zu Ihrem Verhalten in bestimmten Situationen leuchtet schnell ein: Sie haben die Fähigkeit zu diesem Verhalten.

Wenn Sie ein anderes Verhalten ausprobieren möchten, um besser durch stürmische Zeiten zu kommen, ist es hilfreich, sich zunächst die Grundlagen des Verhaltens anzuschauen: Hinter jedem Verhalten stecken unsere ganz persönlichen Werte, Überzeugungen und Glaubenssätze. Unsere Glaubenssätze sind die Annahmen, die wir Menschen über uns selbst, über andere oder die Welt im Allgemeinen haben. Diese Überzeugungen sitzen tief und sind nicht sehr spezifisch, sondern sehr allgemein, generalistisch gehalten. Vielleicht waren Sie mal in einer Diskussion, wo sehr laut gerufen wurde: „Ist so!" Da wurde ein Glaubenssatz herausgerufen. Unsere Überzeugungen drücken wir oft in Sätzen aus, die mit „Ich bin fest davon überzeugt, dass ..." beginnen. Zusammengefasst bedeutet das: Unsere Werte, Einstellungen und Überzeugungen bilden die Basis dessen, wie wir uns verhalten. Wenn wir nun unser Verhalten ändern möchten, damit es uns jeden Tag ein bisschen besser geht, ist es ein hilfreicher Schritt, unsere momentanen Werte, Einstellungen und Überzeugungen anzuschauen und zu notieren. Dabei stellen Sie vielleicht fest, dass Menschen in Ihrem Umfeld ganz ähnliche Überzeugungen äußern. Das ist normal, denn die meisten Überzeugungen übernehmen wir von Menschen, die für uns bedeutsam sind. Schauen Sie daher auch, woher Sie Einstellungen haben. Dann haben wir eine Grundlage und wissen, wo wir derzeit stehen. So können wir erkennen, welches Verhalten nicht gut für uns ist und welches Verhalten super funktioniert. Auch dabei hilft Ihnen dieses Buch. Das weniger gute Verhalten können wir nun Schritt für Schritt ändern. Das ist ein Prozess. Und bei diesem Prozess unterstützt Sie dieses Buch.

Zum Aufbau des Buches

In jedem Kapitel schildern wir Ihnen nach einer Einführung in das Thema, was Sie nach diesem Abschnitt wissen. Im Anschluss bringen wir Ihnen die Situation mithilfe realer Fallbeispiele näher, bevor wir uns ausführlich mit dem Thema auseinandersetzen. Neben ein wenig Theorie gehen wir auf die grundlegenden praktischen Herausforderungen des jeweiligen Bereichs ein. Schließlich bieten wir Ihnen konkrete Hilfestellungen an, wenn dieses Thema für Sie von Interesse ist. Denn vervollständigt wird jedes Kapitel mit praktischen Übungen, die Ihnen beim Umgang mit dem jeweiligen Thema kurzfristig helfen können.

Sie können dieses Buch in der für Sie passenden Geschwindigkeit lesen. Sehr hilfreich ist es, wenn Sie dafür Ruhe und einen Ort finden, an dem Sie sich gern aufhalten. Zudem hat es sich bewährt, wenn ein Notizbuch oder ein Block zur Hand ist, damit Sie sich die Dinge herausschreiben können, die Ihnen besonders wichtig sind. Dies ist in der Regel besser, als im Buch Markierungen zu machen, die Sie später erst suchen müssen. Es ist nicht notwendig, dass Sie das Buch in der Reihenfolge der Kapitel lesen. Vielmehr können Sie im Inhaltsverzeichnis die für Sie im Moment wichtigen Lebensbereiche heraussuchen und damit starten. Sind Sie damit fertig, gehen Sie bitte alle anderen Bereiche an. Es ist immer wieder erstaunlich, welche Erkenntnisse Menschen gewinnen, wenn sie Lebensbereiche anschauen, die bis dahin keine große Rolle in deren Leben gespielt haben. Je vertrauter Sie mit dem Buch werden, desto häufiger dient es Ihnen als Nachschlagewerk für alltägliche Situationen. Mit dem Buch verbinden wir nicht den Anspruch, dass Sie uns bei allem zustimmen. Viel hilfreicher ist es, wenn Sie sich zu den verschiedenen Themen Klarheit verschaffen und bewusst eine Haltung einnehmen. Vielleicht helfen Ihnen die Lektüre und die Übungen im Buch auch, die Wartezeit auf einen Therapieplatz gut zu gestalten und mehr von sich selbst zu entdecken. Mit dem Übungsbuch können Sie dann Ihr neues Wissen mittel- und langfristig festigen.

Wir wünschen Ihnen für den Weg zu mehr Licht in Ihrem Leben alle Kraft, Mut und Ausdauer!

Ihr
Udo Schüppel
und Torsten Schütze

Bevor es losgeht, möchten wir noch darauf hinweisen, dass sich dieses Buch an Menschen aller Geschlechter richtet. Wir haben versucht, dies auch in der Sprache zum Ausdruck zu bringen. Dennoch greifen wir an einigen Stellen zugunsten einer möglichst leichten Lesbarkeit auf die männliche Form zurück. Wenn wir also beispielsweise von Ihren „Freunden" oder „Kollegen" sprechen, ist dies selbstverständlich nicht als Hinweis auf das Geschlecht zu verstehen. Danke für Ihr Verständnis!

Was ist eine Depression?

In diesem Abschnitt erfahren Sie, woran Sie eine Depression erkennen und wie sich Depressionen im Alltag bemerkbar machen können. Wir alle haben schon Situationen erlebt, die uns traurig machen. Dies müssen keine tiefgreifenden Schicksalsschläge sein, sondern kann auch durch kleine und scheinbar unbedeutende Ereignisse ausgelöst werden. Schnell kommen wir zu der Aussage, dass wir deprimiert sind. Und wir haben tatsächlich negative Gedanken und fragen uns, wie es jetzt weitergehen soll. Für Sie kann es schwer sein zu erkennen, wann aus negativen Gedanken tatsächlich eine Krankheit wird. Denn dann besteht dringender Handlungsbedarf.

Was wissen Sie nach diesem Kapitel?

In diesem Kapitel gehen wir auf die typischen Symptome einer Depression ein. Eine Depression ist eine Krankheit, die das Fühlen, Denken und Handeln negativ beeinflusst. Wenn wir also die Ursachen und hilfreiche Wege zur Besserung finden möchten, müssen wir uns auf alle Bereiche konzentrieren: Fühlen – Denken – Handeln. Dabei helfen Ihnen unsere ausführlichen Checklisten und die wertvollen Rückschlüsse, die Sie daraus ziehen können. Die einzelnen Symptome werden genau erläutert, wobei wir sowohl auf die seelischen als auch auf die körperlichen Merkmale eingehen. Dies kann Ihnen helfen, Handlungsbedarf bei sich oder einer Ihnen nahestehenden Person zu erkennen. Zum Schluss des Kapitels finden Sie eine Übung zur Entspannung.

Fallbeispiel: Wilfried, 39

Wilfried ist ein Perfektionist. In der Regel beginnt er den Tag damit, Nachrichten zu sehen, um auf dem Laufenden zu bleiben, was in der Welt passiert. Um seine Frau zu unterstützen, übernimmt er auch gerne die Frühstücksvorbereitung. Mit seinem Nachtschlaf hat Wilfried keine Probleme. Wenn er sich hinlegt, schläft er sofort ein. Er wacht spätestens nach fünf Stunden wieder auf und fühlt sich erholt. Seine Arbeit verlangt es zudem, dass er mindestens einmal im Monat für mehrere Tage nicht zu Hause ist.

Als Wilfried vor längerer Zeit erfuhr, dass seine Frau schwanger ist, machte er sich sofort Gedanken darüber, seine Arbeit zu ändern, damit er nicht mehr jeden Monat unterwegs sein muss. Jetzt sind seine Kinder Jan und Josef drei und fünf Jahre alt, aber Wilfrieds berufliche Situation ist immer noch die gleiche. Seine Vorgesetzten haben ihm damals deutlich gemacht, wie sehr sie seine Arbeit schätzen und dass derzeit niemand anderes diese Arbeit übernehmen kann. So hat er es jedenfalls verstanden. Eine kleine Weile hat ihm eine Gehaltserhöhung Genugtuung verschafft, die seiner Familie einen guten Lebensstil und sogar drei Urlaube im Jahr ermöglicht. Doch wenn Wilfried früh morgens allein im Haus unterwegs ist oder wegen seiner Arbeit auswärts sein muss, denkt er nicht nur über die beruflichen und familiären Herausforderungen nach. Er macht sich intensive Gedanken um die Zukunft. Ganz spontan überkommt ihn manchmal das Gefühl, dass morgen die Welt einfach zusammenbricht und sowieso alles keinen Sinn mehr hat.

Auch wenn seine Familie und seine Mitarbeiter ihn sehr schätzen, weiß nicht einmal seine Frau, wie hoch der Preis ist, den Wilfried für den beruflichen und privaten Erfolg zahlt. Schon morgens, wenn er das Frühstück vorbereitet, gehen ihm Gedanken durch den Kopf, die ihn seit seiner Kindheit beschäftigen. Tief in seinem Inneren glimmt schon lange der Glaube, dass er nicht geliebt wird, wenn er nicht perfekt ist. Und so findet er immer wieder etwas, was er noch besser machen könnte. In seinen Selbstgesprächen nennt er sich dann „Vollidiot“ und „Hornochse“.

So schmiert er die Frühstücksbrote und hört dabei immer öfter eine innere Stimme, die ihn vorwurfsvoll anspricht: „Wie machst du denn das jetzt schon wieder?“ In diesen Situationen ist Wilfried sehr in sich gekehrt. Wenn er jedoch aus seinen Gedanken gerissen wird, weil seine Kinder in die Küche gestürmt kommen und sich darüber freuen, dass er wieder Gesichter aus Obst gestaltet hat, erleichtert ihn dieser Moment etwas und hilft ihm, über Wasser zu bleiben. Das Lächeln – sein eigenes und das von lieben Menschen – verschafft ihm ein wenig Luft. Aber nicht für lange.

Schlussfolgerung aus dem Fallbeispiel:

In eine Depression geht man langsam hinein.

Wer die Anzeichen früh erkennt, kann noch rechtzeitig Hilfe suchen!

Vielleicht zeigt das Fallbeispiel eine Situation, die Ihnen bekannt vorkommt. Nur geübte Menschen erkennen frühzeitig die Anzeichen einer beginnenden Depression.

Symptome einer Depression

Die Anzahl der Symptome sowie deren Schwere, Häufigkeit und Dauer sind von Mensch zu Mensch verschieden. Dies führt dazu, dass nach der *Internationalen Klassifikation Psychischer Störungen (ICD 10/11)* mehrere Stufen einer Depression unterschieden werden.[2] Bei der Diagnose werden auch Faktoren wie das Geschlecht, der allgemeine Zustand oder auch die Jahreszeit berücksichtigt, um festzulegen, welche Art von Depression oder depressiver Störung vorliegt. Zusätzlich wird die Diagnose mit einem Buchstaben versehen, der beschreibt, ob es sich um eine bereits bestätigte oder eine vermutete Diagnose handelt. Dieses Vorgehen führt manchmal zu Verunsicherung, sowohl bei den Betroffenen als auch bei deren Angehörigen. Um Ihnen Sicherheit zu geben, gehen wir deshalb auf Merkmale ein, die sehr häufig bei depressiven Episoden auftreten. Anschließend geben wir Ihnen die Möglichkeit, mit einer ausführlichen Checkliste einen ersten Selbsttest zu machen. Die häufigsten Begleiter in einer depressiven Zeit sind:

- *Zweifel* an einem selbst und/oder den eigenen Gefühlen. Diesen Zweifeln wird häufig mit dem Versuch der Ablenkung begegnet.
- *Verringertes Selbstwertgefühl*. Dies kann sowohl Ursache wie auch Folge einer psychischen Störung sein.
- *Schuldgefühle* für verschiedene negative Ereignisse im Leben.
- *Freudlosigkeit* als zentrales Element einer depressiven Episode. Selbst Tätigkeiten oder Erlebnisse, die bis dahin Freude bereitet haben, wecken kein Interesse mehr. Diese Freudlosigkeit kann in verschiedenen

Schweregraden auftreten. Von reduzierter Freude bis zu deren völligem Verlust und kompletter Antriebslosigkeit gibt es viele Ausprägungen.

- *Schlafprobleme* kommen sehr häufig vor und reichen von der Schwierigkeit, einschlafen zu können, über mehrmaliges Erwachen bis hin zu schlechten Träumen. Manche Betroffene können zwar gut ein- und auch durchschlafen, aber am Morgen hindert sie eine bleierne Schwere daran, das Bett zu verlassen.
- *Hoffnungslosigkeit, auch als Niedergeschlagenheit* oder Gefühlskälte bezeichnet. Als Ergebnis einer, in den Augen depressiver Menschen, hoffnungslosen Lage kann sich auch eine Ausweglosigkeit einstellen. Verbinden die Betroffenen diese Emotionen mit Schuldgefühlen, kann es zu Gedanken an Suizid kommen.

Bitte nutzen Sie in diesem Fall unbedingt die Anlaufstellen, die wir Ihnen nach dem letzten Kapitel des Buches geben! Sie sind niemals wirklich allein! Es wird immer Menschen geben, die Ihnen gerne helfen!

Zusätzlich zu den bereits genannten Begleitern einer depressiven Episode kann eine Reihe körperlicher Symptome auftreten:

- *Verringerte Libido*. Die Lust auf körperliche Nähe und Intimität ist stark vermindert.
- *Appetitlosigkeit*. Das Lieblingsessen, das immer ein gutes Gefühl vermittelt hat, schmeckt nicht mehr. Man

hat einfach keinen Appetit. Dies kann auch mit Magenproblemen, Gewichtsverlust, Durchfall oder Verstopfungen einhergehen.

- *Schmerzen*. Häufig berichten Menschen in der Therapie von Schmerzen, die nicht klar einem Schmerzfeld zugeordnet werden können. Hierbei spricht man von „diffusen" Schmerzen, meist im Rücken oder am Kopf.
- *Kraftlosigkeit*. Besonders Menschen, die vor einer Depression einen guten körperlichen Allgemeinzustand hatten, berichten von Mattigkeit und Kraftlosigkeit.

Wir möchten Ihnen an dieser Stelle die Möglichkeit geben, selbst zu beurteilen, ob Sie an einer Depression leiden könnten. Gehören Sie zum Kreis der Angehörigen, Freunde oder Bekannten einer Person, bei der Sie eine Depression vermuten, bietet dieser erste Test eine gute Möglichkeit für Sie. Wir müssen an dieser Stelle jedoch ausdrücklich darauf hinweisen, dass dieses Buch und die darin enthaltenen Informationen eine gründliche Diagnose und Therapie nicht ersetzen können. Unsere Inhalte dienen der unverbindlichen Unterstützung von Ratsuchenden. Genaueres zum vorgeschriebenen Haftungsausschluss finden Sie am Ende des Buches. Vielen Dank!

Checkliste für den Selbsttest

Diese Checkliste ist etwas umfangreicher gestaltet, denn Sie finden damit das Fundament Ihres derzeitigen Innenlebens. Anders ausgedrückt: Sie bauen die Basis für alle Entwicklungen, die Sie anschließend erfahren werden. Wenn diese Basis einmal steht, ist es für Sie deutlich einfacher, Schritt für Schritt Veränderungen vorzunehmen. So können Sie positiv in die eine oder die andere Richtung wirken und besser die für Sie passenden Übungen auswählen. Außerdem können Sie, sofern das als Ergebnis dieser Checkliste herauskommt, schneller die passende Hilfe suchen. Wir können natürlich keine genaue Diagnose stellen. Aber wir haben die Checkliste so unterteilt, wie dies auch bei einem ersten therapeutischen Treffen ablaufen würde. Die Reihenfolge ist nicht von uns bestimmt, sondern entspricht einem internationalen Standard. Auch der Inhalt der Fragen entspricht diesem Standard, wir haben nur eine verständliche Sprache gewählt. Dies hat den Vorteil für Sie, dass Sie bei einem Termin zur Abklärung Ihrer Symptome bereits wissen, welche Fragen gestellt werden. Die Checkliste besteht aus vier Teilen. Jeder Teil kann für sich bearbeitet werden, es besteht keine Notwendigkeit, alle Fragen sofort zu beantworten. Folgende Bereiche werden nacheinander abgefragt:

1. Allgemeine Stimmung
2. Suizid-Gedanken
3. Negative Gedanken im Alltag
4. Körperliche Aspekte

Jeder Teil der Checkliste ist weiter in die Bereiche A und B unterteilt:

- Der Bereich A fragt bei dieser Checkliste ab, ob das Symptom der Frage bei Ihnen auftritt.
- Der Bereich B fragt ab, wie lange Sie dieses Symptom schon bei sich feststellen.

In beiden Bereichen tragen Sie Ihre Antworten als Zahl ein, indem Sie entweder eine 1 oder eine 0 vergeben. So ergibt sich für jeden Teil der Checkliste eine Punktzahl, die wir Ihnen im Anschluss daran erläutern. Dies dient einerseits als Hinweis für Sie. Andererseits soll es eine Motivation sein, Ihre Innenwelt an den Punkten zu bearbeiten, die Sie selbst herausgefunden haben.

Bitte beantworten Sie die Fragen in Ihrem eigenen Interesse ehrlich, denn so können die Antworten für Sie eine hohe Aussagekraft haben. Es ist außerdem Ihr Buch. Niemand sollte ohne Ihr Einverständnis lesen, was Sie in diese Liste eintragen. Lassen Sie sich so viel Zeit wie nötig. Da wir gemeinsam herausfinden möchten, an welchem Punkt Sie momentan stehen, ist Eile nicht geboten. Horchen Sie in sich hinein: Haben Sie gerade Zeit und Ruhe, alle Fragen zu beantworten? Wenn Sie lieber in Ruhe darüber nachdenken möchten, dann ist das vollkommen in Ordnung.

Wenn Sie bereit sind, dann starten wir!

Checkliste: Liegen bei mir Anzeichen einer Depression vor? Allgemeine Stimmung

	A 0 = nein, eher selten 1 = ja, die meiste Zeit	**B** 0 = weniger als 2 Wochen 1 = seit 2 Wochen oder länger
Erleben Sie Ihre Stimmung als niedergedrückt?		
Empfinden Sie Ihre Fähigkeit zur Freude als vermindert?		
Haben Sie den Eindruck, gar keine Freude mehr empfinden zu können?		
Empfinden Sie Ihren Antrieb als verringert, die Dinge zu tun, die Sie sich vorgenommen haben?		
Ist Ihr Antrieb, etwas zu tun, gar nicht mehr vorhanden?		
Ist Ihr Interesse an Dingen, Tätigkeiten oder Kontakten deutlich geringer geworden?		
Ist Ihr Interesse an Dingen, Tätigkeiten oder Kontakten gar nicht mehr vorhanden?		

Punktzahl aus A

- 0 bis 1: Herzlichen Glückwunsch, Sie sind nicht von einer depressiven Episode betroffen. Vielleicht lesen Sie das Buch aus Interesse oder weil in Ihrem Umfeld ein Mensch, der Ihnen wichtig ist, betroffen sein könnte. Wenn dies der Fall ist, können Sie die Fragen so beantworten, wie die betroffene Person es Ihrer Meinung nach tun würde. Nutzen Sie dazu Ihre Beobachtungen und die Informationen, die Sie in Gesprächen mitbekommen haben. So können Sie besser nachempfinden, wie es der betreffenden Person gehen könnte.
- 1 bis 2: Bleiben Sie achtsam mit sich. Sie bewegen sich auf dünnem Eis. Ihr großer Vorteil ist, dass Sie noch Energiereserven haben. Sie sind herausgefordert, können jedoch noch gestalten. Und Sie sind so reflektiert, dass Sie sich auf die Suche gemacht haben, ohne erst am Tiefpunkt ankommen zu müssen. Wir wünschen Ihnen bei der Lektüre des Buches viele Inspirationen, um Ihr Leben wieder in die Bahnen zu lenken, sodass spürbar mehr und mehr Lebensfreude einkehrt.
- 2 bis 4: Es ist an der Zeit, den Abwärtstrend zu stoppen! Sie merken schon eine ganze Weile, dass es so nicht weitergehen kann. Dennoch halten Sie durch. Aber das Ende der Leiter ist bald erreicht. Bitte öffnen Sie sich für Hilfe. Es ist tapfer, dass Sie durchhalten. Doch Sie sollten dringend nach vertrauenswürdigen, verlässlichen Personen Ausschau halten, die Sie auf Ihrem Weg zurück zu mehr Lebensfreude unterstützen. Wir wünschen Ihnen, dass Sie in diesem Buch die nötige Inspiration erhalten, um auf diesen Weg zurückzufinden.

- 4 bis 7: Sie benötigen Hilfe! Wir bitten Sie, keine Zeit mehr zu verlieren und die Momente, in denen Interesse und Antrieb aufkeimen, dafür zu nutzen, sich mit den Inhalten des Buches auseinanderzusetzen und Hilfe zu aktivieren. Jetzt ist der richtige Zeitpunkt!

Punktzahl aus B

- 0 bis 1: Schlechte Tage hat jeder Mensch. Gut, dass es noch keine Wochen sind. Das Buch soll Sie unterstützen, Ihre Widerstandsfähigkeit und Lebensfreude weiter auszubauen.
- 2 bis 3: Sie wissen um die Baustellen. Wenn Sie dieses Buch lesen, zeigt das, dass Sie bereits einen wichtigen Schritt in Richtung Veränderung gegangen sind. Sie hinterfragen die Dinge und suchen nach Lösungen. Lassen Sie sich auch von diesem Buch inspirieren.
- 4 bis 7: Sie wissen schon lange, dass etwas nicht in Ordnung ist. Wir möchten Sie ermutigen, die ersten oder weitere Schritte in Richtung Veränderung zu gehen. Andere waren an demselben Punkt wie Sie und haben wieder zurück zur Lebensfreude gefunden. Das können Sie auch schaffen! Das Übungsbuch empfiehlt sich, um positive Veränderungen dauerhaft in Ihr Leben zu integrieren.

Checkliste: Liegen bei mir Anzeichen einer Depression vor? Suizid-Gedanken

	A 0 = nein, eher selten 1 = ja, die meiste Zeit	**B** 0 = weni-ger als 2 Wochen 1 = seit 2 Wochen oder länger
Denken Sie darüber nach, wie es sein könnte, wenn Sie nicht mehr leben würden?		
Denken Sie darüber nach, sich das Leben zu nehmen?		

Punktzahl aus A

- 0: Die allermeisten Menschen denken mal im Leben darüber nach, wie es wäre, wenn sie nicht mehr leben würden. Es bleibt jedoch bei seltenen, eher vagen Gedanken.
- 1 bis 2: Sie rufen bitte noch heute bei der Telefonseelsorge an! Brechen Sie endlich Ihr Schweigen! Sie haben Ihre Situation lange genug erduldet. Informieren Sie Menschen, die professionell helfen können, damit Sie Ihr Leben so umgestalten, dass Sie es selbst wieder lebenswert finden. Bitten Sie jemanden in Ihrem Umfeld, sich mit dem „Psychosozialen Dienst" ihres Bezirkes oder Kantons in Verbindung zu setzen, um Hilfe zu erhalten.

Punktzahl aus B

- 0: Sehr gut, Sie sind in einer Phase, in der Sie alles dransetzen sollten, Ihr Leben zu stabilisieren. Legen Sie den Fokus auf alles, was Ihnen Freude und Sinn im Leben schenkt. Sie schaffen das.
- 1 bis 2: Ganz ehrlich, wie lange geht das schon? Je länger Sie darüber nachdenken und sich nicht an professionell Helfende wenden, desto unangenehmer wird Ihre Lage. Nehmen Sie Kontakt zu einer professionell helfenden Person Ihres Vertrauens auf und schildern Sie Ihre Situation.

  Nach dem letzten Kapitel des Buches finden Sie eine Seite mit Notfallkontakten, an die Sie sich jederzeit wenden können. Nutzen Sie bitte diese Hilfsangebote. Sie sind niemals ganz allein!

Checkliste: Liegen bei mir Anzeichen einer Depression vor?
Negative Gedanken im Alltag

	A 0 = nein, eher selten 1 = ja, die meiste Zeit	**B** 0 = weniger als 2 Wochen 1 = seit 2 Wochen oder länger
Empfinden Sie Ihr Selbstwertgefühl als beeinträchtigt und vermindert?		
Geht das Empfinden so weit, dass Sie sich selbst wertlos fühlen?		
Ist das Vertrauen, das Sie in sich selbst und Ihre Fähigkeiten haben, beeinträchtigt oder vermindert?		
Geht das Empfinden so weit, dass Sie glauben, gar nichts hinzubekommen?		
Wenn etwas schiefgegangen ist, hängen sich Ihre Gedanken dann daran fest, dass es Ihre Schuld gewesen ist?		
Haben Sie das subjektive Gefühl, schuldig zu sein, auch wenn objektiv alles dagegen spricht?		

Punktzahl aus A

- 0 bis 1: Sie sind von einer depressiven Episode noch ein ganzes Stück entfernt. Das Buch kann Ihnen Einblicke vermitteln, wie Sie Ihre Widerstandsfähigkeit ausbauen.
- 2 bis 3: So sollte es nicht weitergehen. Sie werden in diesem Buch Anregungen dafür finden, Ihre Innenwelt und Ihre Annahmen über sich selbst so zu verändern, dass Sie wieder mehr an sich selbst glauben.
- 4 bis 6: Sie selbst sind Ihr nächstes Projekt! Wir empfehlen Ihnen jedoch, sich um professionelle, persönliche Hilfe in Form einer Therapie zu bemühen. In der Zeit bis dahin bietet Ihnen dieses Buch Orientierung und Anregungen, sich mit den relevanten Themen auf hilfreiche Weise auseinanderzusetzen.

Punktzahl aus B

- 0 bis 1: Es kommt immer mal wieder vor, dass sich das Leben nicht besonders gut anfühlt. Wir empfehlen Ihnen, nach Wegen Ausschau zu halten, dass es überwiegend angenehm bleibt. Lernen Sie vielleicht mithilfe der Übungen in diesem Buch, etwas mehr Entspannung und Ruhe zu genießen.
- 2 bis 3: Es ist Zeit, dass sich etwas ändert. Wir hoffen, Ihnen mit diesem Buch zu Inspirationen zu verhelfen, um sich und Ihr Leben so auszurichten, dass es sich wieder leichter anfühlt. Auch das Übungsbuch empfiehlt sich, um positive Veränderungen dauerhaft in Ihr Leben zu integrieren.
- 4 bis 6: Es ist nicht nur Zeit, sondern sogar höchste Zeit, dass sich etwas ändert! Wenn so viele Anzeichen

einer Depression vorhanden sind, ist eine professionelle, persönliche Unterstützung ratsam. Nutzen Sie die Zeit bis zu Ihrer Therapie, um mithilfe dieses Buches und der Übungen kurzfristig etwas Entspannung zu erlangen. Dauerhaft ist eine professionelle Therapie sicherlich der beste Weg für Sie.

Checkliste: Liegen bei mir Anzeichen einer Depression vor? Körperliche Aspekte

	A 0 = nein, eher selten 1 = ja, die meiste Zeit	**B** 0 = weniger als 2 Wochen 1 = seit 2 Wochen oder länger
Erwachen Sie sehr früh, können nicht weiterschlafen und fühlen sich dennoch bis weit in die Mittagsstunden energielos?		
Merken Sie, dass Ihnen bestimmte Bewegungen schwerfallen?		
Haben Sie das Gefühl, dass Sie viel Energie haben, doch innerlich sehr unruhig sind und diese Energie nicht in zielgerichtetes Verhalten lenken können?		

Haben Sie fast täglich oder sogar mehrmals täglich Heißhunger-Attacken?		
Haben Sie das Empfinden, dass Sie Ihren Appetit verloren haben?		
Haben Sie in den letzten Wochen deutlich zugenommen, 5 kg und mehr?		
Haben Sie in den letzten Wochen deutlich abgenommen, 5 kg und mehr?		
Ist Ihr Interesse an Intimität und Sexualität deutlich geringer geworden?		
Empfinden Sie Ihre Fähigkeit zur Konzentration als vermindert?		
Spüren Sie bei sich wiederholt eine ausgeprägte Müdigkeit selbst nach kleinsten Anstrengungen?		
Ist Ihr Schlaf meist gestört, d. h., fällt es Ihnen schwer, sicher ein- oder durchzuschlafen?		

Punktzahl aus A

- 0 bis 3: Behalten Sie genau im Blick, was Sie derzeit oder schon seit längerem stresst und belastet. Ihr Körper sendet Ihnen deutliche Signale, dass es etwas zu tun, etwas zu beachten gibt.
- 4 bis 11: Sie sollten einen Arzt aufsuchen. Bevor Sie sich intensiver mit Ihrer Innenwelt beschäftigen, muss geklärt werden, inwieweit körperliche Erkrankungen diese Anzeichen verursachen. Es ist nicht ungewöhnlich, dass solche Anzeichen auch bei depressiven Episoden auftreten. Idealerweise erhalten Sie von Ihrem Arzt die Information, dass die Symptome „nur" an der Psyche, also Ihrer Innenwelt liegen.

Punktzahl aus B

- 0 bis 3: Ihr Körper sendet Ihnen erste, deutliche Signale. Das ist gut so! Sonst würde der Autopilot wahrscheinlich weiter und weiter laufen.
- 4 bis 12: Je länger die Anzeichen bereits bestehen, desto dringender ist es, dass Sie mit einem Arzt sprechen. Das betrifft nicht nur die körperlichen Symptome, sondern auch Ihre Lebenssituation. Alle Zeichen deuten in Richtung Veränderung. Mit diesem Buch haben Sie bereits den ersten Schritt getan. Gut so!

Konnten Sie mit den einzelnen Bereichen der Checkliste bereits erste Erkenntnisse gewinnen? Ist Ihnen bewusster geworden, an welchen Stellen Ihres Innenlebens die Herausforderungen liegen? Wo Sie konkret ansetzen können, um Licht, Sonne und Wärme wieder stärker in Ihr Leben zu integrieren? Das würde uns sehr freuen!

Fällt es Ihnen allerdings noch schwer, die Fragen zu beantworten, ist dies auch nicht schlimm.

Ich – Torsten – muss ehrlicherweise zugeben, dass ich vor meinen eigenen psychischen Problemen viel zu viel gearbeitet und keinen Gedanken „verschwendet" habe, um mal in mich hineinzuhören. Dabei waren die Warnsignale unüberhörbar. Ich hatte wirklich sehr viele Chancen, auf meinen Körper und meine Seele zu hören. Ich habe keine einzige dieser Chancen genutzt! Heute weiß ich natürlich, dass dies ein Fehler war. Ich war beschäftigt. Ich war beruflich sehr erfolgreich. Ich strebte nach Status und Anerkennung.

Dies alles sind Ziele, die nicht schlecht sein müssen. Es geht aber darum, eine Balance zu finden – zwischen dem, was wir unserem Körper und Geist abverlangen, und dem, was wir wieder zurückführen. Ähnlich der Natur können wir nicht dauerhaft Raubbau an unserem Körper und Geist betreiben. Wir müssen auch Phasen haben, in denen wir ihnen Erholung gönnen und Zeit zur Regeneration gewähren. Und irgendwann erkennen wir, dass es Zeit ist, die wichtigen Dinge zu tun und nicht die dringenden!

Sie gehen gerade die ersten Schritte auf diesem Weg. Das ist großartig! Zum Abschluss jedes Kapitels können Sie Ihre neu gewonnenen Einsichten mit einer Übung stärken. Die erste Übung ist bewusst eine sehr leichte Übung. Sie dient dazu, allen Menschen ohne Vorkenntnisse über Meditation und Entspannungsübungen einen sanften Einstieg zu gewähren. Sind Sie bereits geübt in diesen Themen, können Sie selbstverständlich an dieser Stelle die für Sie am besten geeignete Übung durchführen.

Übung: Atemzählung

Diese Übung hilft Ihnen, sich kurzfristig zu konzentrieren und äußere Einflussfaktoren auszublenden. Sie können sie nutzen, um sich auf die Fragen aus diesem Buch zu konzentrieren. Natürlich können Sie die Übung auch immer dann anwenden, wenn Sie kurz vor einem Test oder einer Herausforderung stehen. Zudem ist diese Übung wunderbar dafür geeignet, Sie auf die etwas herausfordernden Aufgaben in diesem Buch vorzubereiten. Ein leichter Einstieg nimmt die Scheu. Gewohnheiten entstehen aus dem Willen, der Einstellung und der Fähigkeit zur Handlung. Haben Sie also den Willen und möchten auch, dann geben wir Ihnen hiermit die ersten Fähigkeiten zur Meditation mit an die Hand.

Ablauf der Übung:

1. Setzen Sie sich aufrecht hin oder bleiben Sie in einer aufrechten Position stehen. Finden Sie einen Sitz oder einen Stand, der bequem für Sie ist.

2. Schließen Sie die Augen oder suchen Sie sich einen bestimmten, festen Punkt und konzentrieren sich auf diesen.

3. Atmen Sie tief in Ihren Bauch ein und achten Sie darauf, wie sich Ihr Körper anfühlt. Ihr Brustkorb hebt sich, Ihr Bauch wird runder. Atmen Sie aus. Ihr Brustkorb senkt sich wieder. Fühlen Sie, wie der Atem in Ihre Lunge strömt und wieder hinauskommt.

4. Beginnen Sie, Ihren Atem zu zählen. Sie zählen jedes Einatmen und jedes Ausatmen, bis Sie bei zehn ankommen. Dann beginnen sie wieder bei eins.

5. Konzentrieren Sie sich nur auf das Zählen des Atems. Es werden Gedanken kommen oder äußere Einflüsse, zum Beispiel Geräusche oder Licht. Das ist okay. Sie nehmen diese Einflüsse und Gedanken wahr, erkennen sie an und lassen sie ziehen, wie Wolken, die am Himmel weiterziehen. Wurden Sie zu sehr abgelenkt, dann beginnen Sie wieder bei eins mit dem Zählen. Sie atmen ein, Sie atmen aus. Eins, zwei, drei ... bis zehn.
6. Haben Sie innere Ruhe gefunden, dann atmen Sie weiter, solange Sie möchten.

Wenn diese Übung neu für Sie ist, empfehlen wir Ihnen, einen Wecker zu stellen, beispielsweise den Wecker auf Ihrem Smartphone. Fangen Sie mit 5 Minuten an. Das ist eine kurze, überschaubare Zeit. Steigern Sie diese Zeit, wenn Sie bereit dafür sind. Vielen Dank!

Dies war Ihre erste Übung. Unseren Glückwunsch dazu! Der erste Schritt ist immer schwer. Mit der Zeit kommt Routine, durch Wiederholungen werden Sie besser. Wir stellen Ihnen später unser Übungsbuch zu diesem Buch vor. Darin sind zu diesem und allen weiteren Themen ausgiebige Übungen für Sie zusammengestellt. Diese dienen dem leichteren Erlernen und der Festigung neuer Fähigkeiten und Ansichten. Damit wird Ihr persönliches Übungsbuch zu einem langfristigen Begleiter auf Ihrer Reise zu mehr Wohlbefinden. Wenn Sie sofort mit dem Übungsbuch starten möchten, ist dies der Link dazu:

Eine persönliche Anmerkung zum Abschluss dieses Kapitels:

Ich – Torsten – meditiere mittlerweile jeden Tag. An vielen Tagen auch zweimal. Das hilft mir sehr, meine Gedanken und Gefühle zu ordnen. Was war wichtig und was nicht? Passt mein Gefühl zur Situation oder haben mich Trigger aus der Vergangenheit eingeholt?

Mithilfe der Meditation komme ich konzentrierter und mit einem besseren Gefühl zu guten Lösungen. Die Zeit, die ich für Meditation aufwende, ist für mich eine lohnende Investition in meinen Körper und meinen Geist. Wenn ich die Zeit zusammenzähle, die ich wegen verschiedener psychischer Erkrankungen ausgefallen bin, dann weiß ich, dass ich mit der Pflege meines Körpers und meines Geistes eine wirklich gute Rendite erwirtschafte. Vielleicht ist das auch nur meine persönliche Erklärung. Ich weiß, dass es immer Befürworter und Gegner einer Einstellung geben wird. Und das ist auch vollkommen in Ordnung.

Es ist Ihre eigene Entscheidung, ob Sie eine Form der Meditation ausprobieren möchten. Ich kann Ihnen nur sagen, dass es nicht schaden kann, etwas Neues zu probieren, das Ihnen helfen kann, leichter und entspannter durch den Tag zu kommen.

Viel Erfolg!

Ihr
Torsten Schütze

Handlungsbedarf erkennen

Im Kapitel „Was ist eine Depression?" konnten Sie anhand einer Checkliste überprüfen, ob bei Ihnen Anzeichen einer Depression vorliegen. Mit diesem Kapitel möchten wir Ihnen mögliche nächste Schritte aufzeigen.

Was wissen Sie nach diesem Kapitel?

Wir bringen Ihnen Situationen näher, die Sie vielleicht kennen – Situationen, die zwar von außen betrachtet ganz normal sind, aber für die betroffenen Personen zu bestimmten Reaktionen führen. Diese wiederum sagen aus, dass eine Belastungsgrenze erreicht wurde. Sie erfahren, wie unser Körper auf diese Grenzen reagiert und was wir Ihnen ans Herz legen möchten, wenn Sie solch eine Grenze bei sich erkennen.

Fallbeispiel: Doreen, 41

Es war ein typisches Pausengespräch in der Kaffeeküche: Doreen unterhielt sich mit zwei Kolleginnen. Die jüngere von beiden berichtete von einer Partynacht mit Freundinnen. Alle hätten geflirtet, was das Zeug hält, und es genossen, dies unter Beobachtung und dem Schutz ihrer Freundinnen zu tun. Am Ende des Abends habe sie eine Begleitung mit zu sich nach Hause genommen. Die Erzählung war so plastisch, dass Doreen schon beim Zuhören ganz verlegen wurde. Spontan fing auch die zweite Kollegin an zu erzählen, was sie alles mit ihrem Partner anstellt, um die Beziehung frisch zu halten. Auch dies in sehr plastischen Worten.

Dies war der Moment, als Doreen ganz in sich versank. Körperlich war sie zwar anwesend, doch ihre Aufmerksamkeit wurde von einem drückenden Gefühl im Brustkorb und außergewöhnlich schweren Schultern aufgesogen. Eine Stimme in ihrem Inneren sagte ihr, dass ihre eigenen Eltern bestimmt niemals so offen über Sex und Beziehungen gesprochen hätten. Und dass sie nicht genau wusste, ob sie das jetzt gut oder schlecht finden sollte. Doreen erkannte in diesem Moment, dass es so nicht weitergehen konnte. Sie hatte keine Vorstellung davon, wie sie ihr Leben anders gestalten sollte. Aber sie bemerkte, dass sie sich einsam und allein fühlte. Das machte sie sehr traurig. Die Erfahrungen aus vergangenen Beziehungen hatten Doreen resignieren lassen. Sie zog sich in ihrem privaten Leben immer weiter zurück. Gelegentliche Freude machten ihr noch kleine Erfolge in der Arbeit. Doch die meiste Zeit, private wie berufliche, machte sich Doreen Sorgen.

Bis zu diesem speziellen Moment hatte sie geglaubt, dass sie gar kein wirkliches Interesse mehr an einer Beziehung hätte. Diesen Gedanken hatte sie sich selbst so oft gesagt, bis sie daran glaubte. Und jetzt wusste sie, dass sie dieses Problem nicht allein lösen konnte.

Schlussfolgerung aus dem Fallbeispiel:

Der Moment, in dem man merkt, dass man Probleme hat, die man selbst nicht lösen kann, fällt bei jedem Menschen anders aus. Wichtig ist nur, sich und seinen Körper zu beobachten und den Moment wahrzunehmen – und dann aktiv nach Hilfe zu suchen!

Die Signale des Körpers

Wenn Ihre Psyche eine Belastungsgrenze erreicht hat, dann wird sie Ihnen eindeutige Signale senden. Ein paar typische Signale können sein: Herzrasen, Schweißausbrüche, Schlafprobleme, Angst, Panik, negative Gedanken und innere Anspannung sowie Unruhe. Manchmal tritt nur ein Signal auf, meist sind es jedoch mehrere. Reagieren Sie nicht, werden die Signale nur stärker. Wenn Sie bereits Erfahrungen in der Beobachtung Ihres Körpers haben, wissen Sie, dass es Zeit ist zu handeln. Bitte tun Sie es. Sind Sie noch ungeübt, kann sich ein typischer Abwehrreflex einstellen. Nach dem Motto „Da habe ich wohl was Falsches gegessen" oder auch „Ich sollte mal versuchen, etwas weniger zu machen – gleich nach diesem ganz wichtigen Projekt, ganz bestimmt!". In Ihrem eigenen Interesse sagen wir ganz bestimmt: NEIN! Tun Sie jetzt etwas. Warten Sie nicht darauf, dass sich die äußeren Umstände ändern. Das Leben wartet nicht auf Sie. Wenn Sie Ihrem Körper weiter zu viel Stress aussetzen, egal ob körperlich oder mental, werden Sie mit hoher Wahrscheinlichkeit krank werden. Und das kostet Sie am Ende deutlich mehr Zeit. Fangen Sie also jetzt gleich damit an, sich und Ihrer Seele die Möglichkeit zu geben, wieder gesund zu werden. Wir wiederholen gern noch einmal diesen elementaren Satz: Fangen Sie an, die wichtigen Dinge zu tun und nicht nur die dringenden!

Die ersten Anlaufstellen

Suchen Sie nach Hilfe, ist die erste fachliche Anlaufstelle Ihr Allgemeinarzt. Viele Menschen haben ein Vertrauensverhältnis zu ihrem Hausarzt. Deshalb ist die Hemmung nicht so groß, über die eigenen Empfindungen, Gedanken oder Gefühle zu sprechen. Am Ende eines solchen vertrauensvollen Gespräches bekommt man meistens eine Liste mit geeigneten Praxen und Therapiestellen, bei denen die jeweilige Krankenkasse die Behandlungskosten übernimmt. Nach diesem ersten Auftakt stehen Betroffene vor einer herausfordernden Situation: Oftmals ist allein durch das Gespräch der Leidensdruck geringer geworden. Als Betroffener können Sie sich dann einreden, dass dieses eine Gespräch bestimmt schon ausreichend war. Vielleicht nehmen Sie sich vor, in Zukunft ab und zu solch ein Gespräch zu führen. Dabei bleiben Sie sehr vage, wie oft oder mit wem Sie sprechen möchten. Denn so richtig wohl haben Sie sich nicht dabei gefühlt. In der therapeutischen Praxis zeigt sich, dass diese Entlastung viel zu oft von kurzer Dauer ist, wenn sich die Umstände nicht geändert haben, die zum Leiden führen. Denn wenn Sie weiter die gleichen Dinge tun, werden Sie auch die gleichen Ergebnisse erzielen. Sie werden also erneut seelische Schmerzen erleiden, wenn Sie nicht an den Ursachen arbeiten. Nach diesem Gespräch mit Ihrem Allgemeinarzt kann Ihr Interesse an Veränderungen sinken, da der Schmerz momentan kleiner geworden ist. Auf der anderen Seite sind viel Antrieb und Interesse erforderlich, um die Praxen oder Therapie-Angebote auf Ihrer Liste anzurufen und einen Termin zu vereinbaren. Sie erkennen sicherlich das Dilemma. Und genau bei der Überwindung dieses Dilemmas möchten wir Sie unterstützen.

Schauen wir uns zunächst an, wie es Doreen aus dem Fallbeispiel erging: Bei den meisten psychotherapeutischen Praxen bekam sie gleich eine Absage. Bei anderen war der Behandlungsbeginn frühestens in vier oder in einem Fall auch erst in zehn Monaten möglich. Bei der Suche im Internet hatte sie versehentlich eine Physiotherapie-Praxis herausgesucht und dort angerufen. Die Dame am anderen Ende erklärte geduldig, dass sie für Muskeln, Knochen und

Gelenke da seien, den Kopf würden sie nicht machen. Zudem wartete der normale Alltag auf Doreen. Es gab Routinen, die sie befolgen wollte. Sie hatte Dinge zu erledigen, die sie ablenkten. So verflog ihre Motivation für eine ernsthafte Suche nach Hilfe.

Viele Betroffene lernen auf dieser Suche auch den Unterschied zwischen psychiatrischer und psychotherapeutischer Hilfe. Bei ersterer werden auch Medikamente verschrieben. Ein Psychotherapeut, der kein Arzt ist, darf das nicht. Sind Betroffene abhängig von Medikamenten geworden und möchten sich diese wieder abgewöhnen, sind die Wartelisten sehr lang. Und es gibt Heilpraktiker, die ihre Hilfe anbieten. In diesem Berufszweig gibt es zwei Ausrichtungen. Einige Heilpraktiker sind für Körper und Psyche qualifiziert, andere ausschließlich für die Psyche. Ideal ist es, wenn beide Gruppen zusammenarbeiten. Spätestens im Freundes- und Bekanntenkreis erfährt man, dass es darüber hinaus noch Angebote von Life-Coaches, Heilern und Schamanen gibt, die sich der Innenwelt widmen.

Die Suche nach Hilfe kann also dauern. Doch es ist ungemein wichtig, dass Sie Ihren persönlichen Moment bewusst erkennen, der Ihnen zeigt, dass Sie Hilfe brauchen. Wir wissen, dass es schwer ist, in einer schlechten Emotion geduldig zu sein. Aber bitte resignieren Sie nicht. Mithilfe dieses Buches können Sie die Zeit bis zum ersten Termin überbrücken und schon viel über sich lernen. Da die Übungen bereits einzelnen Bereichen zugeordnet sind, können Sie sie ganz bewusst ausführen. Das separate Übungsbuch dient zudem dazu, alle Übungen zu festigen, bis sie zu einer gesunden Routine geworden sind. Wir haben alle Übungen so gestaltet, dass Sie diese auch in einer Therapie ansprechen können. So kann es Ihnen gelingen, eine psychische Grundstabilität aufzubauen. Nutzen Sie das Buch sowie das Übungsbuch als Hilfe für sich selbst. Und wenn Sie eine Therapie beginnen, können Sie Ihre notierten Erfahrungen und Empfindungen mit in die Therapiegespräche nehmen. Dafür wünschen wir Ihnen viel Kraft und Geduld!

Da wir die Intensität der Übungen langsam steigern möchten, folgt nach der Atemübung aus dem vorangegangenen Kapitel nun eine weitere leichte Übung.

Übung: Körper-Scan

In dieser Übung geht es darum, ein besseres Verständnis für die Signale des Körpers zu erlangen. Hierfür wäre es gut, wenn Sie die Übung im Liegen durchführen. Und bitte machen Sie keine Termine für die nächste Stunde. Es ist nicht festgelegt, wie lange Sie für die Übung benötigen. Lassen Sie sich die Zeit, die Ihnen guttut. Zudem ist es hilfreich, wenn Sie einen Schreibblock, Ihr Tagebuch oder ein extra Therapie-Notizheft nutzen. So können Sie später jederzeit nachschlagen, was Sie heute niedergeschrieben haben. Mit den Beobachtungen aus der Übung können Sie Ihre ganz persönlichen Rückschlüsse ziehen. Deshalb ist es hilfreich, wenn Sie vollkommen ehrlich zu sich sind. Vielen Dank!

Schritt 1: Entspannung

Legen oder setzen Sie sich entspannt hin. Atmen Sie tief in Ihren Bauch. Durch die Nase ein und durch den Mund wieder aus. Spüren Sie, wie Ihr Bauch rund und dann wieder flacher wird. Gehen Sie in dieses Empfinden hinein. Wenn Sie spüren, dass Sie ganz im Hier und Jetzt sind, dann gehen Sie zum nächsten Schritt.

Schritt 2: Körper-Scan ohne Bewertung

Bitte richten Sie jetzt Ihr Empfinden sachte auf Ihren Körper. Fangen Sie bei Ihren Füßen an. Wie fühlen sie sich an: warm oder kalt, schwer oder leicht, angespannt oder ganz entspannt? Achten Sie auf Ihre Empfindungen – und werten Sie bitte nicht. Haben Sie eine Begleitperson, dann können Sie Ihre Empfindung so notieren lassen, als würden Sie ein anderes Wesen vorurteilsfrei auf dessen Empfindung scannen. Ohne Bewertung. Es gibt kein richtig oder falsch. Gehen Sie nun Ihren ganzen Körper langsam durch. Achten Sie in jedem Bereich auf Ihre Empfindungen. Nach den Füßen kommen die Unterschenkel, die Knie, die Oberschenkel, die Hüfte, der Schambereich, der Unterbauch und immer so weiter. Zu jedem Bereich können Sie notieren, ob er sich in Ihrer Empfindung warm oder kalt anfühlt, ob er schwer oder leicht und ob er angespannt oder entspannt ist. Gehen Sie mit Ihrem Scan bis zu Ihren Haarspitzen den ganzen Körper einmal durch.

Schritt 3: Überprüfung

Wenn Sie von den Zehen bis zu Ihrem Kopf einmal durch Ihren Körper gewandert sind, schauen Sie auf Ihre mentalen oder realen Notizen. Gehen Sie Satz für Satz noch einmal durch und horchen Sie in den jeweiligen Körperbereich noch einmal hinein. Fehlt noch eine Empfindung, dann schreiben Sie diese gern dazu. Auch hierbei ist es hilfreich, wenn Sie kein Urteil fällen und keine Bewertung vornehmen. Finden Sie einen sehr angespannten Bereich, dann ist das so. Es ist weder gut noch schlecht. Es ist einfach ein angespannter Bereich.

Schritt 4: Ausklang

Sind Sie sicher, dass Sie Ihren gesamten Körper in Ruhe und Gelassenheit bewusst wahrgenommen haben, dann schließen Sie die Augen und geben Sie sich fünf tiefe Atemzüge Zeit, aus der Übung zurück in die Gegenwart zu kommen. Öffnen Sie Ihre Augen. Bleiben Sie ruhig noch etwas liegen. Es ist vollkommen in Ordnung. Es ist Ihre Zeit, es ist Ihr Körper. Akzeptieren Sie, was Sie empfinden.

3 Wege in eine Depression

Wenn Sie die Checkliste aus dem Kapitel „Was ist eine Depression?" ausgefüllt haben, sind Sie jetzt vielleicht unsicher. Diese Unsicherheit möchten wir Ihnen nehmen, indem wir Ihnen das nötige Wissen vermitteln, wie eine Depression entsteht. Dies kann Ihnen Klarheit darüber geben, wann Sie nur einen schlechten Tag haben und wann Sie nach Hilfe suchen sollten. Dies zeigen wir an drei häufigen Wegen in depressive Phasen.

Was wissen Sie nach diesem Kapitel?

In diesem Kapitel können Sie erkennen, dass die Wege in eine Depression sehr unterschiedlich sein können. Sie können mit belastenden, traumatischen Erlebnissen zusammenhängen oder auch mit einer ständigen Angst und Sorge. Sie erfahren auch, weswegen Betroffene oft mit mehr als nur einer Diagnose konfrontiert werden. Weiterhin gehen wir auf Ihre Grundhaltung ein: Wie kann eine andere Grundhaltung Ihnen helfen, anders mit Herausforderungen umzugehen? Und wie schaffen Sie es, dennoch Sie selbst zu sein? Auf diese Fragen finden Sie hier die Antworten.

In diesem Kapitel beginnen wir zunächst mit zwei typischen Fallbeispielen aus der psychotherapeutischen Praxis.

Fallbeispiel 1: Markus, 28

Am besten kann sich Markus an ein Plakat am Wegesrand erinnern, als er sich für einen sicheren, gutbezahlten und obendrein abenteuerlichen Job entschieden hat. Er hat sich bei der Armee verpflichtet. Er meinte es ernst und war gut in dem, was er tat. Während seiner Ausbildung wurde ihm klar, dass er sich auch für einen Auslandseinsatz bewerben würde. Nach seinem 26. Geburtstag kam tatsächlich die Order. Er wurde mit dem deutschen Kontingent in Afghanistan stationiert. Seine Aufgabe schien ihm zwar abenteuerlich, aber auch machbar. Markus war einer der Deutschen, welche die Hilfsorganisationen begleiteten und über die Sicherheitslage berichteten. Das Gelände war aufgeklärt, die Strecken bekannt. Es war jeden Tag heiß, staubig und trocken. Markus war überrascht, dass es sich nach einigen Tagen wie ein routinemäßiger Weg zur Arbeit anfühlte. Die Hilfslieferungen kamen im Hafen oder auf dem Flughafen an und wurden dann an verschiedene Punkte in der Umgebung verbracht. Jede Woche die gleichen Aufgaben. Bis zu dem Tag, an dem der LKW ausbrannte.

Markus war an diesem Tag der Fahrer des ersten von drei Fahrzeugen, die den Hilfskonvoi begleiteten. Die Herausforderung für dieses Fahrzeug bestand darin, Gefahren auf der Strecke vor dem Konvoi zu erkennen. Die Routinekommunikation lief über Funk. Plötzlich wurde es unruhig. Seine Kameradin im letzten LKW meldete wiederholt ein verdächtiges Fahrzeug. Zwar kamen solche Hinweise immer wieder vor, doch meist waren die Beobachter einfach nur vorsichtig. Diesmal war klar, dass da mehr dran war. Keine 10 Sekunden später meldete die gleiche Kollegin, dass das Fahrzeug versuche, sich zwischen die Begleitfahrzeuge und den Konvoi zu drängen. Markus versuchte, die Situation im Rückspiegel zu beobachten und gleichzeitig den Weg zu sichern. Der Konvoi fuhr weiter, jedoch dichter zusammen. Dann ging alles extrem schnell. Eine gewaltige Explosion warf das Fahrzeug, in dem Markus saß, von der Straße. Wie lange es dauerte, bis er wieder die Augen öffnen konnte, kann er auch heute nicht sagen. Es können Sekunden oder Minuten gewesen sein. Fakt ist aber, dass ihn die Bilder und Eindrücke bis heute nachts und in jeder ruhigen Minute begleiten. Ein LKW aus dem Hilfskonvoi stand lichterloh in Flammen und verbreitete eine extreme Hitze. Markus sah seinen Beifahrer, der bewusstlos im Gurt hing. Er konnte sich nur schwer orientieren, weil in seinen Ohren ein einziger lauter Dauerton pfiff. Schließlich prüfte er die Vitalfunktionen seines Kameraden und zog ihn an den Rand der Straße, weg von den Fahrzeugen, weg vom Feuer. Markus taumelte weiter auf der Straße entlang und versuchte, die Situation zu begreifen. Er sah einen Kameraden, der ihn anschrie, doch hören konnte er ihn nicht, so laut pfiff es in seinen Ohren. Ein anderer Kamerad saß schwer verwundet am Boden. Ohne nachzudenken, lief Markus zu ihm, gab ihm eine Injektion gegen die Schmerzen und versuchte, den Blutverlust zu stoppen. Um Markus herum waren Chaos, Blut, Verletzungen und Tod. Geräusche, Bilder und Gerüche brannten sich in seine Seele. Dann schaute Markus sich um, sah Feuer, dunkle Rauchschwaden und erkannte das zweite Begleitfahrzeug neben dem LKW. Es brannte ebenfalls. Ein süßlicher, fast bekannter Geruch lag in der Luft. Markus weiß heute noch um das stechende, lähmende Gefühl, das ihn in diesem Moment bewegungslos werden ließ. Teilnahmslos bekam er noch mit, wie weitere Helfer eintrafen und versuchten, ihn anzusprechen.

Nach diesem Ereignis war er für mehrere Wochen dienstuntauglich, bevor er in allen Ehren nach Deutschland zurückgeflogen wurde. Doch seit dem Tag ist kein Tag und keine Nacht mehr wirklich erholsam. Markus fühlt sich wie in Watte gepackt, und vieles um ihn herum kommt ihm unwirklich und distanziert vor.

Für seine Rückkehr hatte seine Freundin eine Willkommensparty organisiert. Doch die verließ er nach weniger als 30 Minuten und zog sich zurück. Alle zeigten Verständnis. Er hat es keinem gesagt, doch als seine Freunde die Steaks auf den Grill legten, fiel im wieder ein, woran ihn der Geruch bei den brennenden Fahrzeugen erinnert hatte. Es schnürte ihm den Magen zu und er wollte nur noch Ruhe. Die Bilder und Eindrücke lasten so sehr auf seiner Seele, dass er sich seit bald 6 Monaten in den Keller zurückgezogen hat. Dort bastelt er in Stille an Modellflugzeugen. Von seiner Freundin hat er sich entfernt, ohne dass er das wollte. Sie hat immer wieder versucht, ihn zu erreichen, zu motivieren und zum Lachen zu bringen. Doch jeder dieser Versuche endete entweder in einem äußerst unangenehmen Streit oder sie verließ in Tränen den Raum.

Fallbeispiel 2: Beate, 67

Beate war immer eine ruhige, höfliche und hilfsbereite Frau. Es gab regelmäßig Phasen in ihrem Leben, in denen sie tief durchatmen musste, um sich selbst zu motivieren und weiterzumachen. Doch seit ein paar Jahren funktioniert das nicht mehr so recht. Sie hat auf nichts und niemanden mehr Lust. Mit 57 konnte Beate sich berenten lassen, ihre Firma hatte eine Altersvorsorge für sie aufgebaut. Sie hatte sich vorgenommen, den Ruhestand zu genießen. Als sie 63 war, verstarb ihr Ehemann unerwartet. Damals waren sie wegen Schmerzen in der Magengegend ins Krankenhaus gefahren, wo die Ärzte noch meinten, das würde wieder werden. Doch 7 Tage später erhielt sie am frühen Morgen einen Anruf, dass sein Kreislauf aufgegeben habe und sie früher als vereinbart ins Krankenhaus kommen solle.

Das Jahr der Trauer war hart, aber auch gut. Beate entdeckte Wünsche wieder, die sie vor sich selbst versteckt hatte, weil ihr Mann nichts davon hielt. Schlittschuhlaufen zum Beispiel. Als Kind hatte sie es genossen, auf dem Teich im Nachbardorf Runden zu drehen, sich leicht zu fühlen, die klare Luft zu atmen. Ihre Eltern hatten ihr es jedoch untersagt, als sie 13 wurde. Junge Frauen müssten sich zu benehmen wissen, ruhig, elegant und geschickt im Haushalt sein.

Beate war ein Nachkriegskind. Ihre Eltern waren für sie da, doch sie waren auch streng. Wenn sie mit ihrem Vater sprach, berichtete er über die blühende Zeit nach dem Krieg, als er eine leitende Funktion in einer Fabrik bekommen hatte. Darüber, was er als junger Soldat im Krieg erlebt hatte, erzählte er nichts. Er wich ihren Fragen aus, indem er über die Zukunft zu sprechen begann. Dann fand er jedes Mal etwas, was an Beate zu kritisieren war. Irgendwann hörte sie auf, Fragen zu stellen. Ihre Mutter war immer zu Hause, immer mit gemachten Haaren, immer lächelnd. Die meisten Erinnerungen an ihre Mutter beziehen sich auf deren Kommentare, was eine respektable Frau zu tun und zu lassen habe: „Sprich nicht zu laut, lach nicht zu laut, sitz gerade, führ den Löffel zum Mund" und so weiter. Unzählige Male hat sie diese Sätze in ihrer Kindheit gehört. Auch heute, wenn sie Suppe isst, hört sie die Stimme ihrer Mutter und setzt sich etwas aufrechter hin, als sie ohnehin schon saß. Dabei fragt sich ein Teil in ihr immer heimlich, ob es doch etwas gibt, das sie gerade nicht richtig macht. Beate arbeitete im Einkauf eines Versandhauses, das es mittlerweile nicht mehr gibt. Wenn sie ihren Enkeln davon erzählen möchte, fühlt es sich an wie eine Geschichte aus einer anderen Zeit, einem anderen Leben. Überhaupt versteht Beate die Welt nicht mehr so recht. Die

Probleme, über die ihre Kinder und Enkel berichten, hört sie sich zwar an, doch versteht sie nicht, worum es dabei geht. Dies traut sie sich allerdings nicht zuzugeben. Also wurden diese Gespräche seltener. Gespräche über Politik hat sie schon immer gemieden. In ihrem Haus fühlt Beate sich wohl. Welcher Wochentag gerade ist, erscheint nur interessant, wenn Markttag ist. Beate ist oft müde und mag es ruhig. Dass sie sich mal in einem Ortsverein engagiert hat, kommt ihr heute wie eine verrückte Idee vor. Sie fragt sich, woher sie damals die Energie dafür genommen hat. Sie genießt die Vertrautheit ihres Zuhauses und auch, dass sie jetzt allein ist und keiner merkt, wenn sie etwas nicht richtig macht. In den letzten Jahrzehnten hat sich viel verändert. Die Stadt, in der Beate wohnt, „boomt", heißt es in den Nachrichten. Doch wenn sie durch die Straßen läuft, erkennt sie viele Gegenden gar nicht mehr wieder. Es wird viel gebaut. Vertrautes wird abgerissen und in ihre Nachbarschaft ziehen immer mehr Leute aus Gegenden, die sie nicht kennt. Beate kennt das Gefühl, sich fehl am Platze vorzukommen. Doch seit den letzten Jahren ist dieses Gefühl jede Woche mehrfach bei ihr zu Gast.

Schlussfolgerung aus dem Fallbeispiel:

Es gibt mehrere Wege in eine Depression!

Die beiden Fallbeispiele zeigen, wie unterschiedlich die Wege in eine Zeit der Zurückgezogenheit sein können. Der erste Weg eines traumatischen Erlebnisses hinterlässt eine verletzte Seele, die nicht richtig verarbeiten kann, was passiert ist. Der zweite Weg führt über das Alleinsein und Sich-fremd-Fühlen in eine Depression.

Der Umgang mit Herausforderungen

Im Fall von Markus spricht man in der Fachwelt von einer komorbiden Störung. Das heißt so viel wie: Nicht genug, dass er traumatische Erfahrungen gemacht hat, sondern deren Auswirkungen ziehen auch noch eine depressive Episode nach sich. Aus fachlicher Sicht deutet Markus' Lebensgeschichte mehr in Richtung einer Belastungsstörung. Doch im Alltag stehen für seine Partnerin sowie die Freunde und Kollegen augenscheinlich die depressiven Symptome im Vordergrund. In der psychotherapeutischen Praxis ist es in vielen Fällen kein Widerspruch, wenn Symptome für mehrere Störungsbilder erfüllt sind. Im Gegenteil, denn in den allermeisten Fällen ist es sogar erforderlich, zwei oder mehr Diagnosen zu stellen. Dabei wird unterschieden zwischen den aktuellen und akuten Herausforderungen und dem, was dahinter wirkt und in der Vergangenheit war. Bei Beate wird deutlich, dass in ihrem Leben wiederkehrend Herausforderungen an sie gestellt wurden, mit denen sie auch zurechtgekommen ist. Zumindest bis jetzt. Bei all diesen Herausforderungen stellt sich eine Frage, auf die wir im Laufe des Buches noch mehrfach zu sprechen kommen: Wie kann man sich vor Überforderung und depressiven Symptomen schützen?

Entscheidend für das eigene Wohlbefinden ist der Umgang mit Situationen. Die Vogel-Strauß-Strategie „Da schaue ich nicht mehr hin, da wird nicht mehr drüber gesprochen" scheint eine verlockende, schnelle Lösung. Auf lange Sicht ist sie jedoch eine Strategie gegen sich selbst. Auch und gerade wenn nach außen hin alles in bester Ordnung scheint, ist es empfehlenswert, hinter die eigenen Schleier ins Innere zu schauen und auf die eigene Intuition zu achten. Besonders in den Phasen, die uns vor Herausforderungen stellen, wo wir uns anpassen müssen, weil es die äußeren Umstände erfordern oder scheinbar erforderlich machen, stellen wir die Weichen in Richtung psychischer Gesundheit oder auch hinein in depressive Phasen. Dabei ist es egal, ob dies eine lebensbedrohliche Situation betrifft oder viele kleinere und größere Herausforderungen.

Noch ein Weg in eine Depression

Ein dritter Weg, der zuverlässig in eine depressive Phase führt, besteht darin, ein Leben zu leben, das dem eigenen Selbst nicht entspricht. Wenn Sie zu oft denken, dass sich etwas nicht gehört oder man so etwas doch nicht tun darf, dann könnten Sie sich bereits auf diesem Weg befinden. Wenn Ihre Seele nach etwas verlangt, dann hören Sie zu! Ihr Inneres sagt Ihnen meist deutlich, dass es eine bestimmte Sache jetzt gut fände oder sogar braucht. Vielleicht Musik zur Arbeit? Einfach mal Turnschuhe zum Anzug tragen? Oder ohne Make-up ausgehen? Warum tun Sie es nicht einfach?

Ihre größten Träume haben zugleich das Potenzial, eine depressive Episode auszulösen. Dies geschieht regelmäßig, wenn wir unseren Träumen keine Beachtung schenken und sie unterdrücken. Ein Leben mit dem Gefühl, sich verbiegen zu müssen, entgegen den eigenen Überzeugungen zu handeln, sich Selbst und die eigene Identität zu verleugnen – all dies wird über kurz oder lang dazu führen, dass depressive Symptome auftreten. Dann können Sie die Weichen stellen: Schauen Sie sich die Lebensbereiche an, die gerade belastend sind? Oder stecken Sie lieber den Kopf in den Sand, schauen die dritte Serie auf Netflix und lenken sich ab oder betäuben sich einfach?

Mit diesem Buch haben Sie sich bereits proaktiv gegen die Strategie des „Kopf-in-den-Sand-Steckens" entschieden. Und das ist gut!

Übung: Rückschau

Mit der folgenden Übung möchten wir Sie bitten, sich mit Ihrer Vergangenheit auseinanderzusetzen. Vermutlich hat es in Ihrem Leben bereits Gelegenheiten gegeben, in eine depressive Episode zu rutschen. Vielleicht sind Sie diesen zweifelhaften Einladungen jedoch nicht nachgegangen und haben sich so selbst geschützt.

Für diese Übung ist es hilfreich, wenn Sie Zeit und Ort so aussuchen, dass Sie in Ruhe und ohne Druck daran mitwirken können. Sie benötigen zudem einen Notizblock oder Ihr Tagebuch.

Ablauf der Übung

Bitte schreiben Sie die Antworten zu den folgenden Fragen auf. Lassen Sie sich Zeit mit der Beantwortung. Niemand drängt Sie.

1. Gibt es belastende Situationen in Ihrer Vergangenheit? Erinnerungen, bei denen Ihnen auch heute noch klamm ums Herz wird?
2. Welche Enttäuschungen oder Rückschläge haben Sie ertragen müssen? Trennen Sie gern zwischen beruflich und privat.
3. Gibt es auch heute noch Situationen, in denen Sie Verbote oder unangenehme Pflichten erleben? In denen Sie Dinge gern anders machen würden, aber nicht dürfen? Oder wo Ihre innere Einstellung Sie daran hindert, auch wenn es sich falsch anfühlt?

4. Mit welcher Strategie haben Sie die jeweilige Situation für sich gemeistert? Beschreiben Sie gern zu jedem Vorfall, jeder Erinnerung eine eigene Strategie.
5. Können Sie die Fähigkeiten oder Ressourcen benennen, die Ihnen geholfen haben, die Situation zu bewältigen? Dies können auch andere Personen, Gewohnheiten, Einstellungen oder externe Hilfen gewesen sein. Alles zählt, alles ist gut.

Vielen Dank für Ihre Mitarbeit!

Bewahren Sie die Notizen bitte auf. Wir werden jeden Aspekt einer Depression genau behandeln und Ihnen Antworten zu vielen Fragen geben, die Sie im Moment beschäftigen. Ein Tagebuch oder ein separates Notizbuch für die Übungen ist dabei eine große Hilfe. Die hier aufgeführten Fragen behandeln Herausforderungen aus Ihrer Vergangenheit und Ihren Umgang damit. Dabei spielen Themen wie Kommunikation, Motivation und Widerstandsfähigkeit eine Rolle. Jedes Kapitel bietet Hilfe zu depressiven Phasen an, damit Sie besser damit umgehen können.

Unterschiede und Gemeinsamkeiten von Depression und Trauer

Je älter wir werden, desto eher wird uns Trauer begegnen. Ob wir geliebte Menschen verlieren oder von einer Lebensphase in eine ganz andere übergehen, zum Beispiel vom Berufsleben zur Rente oder Pension: Es wird immer häufiger Phasen geben, die uns starke Anpassung abverlangen. In diesem Kapitel betrachten wir eine der herausforderndsten Formen von Trauer, den Verlust eines geliebten Menschen.

Was wissen Sie nach diesem Kapitel?

Anhand dieses Kapitels können Sie mehr Klarheit finden, wo Sie und Ihr Innenleben im Moment stehen. Wie man die Mauer des Schweigens wegen depressiver Episoden überwinden kann, dieser Frage werden sich alle anderen Kapitel dieses Buches widmen. Deshalb erfahren Sie in diesem Abschnitt mögliche Perspektiven im Umgang mit Trauer, denn auch wenn wir rational verstehen, dass unser Leben durch die Geburt beginnt und mit dem Tod endet, kann diese Erfahrung sehr belastend sein. Daher geht es in diesem Kapitel um die Fragen: Was kann hilfreich sein, um mit Trauer umzugehen? Was können Freunde und Bekannte machen?

Fallbeispiel: Sabine, 57

Als Sabines Partner plötzlich verstarb, fühlte es sich an, als würde die Welt stillstehen und nichts mehr von Bedeutung sein. Sie kann sich noch sehr genau an den Moment erinnern, in dem sie versuchte, ihn zu wecken. Dieser Moment verweilt in ihrer Erinnerung und Empfindung.

An jenem Tag hatte sie sich gewundert, dass ihr Mann noch im Bett lag. Eigentlich neigte er dazu, zeitig aufzustehen. Sie dachte zuerst, er mache einen Spaß und stelle sich schlafend. Dann realisierte sie, dass er nicht mehr atmete. Von da an bestehen ihre Erinnerungen nur noch aus Bruchstücken. In ihrer Verzweiflung hatte sie ihn geohrfeigt, angeschrien und versucht wachzurütteln. Doch er konnte nicht mehr aufwachen. Die nächsten Wochen waren eine Mischung aus Momenten, die ihr endlos und zäh schienen, sowie Phasen, bei denen sie sich heute überhaupt nicht mehr erinnern kann, was passierte. Zu Hause erwarteten sie unzählige Erinnerungen an das, was einmal war. Sie mochte nicht zu Hause sein, wusste jedoch auch keinen anderen Ort, an den sie sich zurückziehen wollte. Es dauerte lange, bis Sabine sich gestattete, genauso viel Freude in den Erinnerungen zuzulassen, wie die Trauer darin einnahm. Auch 6 Jahre nach dem Tod ihres Ehemanns trug Sabine immer mindestens ein schwarzes Kleidungsstück, um ihrer Trauer Ausdruck zu verleihen.

Irgendwann begann sie, sich nach Hilfe und einem Rahmen für Reflexion und Austausch umzusehen. Sie führte auch erste Gespräche in einer Psychotherapie. Eine wirkliche Veränderung haben ihr aber erst die Angebote eines Hospiz-Vereins ermöglicht. Mittlerweile gelingt es ihr, sich Stück für Stück ein wenig Lebensfreude zu erlauben.

Schlussfolgerung aus dem Fallbeispiel:

Während eine Depression Zeit benötigt, um sich zu entwickeln, kommt Trauer meist unvermittelt auf uns zu. Darin liegt ein Unterschied. Gemein haben beide Emotionen, dass es viel Zeit benötigt, sie zu verarbeiten.

Aus einer fachlichen Perspektive wird zwischen depressiven Episoden und Trauern unterschieden. Aus einer praktischen Perspektive zeigen sich Übereinstimmungen, die sowohl das Erleben wie auch das Verhalten betreffen. Gerade für Partner, Freunde, Kollegen und Bekannte von Betroffenen unterscheiden sich die wahrnehmbaren Auswirkungen kaum. Sie schauen von außen auf den Menschen und sehen eine traurige Person. Einen Menschen, der momentan emotional nicht mehr in der Weise erreichbar ist, wie andere das gewohnt sind.

Egal, ob es nun Trauer oder Depression ist, welche die Person bedrücken, Rückzug dominiert, weil Sinn und Lebensfreude abhandengekommen sind. Wenn es sich um Trauer handelt, wird dieser Verlust von Sinn im privaten Lebensbereich manchmal mit mehr Aktivität im beruflichen Lebensbereich versucht auszugleichen. Bei Depression ist das nicht der Fall. Bei Depression ist einfach alles zu anstrengend. Erst, wenn im Fall von Trauer das Verdrängen der immer wieder aufkommenden Traurigkeit die noch vorhandenen Energiereserven aufgezehrt hat, beginnen Trauer und Depression, sich zu vermischen. Dieser Prozess kann Jahre dauern. Bei der Einordnung einer Phase niedergedrückter Stimmung und verminderten Antriebs als gesundheitsbeeinträchtigende, depressive Episode liegt ein Behandlungsziel darin, so bald wie möglich wieder eine Teilhabe am sozialen und wirtschaftlichen Leben zu ermöglichen. Trauer hingegen ist nicht in erster Linie gesundheitsrelevant, sondern ein soziales Verhalten. Es ist Ausdruck von Wertschätzung und Berührtsein. Es ist eine Neugestaltung des Umfeldes und sehr individuell. Das betrifft die Art und Weise wie auch die Zeiten des Trauerns. Daher gilt in der Hospizarbeit der Grundsatz, dass es kein richtiges oder falsches Trauern gibt.[3]

Aus therapeutischer Perspektive betrifft das, was depressive Episoden und Trauern gemeinsam haben, deren Kern: den Verlust von Sinn im Leben. Im Rahmen der Therapie ist es das Ziel, diese Leerstelle im Leben wieder aufzufüllen. Die Betroffenen zurück zu nachhaltiger Lebensfreude zu führen, gelingt nur, wenn sie ausreichend Motivation empfinden. Also richten sich viele therapeutische Ansätze darauf, eine Motivation von innen heraus zu ermöglichen. Darin gleichen sich die Begleitung bei Trauer und die Behandlung von Depression. Trauer und Depression ist auch gemeinsam, dass ihnen häufig mit Vermeidung begegnet wird. Es sind unliebsame Themen, über die man lieber nicht redet. Doch diese Phasen unreflektiert verstreichen zu lassen, ist in beiden Situationen definitiv keine gute Idee. Trauer zu reflektieren, kann schmerzhaft sein. Doch in den Momenten, in denen es Ihnen gelingt, über Ihre Trauer zu sprechen und sich mitzuteilen, stellen Sie schnell fest, dass Sie meist auf Anteilnahme und Verständnis treffen. Gleichzeitig drängt Sie das Leben dazu, genau das zu tun: sich mit Trauer mehr und mehr auseinanderzusetzen. Denn mit dem Gefühl der Trauer werden wir alle irgendwann konfrontiert. Am Ende eines Lebens steht das Sterben. Trauer nimmt sich also im Leben von jedem irgendwann einen Platz und ist dann da.

Depressive Episoden hingegen kommen zwar häufig vor, oft sogar mehrfach im Leben, dennoch nicht bei jedem. Deswegen kann es noch schwieriger sein, über das eigene depressive Befinden zu sprechen, weil Ihr Umfeld vielleicht kein Verständnis dafür aufbringt. Das kann Sie wiederum davon abhalten, einen weiteren Versuch zu unternehmen, sich mitzuteilen. Auch der langfristige Verlauf ist unterschiedlich. Depressive Episoden können zwar mehrfach im Leben vorkommen, doch die einzelnen Phasen werden überwunden. Trauer ist im Laufe der Monate, Jahre und Jahrzehnte unterschiedlich intensiv, doch spätestens an Fest-, Feier- und Jahrestagen wieder deutlicher spürbar. Trauer ist nie ganz weg.

Damit stellen Trauer und Depression Sie vor unterschiedliche Herausforderungen. Es gibt jedoch Wege, diese zu meistern. Da alle anderen Kapitel den Umgang mit Depression in den Fokus rücken, wird hier auf Möglichkeiten im Umgang mit Trauer eingegangen.

Umgang mit Trauer

Wir alle haben schon etwas oder jemanden verloren – und entsprechend getrauert. In der Kindheit waren wir übermächtig traurig, wenn ein Haustier verstarb. Auch der Verlust eines Lieblingsspielzeugs hat uns schon traurig gemacht. Und besonders schmerzte es uns, wenn wir umziehen und liebe Freunde verlassen mussten. Oder unsere Eltern haben sich getrennt und wir fühlten uns zurückgelassen. All das waren traurige Erlebnisse. Je älter wir werden, desto mehr lernen wir: über das Leben und auch über den biologischen Kreislauf von Leben und Tod. Und natürlich über die Möglichkeiten, defektes Spielzeug reparieren oder neu kaufen zu können. Wir bewältigen Momente, die uns früher sehr traurig gemacht haben, jetzt besser. Oder zumindest erwecken wir den Anschein. Mit dem Erwachsensein kommen auch Partnerschaften. Ob von kurzer Dauer oder ein Leben lang, unsere Partner und andere wichtige Menschen sind ein Teil von uns. Deshalb ist es so schmerzlich, wenn geliebte Menschen gehen. Eine freiwillige Trennung ist bereits mit Schmerz verbunden, aber noch schmerzlicher ist die endgültige Trennung durch den Tod. Wenn ein Mensch geht, ist er physikalisch-objektiv nicht mehr da. Auf der psychischen Ebene ist dessen

Eindruck jedoch weiterhin vorhanden. Darin liegen gleichermaßen Herausforderungen wie Chancen. Denn diese inneren Eindrücke können Sie wachrufen und gestalten. Sich so bewusst mit Trauer und Abschied auseinanderzusetzen, kann Ihre innere Balance deutlich stärken und Sie widerstandsfähiger im Umgang mit diesen lebensverändernden Herausforderungen machen. Ihr seelisches Gleichgewicht wird davon profitieren. Denn oft kommt der Verlust eines geliebten Menschen einem Erdbeben in der Innenwelt gleich. Einem, das nicht nur einmal bebt, sondern das für Monate und Jahre Nachbeben haben kann. Dabei sind folgende Phasen zu erwarten und ganz normal:

- *Leugnen*: Die Situation nicht wahrhaben zu wollen.
- *Wut*: Auf sich selbst, den verstorbenen Menschen und die Welt.
- *Verhandeln*: Zu wünschen und zu versuchen, die Situation rückgängig zu machen.
- *Niedergeschlagenheit*: Zu erkennen, dass man nichts mehr machen kann.
- *Akzeptanz*: Die neue Realität langsam mehr und mehr zu akzeptieren.

Diese Phasen werden meist mehrmals durchlaufen. Denn jeder von uns empfindet Trauer auf seine eigene, individuelle Art und Weise. Aber die Schritte zur Bewältigung sind sich sehr ähnlich. Bitte erlauben Sie sich Zeit und alle Gefühle, die hochkommen. Sie schaffen das!

Übung: Schritte zur Bewältigung von Trauer

In dieser Übung geht es um mögliche Perspektiven zum Umgang mit Trauer. Zur Vorbereitung ist es hilfreich, ausreichend Zeit und immer wieder geeignete Orte zu finden, um in Ruhe die Schritte der Übung zu gehen. Gerade was die aufkommenden Emotionen betrifft, fühlen Sie sich bitte ermutigt, diese auch in der Öffentlichkeit zuzulassen. Tränen gehören zum Leben. Zudem empfehlen wir Ihnen einen Notizblock oder ein Tagebuch, um sich Notizen zu machen und Ihre Überlegungen aufzuschreiben. Lassen Sie sich hierfür die Zeit, die es braucht. Machen Sie so viele Wiederholungen, wie erforderlich sind. Trauer ist ein Prozess, der in Phasen verläuft und Sie lange begleiten darf. Diese Phasen werden unterschiedliche Intensitäten haben und unterschiedlich lange dauern. Sie wegzudrücken, nimmt Ihnen Lebensenergie. Sie zu gestalten, hält Ihre Lebensfreude lebendig. Die Schritte sind als Empfehlungen zu verstehen, was Ihnen helfen kann, mit sich und der Situation einen Umgang zu finden. Gerade der Anfang von Trauer ist eine stürmische Zeit. Ändern Sie daher die Reihenfolge der Schritte so, wie es für Sie passt.

Für die Phasen von Leugnung, Wut und dem Versuch der Verhandlung

In diesen Phasen toben die Stürme der Trauer heftig. Daher ist Halt zu finden in diesen Phasen besonders wichtig. Die neue, leere Welt anzunehmen, kann schockierend sein. Dabei hilft es keinem, nach außen eine Maske der Stärke zu präsentieren und innerlich keinerlei Halt zu haben. Gewohnheiten geben Halt. „Kleine“ Unterstützungen im Alltag und einfach da zu sein geben Halt. Dabei die Gefühle zuzulassen, die aufkommen, erhält die Lebensenergie.

Schritt 1: Gefühle zulassen

Ihr Unterbewusstsein spricht mit Ihnen durch Ihre Gefühle. Erlauben Sie sich das. Enttäuschte Wünsche, nie mehr wiederkommende Momente oder die Abneigung gegen die eigene Wohnung sind normale Reaktionen. Auch die Ängste, wie es weitergehen soll, und Wut über alles Mögliche sind wie reinigende und klärende Gewitter. Es ist die Zeit für emotionalen Starkregen, Sturm und Hagel. Und da sind auch immer wieder Sonnenstrahlen, die ab und zu erinnernd die Wolken durchdringen: die sonnigen Momente, in denen Ihnen spontan all die wunderbaren Momente wieder einfallen, die Sie gemeinsam haben durften. Lassen Sie auch diese zu. Trauer verläuft in Phasen. Kinder können uns das gut vorleben. Die haben noch die emotionale Beweglichkeit dafür. In der einen Minute fröhlich spielen, in der nächsten tiefe Traurigkeit und Verzweiflung und dann fröhlich weiterspielen. Erlauben Sie sich die Wechselhaftigkeit Ihres inneren Wetters. Erlauben Sie sich auch, das auszudrücken. Erlauben Sie sich größere und kleinere Verrücktheiten, um Trost zu finden. Wenn Sie zum Beispiel ein Kleidungsstück der geliebten Person tragen oder bei sich tragen wollen, um sich dieser wieder näher zu fühlen, tun Sie das.

Schritt 2: Gewohnheiten weiterführen

Die Nacht, die der Verlust des geliebten Menschen eingeläutet hat, verlockt auch dazu, alles sein zu lassen, was einem mal wichtig war. Bei der eigenen Körperhygiene angefangen, bis hin zu den Hobbys. Diese Gewohnheiten sind jetzt zu der Brücke in Ihren neuen Lebensabschnitt geworden. Behalten Sie Ihre Gewohnheiten bei. Klar kann es nerven, irgendwo hinzukommen und wieder und wieder auf Ihre Situation angesprochen zu werden. Es kann auch anstrengen, die Sprachlosigkeit Ihrer Umgebung miterleben zu müssen, wenn Sie sich eigentlich gern mitteilen möchten. In diesem Buch finden Sie hoffentlich in mehreren Kapiteln Inspirationen, sich gesund abgrenzen zu können, wenn Sie das wollen. Sie finden auch Anregungen, wie es Ihnen gelingen kann, sich mitzuteilen, wenn Sie das wollen. Sie werden auch ganz bewusst und mit Freude für sich entscheiden können, welche Gewohnheiten Sie weiterführen wollen und welche nicht oder welche stattdessen dazukommen dürfen. Erlauben Sie sich, dass Ihre Gewohnheiten Ihnen mehr und mehr einen sicheren Boden bieten. Diese helfen Ihnen, die angenehmen Erinnerungen zu bewahren und sich eine neue eigene Welt bewusst zu gestalten.

Schritt 3: Neue Alltage

Die Welt ist dunkler geworden. Es ist verlockend, sich in dieser Nacht zu verlieren. Daher zählt jeder lichtvolle Moment. Erlauben Sie sich, Hilfe anzunehmen, andere da sein zu lassen. Bitten Sie Menschen, die Sie dahaben mögen, da zu sein, immer mal wieder. Wenn Sie nicht mindestens eine vernünftige Mahlzeit am Tag essen, sind Sie in einem Zustand, wo Sie Hilfe benötigen. Keiner will allein sterben – auch wenn das häufig passiert. Es will auch keiner danach allein zurückbleiben. Trauen Sie sich, Signale zu senden, dass Ihnen Ihre Freunde auf den Nerv gehen dürfen, auch und gerade, wenn Sie nicht gut gelaunt sind. Ein gemeinsam getrunkener Tee, ein vorbeigebrachtes Mittagessen oder eine hartnäckige Einladung zum Spaziergang sind wohltuende Lichtblicke, die alle dasselbe sagen: Du bist nicht allein. Wenn Ihnen keine Worte einfallen, lassen Sie einfach das Buch, aufgeschlagen auf dieser Seite, gut sichtbar liegen. Oft fehlt in Phasen intensiver Trauer sowohl die Kraft als auch das Bewusstsein dafür, Hilfe anzufragen. Nicht selten ist die Orientierungslosigkeit so groß, dass unklar ist, was überhaupt helfen könnte. Die folgenden Zeilen sind explizit an diejenigen gerichtet, die dieses Buch aus einer helfenden Perspektive lesen: Seien Sie bitte für eine trauernde Person da, auch wenn diese nicht danach gefragt hat. Bleiben Sie als helfende Person bitte geduldig. Es kann sein, dass die trauernde Person unfreundlich reagiert. Die trauernde Person lehnt nicht Sie als helfende Person ab, sondern die Situation. Alles, was einem gesunden Alltag nahekommt, hilft.

Schritt 4: Das soziale Umfeld neu aufbauen

Wenn eine geliebte Person gegangen ist, ist damit auch Ihr Kontakt zu den Freunden, Bekannten oder Kollegen der geliebten Person verändert. Das macht die Neuorientierung noch herausfordernder. Es kann sein, dass diese Kontakte sogar plötzlich wegbrechen. Doch eine Besonderheit von Krisensituationen ist, dass die Menschen hervortreten, auf die Sie wirklich zählen können. Manche Menschen wenden sich von Ihnen ab, andere kommen Ihnen näher. Die gute Nachricht ist, dass Sie nicht viele Menschen für eine echte Unterstützung benötigen. Oft sind es ein oder zwei Menschen, die Sie besonders begleiten und auch weitere Hilfen organisieren. Weil es keine richtige oder falsche Form von Trauer gibt, ist der gesamte Prozess sehr individuell. Das ist ein Nährboden für Missverständnisse. Gehen Sie bitte davon aus, dass nicht jeder in Ihrem Umfeld Ihre Form des Trauerns nachvollziehen kann. Wenn Sie Ihre Emotionen zulassen und gleichzeitig Ihren Blick in Richtung Leben wenden, finden Sie die Wege, die für Sie passen. Erlauben Sie sich und der Erinnerung an die Person, die Sie verloren haben, wichtiger zu sein als die Meinung anderer, was sich gehört und was nicht. Solche Missverständnisse können die Beziehungen zu Familienmitgliedern, Freunden, Bekannten und Kollegen schwächen und auf Distanz bringen. Das kann wiederum die Trauer verstärken. Doch Sie werden andere Menschen kennenlernen, die Sie verstehen und unterstützen.

Bei intensiver Trauer ist das erste Jahr schwer, weil ein ganzer Jahreszyklus neu, allein zu gestalten ist. Doch auch das zweite Jahr ist nicht viel leichter, weil die Unterstützung aus dem Umfeld nachlässt. Doch Sie werden Wege finden, Ihr Leben zu gestalten. Häufig kann folgende Frage hilfreich sein, auch wenn diese zu einer Mischung von gleichzeitiger Traurigkeit und Freude führt: Was hätte sich die Person, die verstorben ist, für Sie gewünscht? Trauen Sie Ihrer Intuition und gehen Sie Schritte in diese Richtung.

Für Phasen von Niedergeschlagenheit und Akzeptanz

Wenn die Stürme des Nicht-wahrhaben-Wollens und der Wut sich immer mal wieder legen, kommen die Phasen von Niedergeschlagenheit und Akzeptanz. Für diese Zeiten ist es empfehlenswert, Vergebung und Dankbarkeit in den Fokus zu rücken.

Schritt 5: Vergeben Sie. Bitten Sie um Vergebung. Vergeben Sie sich selbst.

Lassen Sie die verschiedenen Erinnerungen aus der Vergangenheit zu. Es gab wunderschöne Momente mit dem geliebten Menschen. Es gab auch Situationen mit dem Menschen, die waren nicht schön. Situationen, in denen Sie vielleicht nicht respekt- und liebevoll behandelt wurden. Auch zwischen dem größten Liebespaar und den besten Freunden kann es heftigen Streit geben. Das gehört zum Leben. Vielleicht wurden Dinge gesagt und getan, die Sie verletzt haben, oder Sie haben verletzend gehandelt. Viel zu häufig wird Trauernden auch deutlich, dass sie etwas nicht getan oder gesagt haben. Und das bereuen sie jetzt. Darin müssen Sie nicht steckenbleiben, denn auch damit können Sie einen gesunden Umgang finden. Denn der geliebte Mensch ist in Ihrer Innenwelt weiter lebendig.

Planen Sie für diesen Schritt mindestens 20 Minuten an einem Ort ein, der Ihnen guttut. Machen Sie es sich bequem und schließen Sie die Augen. Besuchen Sie die geliebte Person in Ihrer Innenwelt, sprechen Sie mit ihr. Fühlen Sie die Nähe zur geliebten Person durch die lebendigen Eindrücke in Ihnen. Wenn Sie die Augen schließen, werden Sie die geliebte Person vor sich sehen können. Nehmen Sie sich dafür ein paar Atemzüge Zeit.

Suchen Sie in Ihrer Fantasie einen Ort für dieses Treffen, welcher der geliebten Person sicher gut gefallen würde. Bleiben Sie geduldig mit sich. Bauen Sie mit Ihrer Fantasie die Umgebung so, dass Sie körperlich spüren, dass die geliebte Person diesen Ort auch liebt und sich wohlfühlt. Begegnen Sie sich. Begrüßen Sie sich, wie es für Sie passend ist. Lassen Sie die Gefühle zu, die aufsteigen. Es gibt nichts, was Sie beweisen müssten. Es gibt auch keinen Grund zur Eile. Atmen Sie. Lassen Sie auch für einen Moment die schmerzliche Trauer zu, die aufkommt. Atmen Sie. Wenn Sie wollen, kommen Sie auch in Bewegung. Erlauben Sie sich, dass die Empfindung der schmerzlichen Trauer auch wieder abklingen darf. Geben Sie dem Empfinden Raum, in dieser Begegnung eine angenehme Nähe stärker und stärker spürbar werden zu lassen. Genießen Sie das. Bleiben Sie gern so eine Zeit miteinander. Sprechen Sie dann an, was Sie ansprechen wollen. Sprechen Sie über die Momente, in denen Sie die geliebte

Person vermissen. Sprechen Sie über Ihre wütenden und angstvollen Momente. Sprechen Sie auch an, welche Situationen Sie der geliebten Person gern vergeben möchten. Auch, was Sie vielleicht noch nicht vergeben können. Bitten Sie um Vergebung für das, was Sie getan und gesagt haben oder auch nicht getan und nicht gesagt haben. Erlauben Sie sich das Erleben, dass die geliebte Person wohlwollend darauf reagiert. Teilen Sie auch mit, wofür Sie sich selbst vergeben wollen. Erlauben Sie sich, auch das zu vergeben. Vielleicht sogar unterstützt durch eine bestätigende Reaktion der geliebten Person. Genießen Sie die Begegnung an diesem wunderbaren Ort. Nehmen Sie sich die Zeit dafür, wie es Ihnen guttut. Machen Sie sich bewusst, dass Sie die geliebte Person hier immer wieder besuchen können. Sogar zu jeder Zeit. Finden Sie dann eine passende Weise, sich zu verabschieden, bis zur nächsten Begegnung. Kommen Sie langsam wieder im Hier und Jetzt an. Lassen Sie sich auch dafür Zeit.

Willkommen zurück. Atmen Sie tief durch - am besten mehrmals. Fühlen Sie den Boden, die Unterlage unter Ihnen, die Sie trägt. Nehmen Sie etwas in die Hand, das Sie gern mögen. Spüren Sie. Trinken Sie etwas. Emotionen wollen fließen. Spüren Sie, wie wohltuend es sein kann, einen Ort zu kennen, an dem Sie die geliebte Person jederzeit wieder besuchen können?

Gehen Sie diesen Schritt so oft es Ihnen guttut. Sie können auf diese Weise die geliebte Person sogar an Ihrem neuen Alltag teilhaben lassen. Sprechen Sie dafür bei den Begegnungen nicht über das, was Sie vergeben wollen, sondern über das, was Sie erlebt haben.

Schritt 6: Dankbarkeit

Das hellste Licht gegen dunkle Momente ist Dankbarkeit. Daher geht es in diesem Schritt darum, bewusst die lichtvollen Momente aus Ihrer Erinnerung zu suchen, die Sie mit der geliebten Person verbinden. Achten Sie bei diesem Schritt auf die Intensität und Anzahl von Momenten, für die Sie dankbar sind. Da unser Gedächtnis nun mal so funktioniert, wie es funktioniert, werden Sie Folgendes feststellen: Sie machen sich auf die Suche nach solchen Erinnerungen und finden die erste. Es dauert nicht lang, dann fallen Ihnen spontan weitere solcher Erinnerungen ein. Manchmal kommt eine Gedächtnislücke. Doch danach werden Sie weitere Erinnerungen finden. Da nicht alle Erinnerungen nur gut oder nur schlecht sind, richten Sie bitte Ihre Aufmerksamkeit auf die Ausschnitte, für die Sie von Herzen dankbar sein können.

Für diesen Schritt ist es hilfreich, wenn Sie sich Notizen zu den Erinnerungen machen - einfach, um sich leichter immer wieder daran zu erinnern. Machen Sie es sich bequem und erlauben Sie sich, mit Ihrer Aufmerksamkeit durch all die Erlebnisse mit der geliebten Person zu springen. Sie können in der Zeit der ersten Erinnerungen mit dieser Person beginnen oder bei den letzten Momenten, die sie miteinander hatten. Oder jeder Moment, der Ihnen zuerst einfällt. Ihr Empfinden von Dankbarkeit und Freude über diesen Moment wird Sie zu weiteren Erinnerungen navigieren. Lassen Sie die Erinnerungen zu, an die Momente, in denen Sie gespürt, erfahren und erkannt haben, wie dankbar Sie dafür sind. Wenn Ihre Aufmerksamkeit springt, zu einem anderen Gedanken oder einer anderen Erinnerung, bleiben Sie geduldig mit sich. Atmen Sie tief durch. Erlauben Sie sich, diesen Sprung zu beenden, und kehren Sie zu Ihren Erinnerungen zurück, für die Sie dankbar sind. Wählen Sie eine der Erinnerungen, die Sie mit der geliebten Person verbinden. Tauchen Sie tiefer in diese Erinnerung ein. Holen Sie sich diese so deutlich wie möglich in alle Sinne. Atmen Sie. Spüren Sie, was diese angenehme Erinnerung mit Ihrem Empfinden macht. Genießen Sie das, erlauben Sie sich das. Gönnen Sie sich Zeit dafür. Heben Sie für sich deutlich heraus, weswegen Sie für diese erinnerte Situation so dankbar sind. Erlauben Sie sich, auch das zu genießen und für ein paar Atemzüge darin zu verweilen. So können Sie mit jedem angenehmen Ausschnitt Ihrer Erinnerungen vorgehen. Sie halten diese Erinnerung so für sich frisch und lebendig. Sie halten damit auch die Eindrücke an die geliebte Person frisch und lebendig. Darauf reagieren Ihre ganze Innenwelt und Ihr Körper. Erlauben Sie sich diese Sonnenstrahlen.

Wir wünschen Ihnen die Kraft und den Mut, die Schritte immer wieder zu gehen, wenn diese anstehen!

Vitalität und Depression

Pflege deinen Körper und halte ihn gesund, auf dass die Seele Lust hat, darin zu wohnen.
– alte Lebensweisheit

Wir konnten nicht herausfinden, wer diesen klugen Spruch erfunden hat, aber er ist wahr. Und genau darum dreht sich dieses Kapitel.

Was wissen Sie nach diesem Kapitel?

Sie lernen die Merkmale eines gesunden, vitalen Körpers kennen und erfahren etwas über die Veränderungen, die in einer depressiven Episode eintreten können.

Unser Körper wird bei vielen Aktivitäten gefordert. Bei einem normalen Maß an körperlicher Aktivität ist dies auch gut. Ein wesentliches Merkmal einer depressiven Episode kann die Vermeidung oder gar Ablehnung körperlicher Anstrengungen sein. Der Rückzug aus dem realen Leben findet damit nicht nur im Geist statt, sondern auch physisch in Ihrem Alltag. Vitalität ist zudem nicht nur eine Frage der Bewegung und der Kraft, die Sie dadurch entwickeln. Zur Vitalität gehören auch die Ernährung sowie die Ruhepausen, die Sie und Ihr Körper benötigen.

In diesem Kapitel gehen wir auf die Ernährung, die Bewegung, den Schlaf und den Zusammenhang zwischen diesen drei Punkten ein. Dies kann Ihnen wertvolle Hinweise für Ihren Weg in eine lebensfrohe Zukunft geben.

Fallbeispiel: Eileen, 41

Nach drei Wochen in der psychosomatischen Reha-Klinik fiel Eileen zum ersten Mal auf, dass die Treppe in die erste Etage mit einem blauen Teppich ausgelegt war. Zu diesem Zeitpunkt konnte sie das erste Mal mit Freude und Elan an der Fahrstuhltür vorüberschreiten. Mit Schwung nahm sie jede Stufe bis zu ihrem Zimmer in der zweiten Etage.

Das Ziel der insgesamt 6-wöchigen Behandlung lag in der Verbesserung ihrer schlechten körperlichen Verfassung und ihrer „Ist-mir-alles-egal-Stimmung". Bewegung war ein wichtiger Bestandteil dieser Therapie, ergänzt um einen passenden Ernährungsplan. Bei Eileen hat sich in den 6 Wochen etwas Grundlegendes verändert. Zwar war danach nicht einfach alles wieder bestens. Nein, leider nicht. Doch ihre Grundhaltung zum Thema Bewegung hat sich deutlich verändert. Vor der Therapie war Eileen ein Bewegungsmuffel. Jeder unnötige Weg, jeder extra Meter machte sie ärgerlich. Dieses Verhalten hatte sie über Jahre praktiziert und sich dadurch selbst ihrer Kondition und Ausdauer beraubt. Das führte dazu, dass jede körperliche Bewegung sie noch mehr anstrengte. Und deshalb wollte sie irgendwann jegliche Art von Bewegung vermeiden. Zusätzlich gehörten Bonbons zu den Dingen, die Eileen immer in der Tasche hatte.

In der Therapie gab es frisches und vollwertiges Essen. Auch wurden mehrere Spaziergänge durch die angrenzenden Wälder angeboten, von einem sehr geringen Schwierigkeitsgrad bis zu einem fast einstündigen Marsch. Widerwillig ließ sich Eileen darauf ein. Doch als sich ihre Kondition schnell verbesserte, begann es ihr zu gefallen. Bald fand sie Spaß daran, den längsten Spaziergang anzutreten. Tief atmete sie die Luft in ihre Lungen und ihr Geist war frei. Wenn Eileen ins Schwitzen kam, hatte sie nun keine Angst mehr, dass ihr Herz gleich aus der Brust springen würde. Dieses Ausbleiben der Angst ließ bei ihr wieder Freude sprießen. Die erste Freude seit langer Zeit. Eileen nahm diese Freude deutlich in ihrem Brustkorb und bis in ihren Magen hinein wahr. Weite und Leichtigkeit, trotz oder wegen der Anstrengung, ließen sie lächeln. Intuitiv und spontan breitete sie die Arme aus, um noch mehr davon in sich aufzunehmen.

Heute sucht Eileen bewusst nach Möglichkeiten, mehr Freude durch Bewegung zu empfinden. Es ist etwas, das sie selbst in der Hand hat. Sie kann sich um ihre Freude kümmern – und sei es nur der Weg über die Treppe, statt der bequemen Möglichkeit des Fahrstuhls.

Schlussfolgerung aus dem Fallbeispiel:

Vitalität und Depression sind immer zusammen zu betrachten. Unsere Psyche ist darauf angewiesen, dass der Körper nahrhaft und ausgewogen versorgt wird. Ohne die richtigen Rohstoffe können weder Glückshormone gebildet noch kann der pH-Wert ausgeglichen werden. Wer seine Seele heilen möchte, muss auf seinen Körper achten!

In jeder guten Therapie wird sowohl Ihre seelische als auch Ihre körperliche Verfassung aufgenommen. Ihr Körper bildet das Fundament, auf dem eine gute Therapie aufbauen kann.

Sie wissen, dass Ihr Körper aus unzähligen Zellen besteht. Jede Zelle ist an den Blutkreislauf angeschlossen, und viele Zellen sind direkt mit dem Nervensystem verbunden. Lassen Sie uns anschauen, wie Ihr momentaner Alltag das Zusammenspiel von Körper und Seele beeinflussen kann.

Ernährung

Jeder Körper benötigt Kohlenhydrate, Eiweiß und Fette. Diese Stoffe benötigt er, um neue Zellen zu bilden. Es sind die Grundbaustoffe. Ernähren Sie sich zu einseitig und/oder mit vielen Fertigprodukten, kann es leicht zu einer Übersäuerung des Körpers kommen. Die Folge ist eine erhöhte Ausschüttung des Stresshormons Cortisol. Wenn Sie sich falsch ernähren, leidet Ihr Magen-Darm-Trakt. Dies wirkt sich auch auf den Stoffwechsel der Nervenzellen aus. Die sollten jedoch möglichst funktionieren, und auch Glückshormone wären hilfreich, wenn Sie sich gerade schlecht fühlen. Bei den Fetten ist gerade die Omega-3-Fettsäure ein wichtiger Baustoff des Gehirns und des Nervensystems. Hier können Nahrungsergänzungsmittel zur Herstellung eines gesunden Gleichgewichts helfen.[4] Zur Ernährung gehört auch die tägliche Menge an Flüssigkeit. Unser Körper besteht zu 80 Prozent aus Wasser.[5] Um die Zellen gesund und aktiv zu halten, ist eine ausreichende Aufnahme nichtalkoholischer Getränke unheimlich wichtig. Am besten sollten Sie täglich 1,5 bis 2 Liter trinken!

Sie erkennen sicherlich schon den Zusammenhang: Eine ungesunde, einseitige Ernährung, vielleicht noch verbunden mit zu wenig oder falscher Flüssigkeitsaufnahme, kann leicht zu körperlichen Mangelerscheinungen führen, die wiederum depressive Episoden verstärken können. Häufig wird bei falscher Ernährung und wenig Bewegung eine verringerte Schilddrüsenfunktion festgestellt. Über die Schilddrüse wird unter anderem die Geschwindigkeit unseres Stoffwechsels geregelt. Eine verringerte Schilddrüsenfunktion geht mit ähnlichen Erscheinungen einher wie eine depressive Episode. Ebenso sieht es bei verringerten Vorräten an Eisen und den Vitaminen C, D und B12 aus. Bei Vitamin B12 ist die Besonderheit, dass der menschliche Körper es nicht selbst bilden kann, sondern auf die Bereitstellung über die Ernährung angewiesen ist. Vitamin D wird zwar vom Körper gebildet, aber nur, wenn wir ausreichend Sonnenschein auf unsere Haut lassen. Auch hier fehlt es an Glückshormonen, wenn wir nicht ausreichend Vitamin D produzieren. Vitamin C wirkt entzündungshemmend und trägt zur Verbesserung einiger Vorgänge im Gehirn bei.[6] Achten Sie daher auf eine ausreichende Aufnahme dieses Vitamins über die Nahrung oder ergänzende Stoffe.

Frauen haben aufgrund der Menstruation einen höheren Eisenbedarf als Männer und müssen dies durch eine ausgewogene Ernährung ausgleichen. Mit zunehmendem Alter treten zudem hormonelle Veränderungen auf. Bei Frauen verändert sich der Östrogenspiegel, bei Männern der Testosteronspiegel. Dies kann ebenfalls zu Symptomen führen, die auch in depressiven Episoden vorkommen. Glücklicherweise lassen sich viele dieser Herausforderungen meistern. Sprechen Sie mit Ihrem Arzt oder Apotheker darüber, was Sie kurzfristig tun können, um Mangelerscheinungen auszugleichen.

Bewegung

Der Grund, aus dem die körperliche Perspektive zur erfolgreichen Behandlung depressiver Episoden relevant ist, liegt im Erleben von Vitalität. An manchen Tagen einer depressiven Episode ist die Erschöpfung so groß, dass es nicht gelingt, eine Tasse Tee zuzubereiten. Für eine erfolgreiche Therapie ist es jedoch unerlässlich, dass ein Mindestmaß an körperlicher Anstrengung möglich ist. Körperliche Ursachen verlangen nach körperlichen Maßnahmen. In Bewegung zu sein, beweglich zu bleiben und sich zu bewegen, hält den Selbstheilungsprozess des Körpers in Gang. Also, auf: dehnen, kräftigen, Ausdauer stärken, den Stoffwechsel anregen, ins Schwitzen kommen, Koordination verbessern und Reaktionszeiten verändern.

Therapeutische Maßnahmen sind Lernerfahrungen. In diesen Lernerfahrungen werden auf einer zellulären Ebene neue Verbindungen geschaffen. Das kostet Kraft. Es ist jedoch auch genau der Mechanismus, der nachhaltige Veränderungen überhaupt erst ermöglicht. Probieren Sie vieles aus, sprechen Sie mit anderen darüber. Finden Sie etwas für sich, am besten mit anderen. Lassen Sie sich auch von Anregungen aus der Physiotherapie-Praxis ihres Vertrauens inspirieren. Heute gibt es für alle Altersgruppen angemessene Angebote. Sie müssen keinen Leistungssport anstreben – außer Sie fühlen sich danach. Aber selbst ein Spaziergang mit Freunden oder ein paar Bahnen im Schwimmbad helfen sehr, Ihren Körper wieder an ein gesundes Maß an Bewegung zu gewöhnen. Nehmen Sie sich nicht zu viel auf einmal vor. Fangen Sie klein an. Fehlt Ihnen der Antrieb, dann sprechen Sie mit Ihrem Umfeld. Es werden sich liebe Menschen finden, die Sie bei Ihrer neuen Routine begleiten, bis Sie diese auch allein bewältigen können.

Schlaf

Nehmen wir an, dass Sie gut und ausgewogen essen. Was kommt nach einem guten Essen? Im besten Fall ein Spaziergang oder ein Nickerchen. Neben der Ernährung ist ein erholsamer Schlaf eine weitere Säule, welche die körperliche Ebene trägt. Verkürzte Schlafphasen sind als Gesundheitsgefahr einzustufen. Wer wiederholt und dauerhaft kurz und schlecht schläft, der bremst sein Immunsystem aus.[7] Unser Körper erholt sich, repariert und speichert im Schlaf. Erhält er dazu nicht die Gelegenheit, kann unser Immunsystem nicht in dem Umfang arbeiten, wie es müsste. Täglich sind wir Viren, Bakterien, Pilzen und Staub ausgesetzt. Täglich kümmert sich unser Immunsystem darum, diese unliebsamen Besucher wieder aus dem Körper zu fegen. Doch dafür benötigt er ausreichend Erholungsphasen.

Die Dynamik von Ernährung, Bewegung und Schlaf

Sie ahnen langsam, in welcher ungünstigen Dynamik wir uns befinden können, wenn wenig erholsamer Schlaf und ungesunde Ernährung zusammentreffen. Dann ist es nicht leicht, das Mindestmaß an Vitalität aufzubringen, das als Grundbedingung für eine Therapie notwendig ist. Doch es gibt Möglichkeiten, die Rahmenbedingungen für erholsamen Schlaf mitzugestalten.

Unser Körper ist in seiner Aktivität an den natürlichen Hell-Dunkel-Rhythmus angepasst. Licht ist ein starker Weckreiz. Dunkelheit macht schneller müde. In der heutigen Zeit ist es leicht, die Natur außen vor zu lassen. Wenn es dunkel wird, schalten wir künstliches Licht an. Für Menschen, die in Schichten arbeiten, kann es eine große Herausforderung sein, einen guten Schlafrhythmus zu finden. Denn für einen erholsamen Schlaf ist ein guter Rhythmus sehr hilfreich. Das beginnt damit, möglichst zur gleichen Zeit schlafen zu gehen und wieder aufzustehen. Dies wünschen wir Ihnen.

Die folgende Übung kann Ihnen helfen, eine eigene Routine zu entwickeln, um angenehm in eine gesunde Nacht zu starten. Viel Erfolg dabei!

Übung: Schlaf-Ritual

In dieser Übung geht es darum, Ihrem Körper das Signal zu geben, dass es Zeit fürs Bett ist. Je häufiger Sie dieses Ritual anwenden, desto besser werden Sie damit zurechtkommen.

Schritt 1: Zur Ruhe kommen

Zunächst gilt es, die körperlichen Aktivitäten herunterzufahren. Beginnen Sie damit, 90 Minuten vor Ihrer Schlafenszeit alle Bildschirme abzuschalten. Egal ob es sich um den Fernseher, das Handy, den PC oder die Xbox handelt: Alle Bildschirme werden abgeschaltet! Beschäftigen Sie sich in der nun freigewordenen Zeit mit Ihrem Körper. Tun Sie alles, was Sie entspannt: duschen, baden, ein auf Dehnung fokussiertes Yoga, Entspannungsübungen oder Meditation. Probieren Sie aus, was Ihnen gefällt, und behalten Sie dies für mindestens eine Woche bei. Wenn es sich dann immer noch richtig anfühlt, bleiben Sie dabei. Ansonsten suchen Sie sich etwas Neues.

Schritt 2: Kopf von Gedanken befreien

Alle Bildschirme sind jetzt aus. Vielleicht haben Sie etwas Yoga gemacht oder eine warme Dusche genommen. Sie sind entspannt. Wenn Sie Ihre körperliche Aktivierung spürbar geringer und langsamer getaktet haben, widmen Sie sich Ihrer Innenwelt. Setzen Sie sich dazu an Ihren Ruheort. Das kann auch schon Ihr Bett sein. Gehen Sie noch einmal langsam und achtsam einige Punkte des Tages in Ihren Gedanken durch: Was bewegt Sie gerade? Welche Momente haben Sie heute gefreut, welche hätten nicht sein müssen? Welche Gedanken gehen Ihnen durch den Kopf? Wenn dringende, wichtige oder besonders interessante Gedanken dabei sind, schreiben Sie diese am besten auf. Leeren Sie Ihren Kopf. Ein kleines Notizbuch neben dem Bett kann hierbei eine Hilfe sein. Tun Sie dies in einer Weise, die Ihnen das wunderbare Empfinden beschert, an alles gedacht zu haben. So kommen Sie schnell zu dem guten Gefühl zu wissen, wo Sie nachschauen können. Aber erst am nächsten Morgen, nach einem erholsamen Schlaf.

Wenn Sie diese Übung mit Geduld und Ausdauer in Ihren Alltag einbauen, wird Ihr Körper positiv darauf reagieren und nach einer Weile ganz von selbst mitmachen. Wir schlafen mit dieser Übung sehr gut ein und durch.

In diesem Sinne wünschen wir auch Ihnen eine erholsame Nacht!

Innenweltreise – Herz und Hirn

Herzlichen Glückwunsch zu Ihrer Reise bis zu diesem Punkt! Bis hierhin haben Sie schon einiges lernen können, über Formen der Depression und Wege hinein. Vielleicht haben Sie auch den Selbsttest im Kapitel „Was ist eine Depression?" gemacht und herausgefunden, in welchen Bereichen Sie gern stabiler aufgestellt sein möchten. Sie haben etwas über Ihren Körper gelernt und erfahren, was Sie täglich tun können, um Ihrem Geist ausreichend Zeit und Raum zur Entfaltung zu geben. Und wenn Sie motiviert waren, haben Sie vielleicht auch die ein oder andere Übung absolviert. Dieses Kapitel bietet Ihnen nun weiterführende Informationen darüber, wie Sie mit negativen Gedanken und einer depressiven Phase besser umgehen können. Da depressive Episoden vielschichtig und facettenreich sind, ist auch dieses Kapitel reich an Informationen. Es ist sogar das umfangreichste Kapitel des gesamten Buches. Ja, Ihre Innenwelt verdient sehr viel Aufmerksamkeit!

In diesem Abschnitt finden Sie zudem nicht nur eine Übung am Ende, sondern insgesamt sechs über das Kapitel verteilt. So können Sie jede Information direkt mit einer Übung verinnerlichen. Lassen Sie sich Zeit mit diesem Kapitel. Es ist nicht erforderlich, alles auf einmal zu lesen. Gehen Sie Stück für Stück vor. Gönnen Sie sich die Zeit, in Ihre Innenwelt hineinzuhören. Betrachten Sie Ihre Gedanken und Empfindungen mit Interesse. Und lassen Sie diese auch immer wieder los.

Was wissen Sie nach diesem Kapitel?

Sie können in diesem Kapitel einerseits lernen, wie Ihre fünf Sinne Ihre Achtsamkeit und Ihr Bewusstsein formen. Auch geht es darum, wie die Zeit Ihre Erfahrungen beeinflusst, wie Ihre Erfahrungen zu Ihrem Wertesystem beitragen und wie Ihre Überzeugungen zu Ihrer Identität führen. Und natürlich auch, welche Wege es gibt, um Veränderungen zu erreichen. Wenn Sie Ihr bisheriges Gerüst aus Werten, Überzeugungen und Erfahrungen nicht glücklich macht, ist eine Veränderung angebracht – und sie ist möglich. Bleiben Sie geduldig mit sich. Wesentliche Veränderungen benötigen manchmal mehrere Ansätze. Wichtig ist, dass Sie dranbleiben und auf den richtigen Ebenen Veränderungen vornehmen. Und das sind mehr Ebenen, als Sie im Moment vielleicht annehmen. Das bedeutet aber auch, dass Sie viele mögliche Wege zur Verbesserung entdecken können!

Fallbeispiel: Thomas, 54

Jeden Morgen um Viertel nach 7 nimmt Thomas die Leine seines Hundes Jack von der Kommode, und jeden Morgen steht Jack langsam aus seinem Körbchen auf und kommt zu ihm. Letztens fiel Thomas dabei auf, dass das Fell um Jacks Schnauze schon ganz weiß war. In diesem Moment kam ihm die Erinnerung an Bella, die Hündin seines Vaters. Sie war am Ende auch weiß um die Schnauze und trottete ähnlich langsam wie Jack. Die Erinnerung machte ihn betroffen. Er fühlte sich schuldig, nicht mehr für seinen Vater da gewesen zu sein. „Na komm, mein Kleiner“, sagte er zu Jack und öffnete die Wohnungstür. Gemächlich ging der Hund an ihm vorbei und setzte sich vor die Tür zum Fahrstuhl. Auch das war eine Beobachtung, die Thomas traurig machte. Früher war Jack wie ein Wilder die Treppe hinabgestürzt und hatte schwanzwedelnd vor der Haustür auf ihn gewartet. Diese Zeiten waren vorbei. Manchmal machte sich Thomas große Sorgen, dass sich die Zeiten für immer verändern würden. Nicht nur für Jack, sondern auch für ihn. Als Thomas mit seinem Hund aus dem Fahrstuhl trat, roch es nach Rotkraut. Dabei stieg das Bild seiner Oma in seinem Kopf auf. Sie hatte immer mit einem großen Holzlöffel an ihrem Gasherd gestanden und ihm ihre Weisheiten über die richtige Zubereitung von Rotkraut und anderen Gerichten mitgeteilt. Auch die Erinnerung an seine Oma machte ihn traurig. Sie war nach dem Tod seines Großvaters sehr lange allein geblieben.

Thomas schmerzte der Gedanke, dass alle lieben Menschen gegangen waren. Und er hatte Angst, auch bald aus dieser Welt gehen zu müssen. Was würde er tun, wenn Jack nicht mehr bei ihm war? Er hatte viele Fragen, auf die er keine Antwort wusste. Und diese Fragen nahmen einen immer größeren Platz in seinem Leben ein.

Schlussfolgerung aus dem Fallbeispiel:

Unsere Innenwelt ist ein lebendiger Ort, errichtet aus Erinnerungen, Erfahrungen und Fantasien. Unsere Sinne nehmen etwas auf und wir interpretieren es aus dem, was wir bereits erlebt haben. Es lohnt sich, diese Erinnerungen aus einem anderen Blickwinkel zu betrachten. Dann werden auch andere Ergebnisse im Alltag möglich.

Mit fünf Sinnen zur Achtsamkeit

Wohin Sie auch gehen, Ihren Körper haben Sie immer dabei – und mit ihm auch Ihre Sinne. Zwischen den Sinnen gibt es einen Unterschied: Die drei Sinne des Sehens, Hörens und Riechens können Sie auch über eine gewisse Distanz nutzen. Für das Fühlen und Schmecken ist es jedoch notwendig, dass Sie direkten Kontakt haben. So wird Erleben erst möglich. Sie nehmen dies als ein Erlebnis nach innen wahr. Und meist läuft dieses Erleben unterbewusst ab. Während Sie ein Erlebnis mit Ihren Sinnen wahrnehmen, gehen Ihnen Gedanken durch den Kopf. Sie verarbeiten vielleicht gerade einen Eindruck.

Wie bei Thomas aus dem Fallbeispiel können Erinnerungen an die Kindheit zum Vorschein kommen, wenn Sie einen bestimmten Geruch wahrnehmen. Oder Sie spannen Ihre Muskeln unbewusst an, wenn Sie ein Geräusch hören, das Sie an eine Gefahr erinnert. Der Klang einer Sirene ist da ein gutes Beispiel. Somit verarbeiten wir alles, was uns unsere Sinne zutragen, sowohl körperlich als auch emotional und mental. So ist unsere Innenwelt aufgebaut. Je mehr Erlebnisse wir haben, desto mehr Gedanken, Bilder und Empfindungen sind in uns gespeichert. Diese setzen wir immer in ein Verhältnis zu den neuen Eindrücken, die wir gerade sammeln. Zumeist sind dies sehr konkrete Gedanken. Thomas erinnerte sich an seine Oma, wenn ein bestimmter Geruch in seine Nase stieg. Er hat also ein Bild, ein Geräusch und eine Emotion aus seinen Erinnerungen geholt, wenn er einen bestimmten Geruch wahrnahm. Wie ist das bei Ihnen? Kennen Sie solche Momente?

Wir Menschen schaffen es natürlich auch, ganz abstrakte Gedanken zu fassen, die nicht direkt erlebbar sind.[8]

Denken wir nur an die mathematischen Ableitungen zu einigen Themen. Ein abstrakter Gedanke ist beispielsweise eine Zahl. In dem Moment, wo Sie an eine Zahl denken, ohne diese mit einer Einheit in Verbindung zu bringen, denken Sie abstrakt. Eine Fünf hat eine abstrakte Bedeutung. Erst ein weiterer Bezug wie Kilogramm macht daraus eine konkrete Bedeutung. So können wir uns die Unendlichkeit nur vorstellen, indem wir abstrakt denken. Ein weiteres Beispiel wäre die Relativitätstheorie von Albert Einstein. Nur mit abstraktem Denken kann die Struktur des Universums skizziert werden. Wenn Sie eher philosophisch abstrakt denken möchten, dann sind die Gedanken zu Freiheit, Wahrheit oder Gerechtigkeit sehr abstrakt. Es sind abstrakte Konzepte, die nur durch konkrete Situationen erfahrbar werden. Konkrete und abstrakte Gedanken sind die Lego-Bausteine der Sprache, die unsere unterbewusste Verarbeitungsebene nutzt, um mit uns im Kontakt zu sein. Für Sie sind das konkrete und das abstrakte Denken eine wertvolle Hilfe bei der Vorstellung einer glücklichen Zukunft. Denn nur wenn Sie sich lebhafte Szenarien vorstellen können, wie Ihre Zukunft frei von Ängsten und Sorgen sein wird, können Sie auch aktiv in eine Planung gehen.

Sie sehen, unsere Psyche ist ein sehr komplexes Gelände. Wenn wir eine psychische Störung erfolgreich angehen wollen, müssen wir auf diese Ebenen der Psyche eingehen. Das können wir nur mit Ihnen gemeinsam. Aber nehmen Sie sich hierfür die nötige Zeit. Versuchen Sie, nur die Informationen zu verarbeiten, die Ihnen im Moment guttun.

Wie unsere Erfahrungen entstehen

Alles in unserem Leben machen wir irgendwann zum ersten Mal, und zwar jeder von uns auf ganz individuelle Weise. Deshalb ist Ihre Erfahrung auch nur *Ihre* Erfahrung und nicht die einer anderen Person. Wir glauben zwar, dass zum Beispiel das Laufenlernen bei uns allen gleich ablief, aber dem ist nicht so. Natürlich haben wir alle irgendwann versucht, uns an einem Gegenstand oder der Hand unserer Eltern festzuhalten, kamen dann auf unsere Füße und sind losgestapft. Irgendwann sind wir auf unseren Popo geplumpst, und das war unsere erste Lauf-Erfahrung. Aber in Wirklichkeit waren bei jedem die Tageszeit, das Licht, die Geräusche und Gerüche sowie das Umfeld ganz individuell. Und deshalb hat jeder seine erste Erfahrung mit dem Laufen anders abgespeichert.

Stellen Sie sich einmal vor, dass jede einzelne Erfahrung, die Sie gemacht haben, individuell ist. Dass die Person neben Ihnen damit eine andere Erinnerung und auch eine andere Emotion verbindet als Sie. Dabei ist keine Emotion richtiger als die andere, sondern beide Emotionen sind richtig. Gehen wir nun auf konkrete Emotionen ein und nehmen an, dass Sie zum Beispiel eine negative Emotion nicht mehr so stark spüren möchten. Dann gilt es, über mehrere Ebenen eine neue Verbindung herzustellen, die Ihnen zu einer neuen Erinnerung, einer neuen Erfahrung und einer neuen emotionalen Bewertung verhilft. Wir beginnen mit dem Faktor Zeit. In jeder Sekunde, die abläuft, nehmen Sie unzählige Eindrücke wahr. In jeder Sekunde sehen, riechen, schmecken, hören, empfinden Sie etwas. Das hilft, automatisierte Abläufe einzuführen, die Sie einfach aus Gewohnheit machen, weil es für irgendetwas gut ist. Betrachten Sie Ihre Gewohnheiten, so betrachten Sie diese bitte mit Achtsamkeit.

Deshalb ist unsere erste Übung in diesem Kapitel eine Achtsamkeitsübung.

Übung 1: Achtsamkeit

Diese Achtsamkeitsübung dient dazu, Ihre Sinne feiner auszurichten, auf den Moment, das Hier und Jetzt und auf Sie. Wir empfehlen Ihnen, die Übung in Ihren Kalender einzutragen und immer mal wieder zu machen. Denn die Beschaffenheit Ihrer Welt beginnt mit der Aufmerksamkeit. Der Sinn der Übung besteht darin, Ihre Gedanken wahrzunehmen und wieder zu verabschieden. Wie Wolken am Himmel: kommen sehen, anerkennen, weiterziehen lassen, und wieder zurückkommen in den Augenblick.

Für den Anfang genügen 5 Minuten, in denen Sie Ihren Stress im Alltag vergessen und im Hier und Jetzt sind. Später können Sie bei vielen Gelegenheiten Ihrem Geist die Möglichkeit geben, kurz nur eine einzige Sache zu tun. Das entspannt Sie und Ihren Kopf.

Ablauf der Übung:

1. Gehen Sie an einen Ort, den Sie kennen und an dem Sie sich wohlfühlen - ob das nun Ihr Zuhause ist, die Bank im Park oder ein anderer Ort. Wählen Sie bewusst eine Zeit in Ihrem Kalender, an der Sie nach hinten viel Freiraum haben.
2. Kommen Sie an und machen Sie es sich bequem. Das darf gern einige Minuten dauern. Achten Sie neben einer bequemen Position auch darauf, Ihren Atem ruhig, auf natürliche Weise fließen zu lassen.
3. Atmen Sie tief in Ihren Bauch. Diese Übung zur Bauchatmung kennen Sie bereits aus dem Kapitel „Was ist eine Depression?" am Anfang des Buches. Wenn Sie ruhig und tief atmen, erlauben Sie Ihrer Aufmerksamkeit, in Ihre Umgebung zu strömen.

4. Schauen Sie sich Ihre Umgebung an. Was sehen Sie? Und wie geht es Ihnen damit? Vielleicht fühlen Sie sich leicht gelangweilt, da Sie alles schon kennen. Doch lassen Sie uns versuchen, achtsam etwas Neues zu entdecken oder etwas neu zu entdecken.
5. Picken Sie sich bei der Beobachtung wahllos etwas heraus, vielleicht einen Gegenstand oder eine Pflanze. Betrachten Sie den Gegenstand: Welche Beschaffenheiten hat er? Schauen Sie nur, bewerten Sie nicht. Bleiben Sie neutral, beobachtend, wahrnehmend. Welche Farbe, Form, Größe, Bewegung usw. sehen Sie?
6. Bleiben Sie für eine Minute mit Ihrer Wahrnehmung bei dem Gegenstand, den Sie betrachten wollen. Können Sie Farbe, Form und Größe wahrnehmen oder schweifen Ihre Gedanken ab? Beobachten Sie, wie häufig sich plötzlich irgendwelche Gedanken zeigen, die mit der Wahrnehmung des Gegenstandes nichts zu tun haben. Erlauben Sie sich, gelassen zu bleiben, und erlauben Sie sich, diese Gedanken weiterziehen zu lassen. Kehren Sie immer wieder zur Wahrnehmung des von Ihnen gewählten Gegenstandes zurück. Wenn die Minute vorüber ist, gehen Sie den nächsten Schritt.
7. Erlauben Sie sich dann, mit der Aufmerksamkeit wieder zu sich zurückzukommen. Wie geht es Ihnen? Ist der Moment eher angenehm oder eher unangenehm? Sind Sie eher aufgeregt oder eher ruhig? Welche Emotionen sind da? Wie gut gelingt es Ihnen, gelassen und konzentriert zu bleiben? Halten Sie die auf Sie gerichtete Aufmerksamkeit auch wieder für eine Minute.
8. Beenden Sie die Übung auch achtsam. Kehren Sie mit Ihren Gedanken zu Ihrem Alltag zurück und denken Sie daran, was für Sie als Nächstes ansteht. Wenn

Ihnen das klar ist, nehmen Sie abschließend bewusst wahr, wie Sie erst entscheiden, die Übung zu beenden, und dann tun, was zu tun ist.

Wenn Sie die Übung die ersten Male machen, gönnen Sie sich bitte etwas Angenehmes als Belohnung, dass Sie die Übung komplett durchgegangen sind. Wenn Sie sie schon einige Male gemacht haben, beginnen Sie, die Übung auszubauen, indem Sie die Schritte wiederholen. Gönnen Sie sich nach der Übung wieder etwas Angenehmes. Ihnen fällt sicher etwas ein. Falls nicht, versuchen Sie es damit, sich selbst mit einem Lächeln auf die Schulter zu klopfen. Erlauben Sie sich, neue Erkenntnisse zuzulassen. Mit dieser achtsamen Wahrnehmung Ihrer Umgebung, der Situation, in der Sie sind, und von sich selbst, gelingt es Ihnen mehr und mehr, Zwischenräume zu erschaffen, die Ihnen Klarheit und Energie schenken. So können Sie erkennen, was die nächsten wichtigen und richtigen Schritte sind – und diese gehen!

Wiederholungen als Schlüssel

Wir kommen zur nächsten Station auf dieser Reise. Die Erinnerung an einen Sachverhalt und damit auch die Verknüpfung in unserer Psyche wird immer stärker, je öfter wir etwas tun. Jede Wiederholung festigt Verknüpfungen innerhalb des Nervensystems. Wenn wir sehr oft etwas Unangenehmes erlebt und das auch so bewertet haben, sitzt der Stachel eben tiefer. Haben Sie die nächste Dimension wahrgenommen? Genau, die Bewertung der Situation war neu. Wie entsteht nun unsere Bewertung einer Situation oder eines Sachverhalts? Diese entsteht aus dem Wahrnehmen kombiniert mit unserem Wertesystem.

Ihr Bewertungssystem

Was ist also Ihr Bewertungssystem? Wie ist es entstanden? Und können Sie es ändern? Ihr Bewertungssystem setzt sich vereinfacht ausgedrückt aus den folgenden Begriffen zusammen: richtig oder falsch, gut oder schlecht, angenehm oder unangenehm. Wann immer Sie eine Situation oder einen Sachverhalt mit Ihren Sinnen wahrnehmen, werden Sie dies zeitnah bewerten. Dabei ist wichtig, im Blick zu behalten, dass Ihre Bewertung immer auch von Ihrem Umfeld beeinflusst wird.

Das glauben Sie mir nicht? Dann schauen wir genauer hin: Während Ihrer Kindheit haben Sie sich nach den Bewertungskriterien des familiären Umfeldes gerichtet. Wenn Ihre Eltern etwas als schlecht angesehen und Ihnen das so mitgeteilt haben, dann haben Sie das erst einmal übernommen. In der Jugend sind es die Bewertungen des Freundeskreises und im weiteren Leben die Kriterien der Gruppen, zu denen Sie sich zugehörig fühlen, beispielsweise die Arbeitsstelle oder der Freundeskreis. Auf diese Weise wird derselbe Sachverhalt aus der Perspektive der unterschiedlichen Wertesysteme auch unterschiedlich bewertet.

Es wird noch etwas komplexer, denn jetzt kommen wir zu Ihrer derzeitigen Grundeinstellung. Diese sollten sie genauer ansehen, um daran arbeiten zu können. Gerade in depressiven Episoden gibt es eine Grundeinstellung, die in der Theorie „Erlernte Hilflosigkeit“ heißt.[9]

Markieren Sie bitte für sich, welche der beiden Aussagen auf Sie in Ihrer momentanen Situation eher zutrifft:

A) Ich gehe durch das Leben und versuche, Fehler um jeden Preis zu vermeiden. Damit gehe ich auf Nummer sicher!
B) Ich nehme bei meinem Weg bewusst Fehler in Kauf, um das Bestmögliche zu erreichen. Die Risiken sind mir klar.

Trifft eher B) auf Sie zu und Sie nehmen den Moment in die Hand? Dann wissen Sie bereits, dass unser Leben niemals ganz gerade verlaufen kann. Wir werden immer auf Hindernisse stoßen, Herausforderungen begegnen und Widrigkeiten zu meistern haben. Aber mit einem klaren Ziel vor Augen und einer guten Abwägung zwischen Chancen und Risiken treffen Sie die richtigen Entscheidungen. Das ist ein guter Weg!

Trifft eher A) auf Sie zu? Glauben Sie vielleicht, dass Sie die Umstände sowieso nicht ändern können? Dann kann es sein, dass Sie die erlernte Hilflosigkeit bereits im Griff hat. Es ist lohnenswert, auf die Merkmale dieser Hilflosigkeit zu schauen, denn oftmals schleicht sich diese über eine ganze Lebensphase hinweg ein: Über einen längeren Zeitraum haben Sie Versuche unternommen, etwas Bestimmtes zu erreichen. Vielleicht wollten Sie eine neue Fähigkeit erlernen oder Wissen in einem bestimmten Bereich erwerben. Aber jeder Versuch wurde durch äußere Umstände abgelehnt oder auf schmerzhafte Weise verhindert. Sie scheiterten, wieder und wieder. Ihnen wurde gesagt oder gezeigt, dass Sie dazu nicht in der Lage sind. Oder Ihnen wurde einfach nicht gezeigt, wie etwas funktioniert. Irgendwann haben Sie frustriert, enttäuscht und verletzt aufgegeben. Als Sie älter wurden, größer und auch schlauer, wären Sie in der Lage gewesen, die Herausforderungen zu meistern. Aber aufgrund der vorangegangenen negativen, schmerzhaften Erfahrungen kamen Sie gar nicht mehr auf die Idee, es wieder zu versuchen. Sie wurden geprägt durch das, was Ihnen in der Vergangenheit wiederholt Unangenehmes widerfahren ist. Das ist erlernte Hilflosigkeit. Und viele Menschen kennen diese Situation: Wir gehen kein neues Risiko ein, aus Angst, erneut zu scheitern. Es sei denn, der neue Schmerz ist größer als unsere Angst vor dem Versagen. Dies trifft auf viele Bereiche unseres Lebens zu, zum Beispiel in sozialen Aktionen, in der Freundeswahl oder bei der Suche nach einem passenden Partner. Sind wir, bildlich ausgedrückt, zu oft auf die Nase gefallen, stellen wir irgendwann die Versuche ein. Auch wenn uns das traurig macht. Auf lange Sicht gesehen ist dies natürlich keine angenehme Lösung. Ganz im Gegenteil, denn diese Einstellungen können zu depressiven Episoden führen. Deshalb arbeiten wir gemeinsam mit Ihnen daran, solche Einstellungen langsam zu verändern und neu zu bewerten, was real ist und was wir als real annehmen, weil wir damit früher bestimmte Erfahrungen gemacht haben.

Wenn Sie auf Ihrem Weg sind, wünschen wir Ihnen, dass es Ihnen zunehmend gelingt, den für Sie wichtigen Dingen eine höhere Priorität einzuräumen und sich Ihre Zeit und Energie nicht von den ach so dringenden Dingen abgraben zu lassen!

Übung 2: Standpunkte

Diese zweite Übung soll Ihnen als erster Anhaltspunkt dienen, Ihre derzeitigen Standpunkte zu finden. Das hilft Ihnen später, den Hebel für Veränderungen anzusetzen.

Beantworten Sie die folgenden Fragen bitte ganz spontan.

Was halten Sie davon:	**Befürwortend:** Ich würde das gern tun	**Ablehnend:** Ich würde das gern vermeiden	**Neutral:** Ich habe dazu keine Meinung
- eine neue Sprache zu lernen?			
- neue Freunde zu finden?			
- das Verhältnis zu meinen Eltern zu verbessern?			
- ein neues Hobby anzufangen?			
- eine unbekannte Gegend zu bereisen?			
- eine neue Arbeitsstelle zu suchen?			
- etwas komplett Verrücktes (Fallschirmsprung, Bungee-Jumping oder Ähnliches) zu versuchen?			

Stellen Sie für sich allein fest, ob Sie eher befürwortend, ablehnend oder neutral eingestellt sind. Nehmen Sie dies als Fakt wahr und bewerten Sie es nicht erneut. Es sind nur Antworten auf einige Fragen. Diese Antworten sind ganz allein für Sie.

In ein paar Monaten können Sie noch einmal auf diese Seite blicken und sich Ihre Antworten erneut anschauen. Lesen Sie zunächst die folgenden Kapitel, machen Sie die Übungen im Buch und gern auch die im Übungsbuch. Und dann kommen Sie noch einmal hierher zurück und wiederholen diese Übung für sich. Wenn sich Ihre Antworten geändert haben, dann stellen Sie dies als neue Realität fest. Finden Sie die Punkte, die Sie weiterhin ablehnen. Sie werden nach der Lektüre dieses Buches und der Bearbeitung der Übungen eine andere Sichtweise haben. Sie können dann viel klarer erkennen, warum Sie eine Sache NICHT machen wollen – und warum das vielleicht sogar gut für Sie ist.

Wenn Sie diese Übung gemacht haben, werden Sie an einigen Stellen mit Ihrer Antwort gezögert haben. Das ist vollkommen in Ordnung! Für Sie ist es aber möglicherweise wichtig, den Grund für das Zögern zu kennen. Deshalb kommt hier eine weitere kleine Übung.

Übung 3: Gedankenspiel

Sie benötigen für diese kurze Übung nur einen Stift und eine Uhr. Schreiben Sie innerhalb von einer Minute – also ganz spontan – auf, was Sie im Augenblick am meisten nervt. Das umfasst alles, was Sie gern ändern würden, wenn Sie die Macht und die Möglichkeit dazu hätten. Es gibt bei diesem Gedankenspiel keinerlei Grenzen. Sie können schreiben, wozu immer Sie Lust haben!

Sind Sie bereit? Dann JETZT losschreiben und nach einer Minute wieder aufhören:

Vielen Dank! Auch diese Zeilen können Sie gern in ein paar Wochen oder Monaten erneut lesen.

Sie merken sicherlich, dass in diesem Kapitel sehr viel Mitarbeit von Ihnen gefordert ist. Wir würden es nicht von Ihnen verlangen, wenn wir nicht sicher wären, dass es hilfreich ist. Aber wir wiederholen gern unsere Einladung, dass Sie jederzeit eine Pause einlegen können. Es ist Ihr Buch. Es ist auch morgen noch für Sie da. Wenn Sie spüren, dass Sie für heute genug getan haben, dann gönnen Sie sich

Ruhe. Im Folgenden widmen wir uns erst dem mentalen Bereich, um Ansatzpunkte für Veränderung zu erkennen. Anschließend betrachten wir das emotionale Gelände, um sicherzustellen, dass sie den Schwung und Rückenwind aller Ihnen zur Verfügung stehenden emotionalen Zustände für sich nutzen können.

Vier Ebenen der Betrachtung

Zunächst benötigen wir einen Überblick über Ihren derzeitigen Zustand, den Ist-Zustand. Anschließend definieren wir einen zukünftigen Zustand, der Ihren Wünschen entspricht. Dazu benötigen wir verschiedene Betrachtungsebenen, die logisch und inhaltlich klar erkennbar sein sollten. Diese Ebenen umfassen erstens die Situation, zweitens das Verhalten, drittens die Fähigkeiten und viertens die Glaubenssätze, Werte und Überzeugungen. Die sozialen Aspekte als fünfte Ebene sind so vielseitig, dass wir sie später in einem extra Kapitel beschreiben. Fangen wir an!

Die Ebene der Situation

Alles, was wir erleben, passiert in objektiv beschreibbaren Situationen. „Objektiv" meint dabei, dass Tatsachen geschildert werden, die auch durch andere Personen beschrieben werden könnten – in Bezug auf Form, Raum, Zeit, Ort und Verhalten oder auch Nichtverhalten. Wir können also alle Momente in unserem Leben als Situationen beschreiben, mit einem Beginn, einem Verlauf und einem Ende. Allein durch diese Perspektive werden Probleme kleiner und leichter handhabbar. Auch problematische Situationen haben einen Anfang, einen Verlauf und ein Ende. Jetzt möchten Sie vielleicht anmerken, dass eine Situation etwas ist, das im Außen geschieht und deswegen nichts mit der

Innenwelt zu tun hat. Das stimmt auch, was die Situation betrifft. Sie befinden sich jedoch, ob Sie handeln oder nicht, immer auch in einer beobachtenden Perspektive. Eben diese beobachtende Perspektive ist für jede Person anders. Sie kennen das: Sie erzählen, wie eine Situation war – aus Ihrer Perspektive –, und schon gibt es Kritik, weil jemand anderes, der auch in der Situation war, diese ganz anders wahrgenommen hat. Und damit sind wir in der Dynamik der individuellen Wahrnehmung, die wir weiter oben schon angesprochen haben.

Die Ebene des Verhaltens

Wer etwas wie getan bzw. gesagt hat oder auch nicht, ist eine weitere Betrachtungsebene. Diese Ebene ist am leichtesten zu ändern: einfach etwas anders machen – fertig. Damit das möglichst problemlos und in einer Weise geschieht, die Ihnen guttut, sollten Sie die folgenden Ebenen mit einer gewissen Neugier erforschen. An dieser Stelle wird es geheimnisvoll, denn die objektive Welt endet und Sie tauchen ein in die subjektive Welt, die nur Sie kennen.

Die Ebene der Fähigkeiten

Was Sie können, erfährt niemand, wenn Sie die Fähigkeiten nicht anwenden oder sich darüber austauschen. Ob Sie eine Fremdsprache sprechen können, werden andere nur feststellen, wenn Sie diese auch nutzen. Die hier gemeinte Fähigkeiten-Perspektive geht jedoch weit über die Fähigkeiten hinaus, die durch Beobachtung für andere sichtbar werden. Beispielsweise die Fähigkeit, eine Perspektive zu wechseln, ist eine Fähigkeit, die sich in ihrem vollen Umfang nur für Sie selbst erschließt. Andere werden davon nur eine Ahnung bekommen können, in der Art, wie Sie handeln oder über andere sprechen.

Ebenso verhält es sich mit Denkweisen. Dabei reicht schon eine grobe Unterscheidung, ob Sie Sachverhalte eher analytisch oder eher kreativ erfassen und durchdringen. Für andere Personen werden diese Fähigkeiten erst bemerkbar, wenn Sie mit Ihnen darüber kommunizieren. Welche Fähigkeiten schlummern in Ihnen, die Sie nur selten ans Tageslicht lassen? Und sind Sie sich Ihrer Fähigkeiten bewusst?

Die Ebene der Glaubenssätze, Werte und Überzeugungen

Ein überlebenswichtiges Resultat aus der Wahrnehmung und Verarbeitung von Erfahrungen sind unsere Erkenntnisse, wie die Welt funktioniert – unsere Überzeugungen. Das mentale Fundament unserer Persönlichkeit. Eine Besonderheit dabei ist, dass wir in der Lage sind, eine solche Überzeugung aus einer einzigen Beobachtung abzuleiten und anschließend anzunehmen, dass jede Situation so verlaufen würde. Erinnern Sie sich, als Sie zum ersten Mal in einer neuen Situation waren und das Verhalten anderer Menschen miteinander oder Ihnen gegenüber beobachtet haben? Was ging Ihnen dabei durch den Kopf? Vermutlich dachten Sie irgendwann etwas wie: „So läuft das hier also!" Sie erkennen Zusammenhänge. Dann liegt die Annahme nahe, dass in 99 von 100 Fällen in vergleichbaren Situationen ein vergleichbares Verhalten erwartet werden kann – und fertig ist der Merksatz, die Überzeugung, der Glaubenssatz, das Vorurteil, die Annahme!

Sie können dies gern jederzeit testen. Gehen Sie dazu einfach an einen Ort, den Sie bisher nicht besucht haben, zum Beispiel ein Restaurant, eine Bibliothek oder ein Bahnhof. Dann führen Sie die Achtsamkeitsübung (*Übung 1*) aus diesem Kapitel aus und beobachten achtsam Ihre Umgebung.

Sie saugen alle Eindrücke auf, und zwar ohne eine Bewertung, sondern ganz neutral. Lassen Sie sich ein paar Minuten Zeit damit und dann verlassen Sie diesen Ort wieder. Gehen Sie das eben Erlebte jetzt noch einmal gedanklich durch. Sie haben nun garantiert eine genaue Vorstellung davon, wie es an diesem Ort abläuft. Sie glauben, dass Sie jetzt Bescheid wissen, weil Sie annehmen, dass Ihr Erlebnis gleichbedeutend für alle Erlebnisse an diesem Ort ist. Das ist Ihre Überzeugung!

Wenn Sie zu diesem mentalen Prozess noch die Bewertung von richtig und falsch hinzunehmen, sind Sie schon weit vorangeschritten auf dem Weg, Werte zu definieren. Werte sind das Ergebnis dessen, was Ihnen im Leben wichtig ist. Sie werden in der Regel nicht von einer Beobachtung abgeleitet, sondern von wiederholt erlebten Situationen, die entweder angenehm oder unangenehm waren. Bei der Betrachtung Ihres Wertesystems sind Sie bei einem Grundpfeiler Ihrer Persönlichkeit angelangt. Dazu möchten wir Sie zu einem Experiment einladen, um sich einen Überblick darüber zu verschaffen, welche Werte für Sie besonders bedeutend sind.

Übung 4: Werte

Schreiben Sie auf, was Ihnen im beruflichen und im privaten Bereich wichtig ist. Es genügt ein Wort, zum Beispiel „Pünktlichkeit", aber Sie können auch einen Satz schreiben. Nehmen Sie sich dafür so lange Zeit, bis Sie der Meinung sind, alles notiert zu haben. Auf diese Weise haben Sie Ihre aktuelle Wertekonstellation schriftlich vor Augen. Wir empfehlen Ihnen, Ihr Notizbuch oder Ihr Tagebuch für diese Übung zu nutzen. Oder Sie nehmen ein extra Blatt und fangen damit an. Ihre Werte werden sich ändern und für Sie kann es sehr hilfreich sein, Ihre jetzigen Werte zukünftig Ihren neuen Werten gegenüberzustellen. Schreiben Sie bitte auf:

- Im privaten Bereich ist mir wichtig: ...
- Im beruflichen Bereich ist mir wichtig: ...

Vielen Dank!

Bitte markieren Sie diese Seite für sich und schlagen Sie sie in ein paar Monaten noch einmal nach. Wenn Sie dieses Buch abgeschlossen haben und vielleicht auch im Übungsbuch vorangeschritten sind, kommen Sie hierher zurück und lesen nach, was heute Ihre Werte sind.

Identität

An diesem Punkt beschäftigen wir uns mit einem weiteren Grundpfeiler Ihrer Persönlichkeit. Verkürzt lässt sich an dieser Stelle zusammenfassen, dass es sich bei der Identität um eine Teilmenge der Werte und Überzeugungen handelt, die ausschließlich Sie selbst betreffen. Diese Teilmenge wird von Ihnen nach außen kommuniziert, wenn Sie sagen: „Ich bin ..." oder „Ich bin nicht ...". Um dies für Sie sichtbar zu machen, kommen wir zu einer weiteren Übung. Diese ist etwas umfangreicher als die vorherigen. Sind Sie frei in Ihrer Zeit? Dann können Sie diese Übung jetzt durchführen. Andernfalls können Sie damit genauso gut morgen beginnen.

Übung 5: Identität

Für diese Übung ist es hilfreich, wenn Sie sowohl die Zeit als auch den Ort so bestimmen, dass Sie in Ruhe an der Übung arbeiten können. Neben Zeit und Ruhe benötigen Sie einen Block oder Ihr Tagebuch.

Kommen Sie zunächst im Hier und Jetzt an. Atmen Sie ruhig, werden Sie ganz gelassen. Es ist alles in Ordnung. In dieser Übung geht es darum, Ihre Stärken und Werte herauszufinden. Damit dies gelingt, teilen wir diese in kleine Portionen auf.

Schritt 1: Fähigkeiten und Fertigkeiten

Wir beginnen mit dem Satz „Ich kann ...", um Ihre Fähigkeiten und Fertigkeiten sichtbar zu machen. Sie können den Satz zum Beispiel vollenden, indem Sie schreiben: „Gitarre spielen!" Sie können so viele Fähigkeiten und Fertigkeiten aufschreiben, wie Sie möchten. Auch diese Notizen bitten wir Sie, in Ihrem Notiz- oder Tagebuch bzw. auf einem extra Blatt zu notieren. Vielen Dank! Schreiben Sie auf: „Ich kann: ..." Sehr gut!

Schritt 2: Interessen

Jetzt widmen wir uns Ihren Interessen. Schreiben Sie auf, was Sie besonders interessiert. Schreiben Sie bitte: „Ich bin sehr interessiert an ..." Vervollständigen Sie auch diesen Satz mit allem, was Sie interessiert. Danke! Das läuft richtig gut.

Schritt 3: Wofür schätzen andere Sie?

In diesem Schritt möchten wir herausfinden, was andere Personen an Ihnen besonders gut finden. Ist es Ihre Pünktlichkeit oder Ihre Toleranz, oder etwas vollkommen anderes? Wichtig ist, dass es nicht darum geht, ob Sie im Moment daran glauben, ob das wirklich zutrifft. Sie sollen nur aufschreiben, was andere Menschen an Ihnen schätzen. Legen Sie los: „Andere haben mich dafür gelobt, dass ich ..." Vervollständigen Sie bitte wieder. Super gemacht! Herzlichen Dank dafür!

Schritt 4: Zusammenhänge erkennen

Im vorerst letzten Schritt dieser Übung möchten wir Sie bitten, sich Ihre Notizen noch einmal genau anzuschauen. Erkennen Sie Zusammenhänge zwischen Ihren Aussagen? Sind Sie zum Beispiel handwerklich begabt und haben Interesse an „Do-It-Yourself"-Magazinen, wäre es kein Zufall, wenn Sie dafür auch von anderen Menschen gelobt werden. Es ist wichtig, dass Sie Ihre Interessen und Fähigkeiten kennen. Darauf können Sie aufbauen. Akzeptieren Sie zunächst alle Punkte, die Sie aufgeschrieben haben. Lesen Sie jeden einzelnen Punkt noch einmal durch. Respektieren Sie sich für Ihre Fähigkeiten, Fertigkeiten und Interessen. Nehmen Sie die lobenden Worte Ihrer Mitmenschen auf. Lassen Sie alles auf sich wirken. Ganz in Ruhe. Vielen Dank, dass Sie so fleißig an dieser Übung gearbeitet haben!

Identität und Zugehörigkeit zu einer sozialen Gruppe

Da Probleme nicht auf der Ebene gelöst werden können, auf der sie bestehen, möchten wir Ihnen eine weitere Perspektive anbieten, um die Fragen zu Ihrer Identität zu betrachten. Ebenso relevant wie die Einstellung zu sich selbst sind Ihre Überzeugungen, welchen Gruppen oder Personen Sie sich nahe und zugehörig fühlen. Die Zugehörigkeit zu einer sozialen Gruppe kann in Ihrem Familienumfeld, im Freundes- und Bekanntenkreis oder auch gegenüber Idolen aus anderen Bereichen Ihres Lebens bestehen. Es gibt auch Formen der sozialen Zugehörigkeit, die rein auf der Fantasie beruhen. Insbesondere Kinder nehmen häufig Figuren aus Filmen, Büchern oder ihrer Fantasie als Bezugspunkt. Es ist ein Fest, wenn ein Mädchen als Prinzessin Elsa verkleidet ist und fasziniert davon ist, mit einem „Zauberstab" alle Dinge in leckeres Eis verwandeln zu können.

Wer waren Ihre Helden der Kindheit und Jugend? Welche haben Sie jetzt, als erwachsene Person? Deshalb ist es wichtig, Ihre Zugehörigkeit zu den sozialen Gruppen als Teil Ihrer Identität zu bestimmen. Dies geschieht ohne Bewertung. Es sind Tatsachen, weder gut noch schlecht. Hierfür haben wir wieder eine kleine Übung vorbereitet.

Übung 6: Identität in sozialen Gruppen

Auch bei dieser Übung ist es hilfreich, wenn Sie in Ruhe daran arbeiten können und dabei ehrlich zu sich selbst sind. Diese Aufzeichnungen sind nur für Sie persönlich! Wir möchten Sie bitten, zuerst Ihre Idole niederzuschreiben und im zweiten Schritt zu notieren, warum Sie sich an diesen Personen orientieren. Verlassen Sie Gedanken wie: „Ich muss meine Eltern als Idole ansehen, weil sie eben meine Eltern sind!" Durch Ihre Veränderungen im Laufe der Zeit ist es vollkommen normal, dass sich Ihre Bezugspersonen und Ihre Idole ändern. Ist eine Freundin oder ein Mentor die erste Person, die Ihnen in den Sinn kommt, dann ist das in Ordnung. Und handelt es sich um eine Figur aus Ihrem Lieblingsfilm, dann ist das genauso gut. Nehmen Sie bitte wieder Ihr Notiz- oder Tagebuch bzw. Ihren Block und schreiben Sie, so viel Sie möchten.

Schritt 1

Notieren Sie 3 bis 5 Personen, zu denen Sie aufschauen und denen Sie sich zugehörig fühlen. Danke dafür!

Schritt 2

Notieren Sie nun, was Sie an diesen Personen oder Gruppen erfreut, begeistert, motiviert oder inspiriert. Auch dafür unseren herzlichen Dank!

Nun sollte Ihre Identität ganz gut beschrieben sein. Sie wissen jetzt um Ihre Stärken und Interessen. Sie haben notiert, was andere Personen an Ihnen gut finden und auch so kommunizieren. Zuletzt haben Sie sich Ihren Idolen gewidmet und Gedanken darüber gemacht, warum Sie von diesen Personen oder Gruppen inspiriert werden. Wenn Sie möchten, können Sie die einzelnen Punkte jeweils zu einigen kurzen Sätzen zusammenfassen. In jeder Diskussion mit anderen oder sich selbst können Sie dann Ihre Identität treffend und umfassend beschreiben. Das ist ein wichtiger Schritt!

Im nächsten Teil dieses Kapitels widmen wir uns einem wirklich reichhaltigen Gelände Ihrer Innenwelt: den Emotionen. Dies ist ein langer und bedeutsamer Abschnitt. Bitte beurteilen Sie selbst, ob Sie heute noch die Kraft und Geduld haben, diesen Abschnitt zu bearbeiten. Vielen Dank!

Die Bedeutung der Emotionen

Wir wissen nicht, ob Sie im Moment ein sehr emotionaler Mensch sind. Aber wir wissen, dass Sie als Kleinkind garantiert alle Register gezogen haben. Denn bevor Sie mit anderen Menschen sprechen konnten, haben Sie nur über Emotionen kommuniziert. Und zwar jedes Bedürfnis. Von ganz süß bis tobend auf dem Fußboden liegend.

Die Fähigkeit, Ihre Bedürfnisse so zu kommunizieren, besteht über alle Unterschiede hinweg, unabhängig von Alter, Geschlecht oder Kulturkreis.[10] Den allermeisten Menschen können wir ihren emotionalen Zustand im Gesicht ablesen. Die Mikromimik ist so eindeutig, dass Sie den Zustand einer Person einschätzen können, wenn dieser authentisch wiedergegeben wird und die Person sich nicht verstellt und darin Übung hat. Professionelle Pokerspieler legen großen Wert darauf, ihre Mikromimik zu trainieren, damit ihr Zustand nicht abgelesen werden kann. Im Alltag ist es aber so, dass Sie erkennen, wenn Ihnen eine andere Person eine Emotion vorspielt. Ihr Bauchgefühl, Ihre Intuition wird Ihnen Signale senden und Sie wissen lassen, ob die angezeigte Emotion echt ist oder nicht.

Grundemotionen

Die Grundemotionen, die Sie anderen Personen ansehen können, sind: Freude, Neugier, Überraschung, Ekel, Angst, Wut und Trauer.[11] Als ruhigen End- und Ausgangspunkt schlagen wir vor, Gelassenheit in diese Auflistung mitaufzunehmen.

Freude und Neugier

Alles, worüber Sie sich freuen, ist in dieser groben Aufzählung inbegriffen, also auch Liebe, Ekstase, Begeisterung, Enthusiasmus, Leidenschaft und Faszination. Die Neugier hat selbst einen Anteil an Freude – die entdeckende Freude auf etwas Neues.

Überraschung

Die Überraschung ist ein Nullpunkt. Denn im Moment der Überraschung überschlägt sich unser Verarbeitungssystem und versucht, das Unerwartete in irgendeiner Weise einzusortieren. In diesem Moment ist noch nicht klar, ob etwas gut oder schlecht bzw. richtig oder falsch ist. In diesem Moment ist es ausschließlich unerwartet. Das bietet Chancen zur Veränderung, weil unsere unbewussten Routinen sich erst neu sortieren müssen, um mit der Situation umzugehen. Für Sie hat Überraschung daher einen wirklich praktischen Nutzen! Wenn Sie wissen, dass

Sie etwas Neues tun oder einen neuen Ort besuchen werden, sagen Sie sich ganz bewusst, dass Sie sich überraschen lassen möchten. Und dann fassen Sie den festen Entschluss, mindestens einen Aspekt an der neuen Situation erfreulich zu finden. So richten Sie Ihre Antennen Stück für Stück auf mehr Wohlbefinden aus.

Ekel, Angst, Wut und Trauer

Dies ist das unbeliebte Vierergespann unter den Emotionen. Doch auch diese Emotionen sind überlebenswichtig. Ekel ist ein natürlicher Schutz vor allem, was uns schaden könnte.[12] Es ist natürlich nicht so, dass alles schädlich ist, wovor Sie sich ekeln. Aber es gibt natürliche Reize, die Ekel auslösen. Schimmelige Lebensmittel auf einem Teller vor Ihnen würden garantiert Ekel auslösen und Sie somit vor dem Verzehr warnen. Hatten Sie unangenehme Erfahrungen, die bei Ihnen Ekel auslösen, ist das eine sehr individuelle Emotion. Dann warnen Sie sich auf dem Wege selbst, dass hier eine mögliche Gefahr vorliegt und Sie möglicherweise erneut diese unangenehme Erfahrung machen können.

Ähnlich verhält es sich mit der Angst. Ohne Angst hätten wir wohl ein recht kurzes Leben. Angst ist eine emotionale Perspektive auf das, was unsere Sinne wahrnehmen oder unsere Erinnerung einblendet. Eine nicht gesunde Form von Angst kann dabei nicht mehr unterscheiden zwischen realen Gefahren und subjektiv empfundenen Bedrohungen. Höhen sind reale Gefahren. Eine kleine Hausspinne ist eine subjektiv empfundene Bedrohung – heute, in den meisten Regionen der Erde. Auch die Bewertung durch eine andere Person ist als Angst eine subjektive Bedrohung. Sie werden kaum vital bedroht sein, wenn jemand Sie nicht mag. In den meisten Fällen leiden Menschen unter mehreren subjektiven Ängsten.

Während Ekel und Angst eher zum Rückzug führen, führt Wut meist zum Schritt nach vorne. Wut ist eine immense Energiequelle und markiert Grenzen. In Situationen, in denen wir uns in die Ecke gedrängt fühlen, hilft Wut, den Weg wieder freizumachen. Häufig entstehen dabei Scherben. Und genau darin liegt das Potenzial für wahre Wunder! Manchmal müssen Dinge erst zerstört werden, damit Neues daraus entstehen kann. In dieser Situation machen Sie eine wertvolle Erfahrung: Was Sie tun, hat einen nachhaltigen Effekt.

Erinnern Sie sich an die erlernte Hilflosigkeit, über die wir weiter oben geschrieben haben? Wut kann ein natürliches Gegenmittel sein. Wenn in wütenden Momenten etwas kaputt gegangen ist und in Scherben vor Ihnen liegt, können Sie sich die Frage stellen: War mir das wichtig? Wenn Sie die Frage mit Ja beantworten, dann reparieren Sie, was kaputt gegangen ist. Wenn nicht, dann entsorgen Sie die Scherben und schaffen Platz für etwas Neues. Mit und nach der Wut kommt eine Neuausrichtung dessen, was Ihnen im Leben wichtig ist. Damit sind wir auch schon bei der Trauer. Was uns wichtig ist und aus unserem Leben gegangen oder kaputt gegangen ist, löst Trauer aus. Trauer ist damit eine Form der Wertschätzung. Aus diesem Grund haben wir dieser Emotion bereits ein ganzes Kapitel gewidmet. Ab jetzt wissen Sie, dass Sie und alle Menschen, denen Sie begegnen, die gleiche emotionale Grundausstattung haben. Alle spüren Freude, Neugier, Überraschung, Ekel, Angst, Wut und Trauer sowie alle Zwischenstufen. Außerdem kennen Sie jetzt auch die Macht der Emotionen: was Sie zurückhält, was Sie schützt und was Sie nach vorn gehen lässt. Nutzen Sie dieses Wissen für sich. Erlauben

Sie sich alle Emotionen und damit die Energie, die von ihnen ausgeht!

Gegensätze in den Emotionen

In einer depressiven Episode haben Menschen oftmals das Gefühl, es gäbe nur ein Entweder-oder. Entweder ich bin traurig oder ich bin glücklich. Wir möchten Ihnen eine dritte Möglichkeit vorstellen: sowohl als auch. In Ihrer Innenwelt können gleichzeitig zwei Emotionen existieren, die sich auf den ersten Blick ausschließen, wie eben Glück und Trauer. Oder auch zwei Emotionen, die zu einer prickelnden Erfahrung führen können: Neugier und Angst. Wenn Sie schon einmal einen Fallschirmsprung gemacht haben, dann wissen Sie, dass diese beiden Emotionen zeitgleich vorhanden sein können. Sind Sie in einer Situation, die Sie mit einer bestimmten Emotion verbinden, dann akzeptieren Sie, dass alle anderen beteiligten Personen die gleiche Situation emotional anders wahrnehmen können. Sie erleben die Emotion basierend auf Ihren Werten, während die anderen ihre Emotionen jeweils basierend auf deren Werten erleben. Was bedeutet das für Sie?

Wenn Sie Ihre Werte ändern, können Sie auch Ihre Emotionen ändern!

Das ist sehr wichtig, wenn Sie sich aus unangenehmen Emotionen lösen möchten. Lassen Sie uns diese wichtige Erkenntnis anhand einer konkreten Situation festigen: Eine Tasse Tee steht vor Ihnen. Aus der Tasse steigt Dampf empor. Sie werten dies als Zeichen, dass der Tee heiß ist. Aus einer früheren, unangenehmen Situation heraus haben Sie ein schlechtes Gefühl – vielleicht Angst, sich zu verbrühen, oder auch die Befürchtung, schief angesehen zu werden, weil Sie den leckeren Tee nicht trinken. Dagegen kann eine andere Person, die bereits Erfahrung mit der Situation hat, diese ganz anders beurteilen. Sie freut sich über den heißen Dampf, weil er so lecker duftet. Ohne Scheu nimmt diese Person die Tasse in die Hand, lässt sich genüsslich den Dampf in die Nase steigen und schlürft vorsichtig am Tee. Es handelt sich um die gleiche Situation, aber um zwei Personen und damit um zwei verschiedene Interpretationen und Emotionen. Mit dem Wissen in diesem Buch können Sie lernen, Ihre Emotionen neu auszurichten. Wo früher Angst herrschte, kann auch bei Ihnen Freude zum Vorschein kommen. In der Einleitung zu diesem Buch haben wir bereits geschrieben, dass wir die Sonne und das Licht nur deshalb so sehr schätzen, weil wir die Nacht und die Dunkelheit kennengelernt haben.

Auch bei Ihnen kann eine tiefe und herzliche Freude vielleicht erst dann zum Vorschein kommen, wenn Sie eine wirklich schwierige Zeit überwunden haben.

Es ist daher entscheidend für Sie zu wissen, dass alle Emotionen ihren Sinn und ihre Wichtigkeit haben. Natürlich fühlen sich Freude und Enthusiasmus viel besser an als Wut und Trauer. Doch für das authentische Empfinden einer tiefen Emotion sind alle anderen Emotionen unverzichtbar.

An dieser Stelle möchten wir Ihnen unseren Glückwunsch zu Ihrem Etappensieg aussprechen! Sie haben ein wirklich langes Kapitel mit wirklich vielen bedeutenden Informationen vollständig bearbeitet. Wir wünschen Ihnen auch weiterhin alle Kraft und Gelassenheit! Sie haben in diesem Kapitel bereits 6 kleine Übungen gefunden, die Ihnen helfen können, Ihre neuen Einstellungen zu verinnerlichen. In unserem Übungsbuch bieten wir weitergehende Übungen speziell zu diesem und allen anderen Themen. Möchten Sie diese Übungen kennenlernen, dann finden Sie hier den Link zum Übungsbuch:

Soziale Kontakte

Sie haben bereits viele Aspekte Ihrer Innenwelt kennengelernt: wie Ihre Sinne Ihre Erfahrungen beeinflussen, wie Sie lernen können, neue Perspektiven einzunehmen, oder wie Sie Erlebnisse bewerten und warum Sie das in dem Maße tun, wie Sie es tun. Außerdem wissen Sie jetzt, wie Ihre eigenen Fähigkeiten Ihr Verhalten beeinflussen. Der Zusammenhang zwischen Ihren sozialen Kontakten und Ihrer Innenwelt wird ein Thema dieses Kapitels sein. Stellen Sie sich vor, dass es Ihnen nicht gut geht. Sie leiden an negativen Gedanken, fühlen sich missverstanden und als Folge dessen ziehen Sie sich zurück, isolieren sich von der Außenwelt. Damit schränken Sie auch Ihre Möglichkeiten ein, mit vertrauten Personen über Ihre Herausforderungen zu sprechen, was Ihnen Erleichterung bringen könnte. Auch die Teilhabe am Leben anderer, der Austausch mit sozialen Kontakten kann Ihnen die Möglichkeit der Entlastung bringen.

Für dieses neue Kapitel möchten wir Ihnen wieder den Hinweis geben, sich die Zeit für das Lesen zu lassen, die Sie für richtig halten. Nur mit Ruhe können Sie aufmerksam die besten Informationen für Ihren weiteren Weg erkennen. Vielen Dank!

Was wissen Sie nach diesem Kapitel?

In diesem Kapitel gehen wir auf die Welt um Sie herum ein: auf Ihre sozialen Kontakte, wie diese für Sie entstehen, wann Sie selbst begonnen haben, soziale Kontakte aufzubauen, und nach welchen Kriterien Sie dabei vorgegangen sind. Auch werden Sie erfahren, welche verschiedenen

Rollen die Menschen einnehmen, mit denen Sie sich umgeben, wodurch die Dynamik von Nähe und Distanz bestimmt wird und wie Ihre eigene und die Kommunikation Ihres sozialen Umfelds Ihr Erleben und Verhalten beeinflussen können.

Fallbeispiel: Emma, 48

Emma hat als Kind gelernt, vorsichtig zu sein. Auch heute noch hört sie die Stimme ihrer Mutter im Ohr, die ihr erklärte, wovor sie sich in Acht nehmen müsse und was sie alles nicht tun sollte. Ihre Mutter erklärte ihr ständig, dass dies nur ihrem Schutz dienen würde. Jede Art von Unglück, Krankheit oder Unfall sollte vermieden werden. Und dies verstärkte Emmas Mutter noch, indem sie ihrer Tochter immer wieder sagte, wie klein und kränklich sie doch sei. So verließ Emma das Haus immer in dicker Kleidung, sobald der Sommer vorbei war – wenn sie überhaupt das Haus verließ. Zu gefährlich erschien ihr die Welt da draußen. Auch ihre Mutter fand, dass es für Emma am sichersten war, das elterliche Zuhause nur zu wirklich wichtigen Anlässen zu verlassen. Dies führte dazu, dass Emma viel allein war. Diese Zeit nutzte sie, um sich durch die zahlreichen Bücher zu arbeiten, die in der Bücherwand im Wohnzimmer standen. So lernte sie eine Menge Dinge, die ihr auch heute noch helfen. Zusätzlich lernte Emma, sich immer gut auf alle Situationen vorzubereiten, egal ob diese nun mit hoher oder geringer Wahrscheinlichkeit eintreten würden. Dies gab ihr das Gefühl, ausreichend geschützt zu sein vor all den Gefahren, die ihre Mutter stetig beschrieb. Allerdings führte dies auch dazu, dass Emma permanent in einer ängstlichen Grundstimmung lebte. Durch die mangelnden Kontakte hatte sie kaum eine

Möglichkeit, Selbstvertrauen zu entwickeln. In der Therapie beschrieb sich Emma als die Freundin, die nie mitkonnte. Was auch immer ihre Klassenkameraden vorhatten, Emma war fast nie dabei.

Heute tritt Emma zwar nach außen bewusst als starke und bestimmende Frau auf, aber innerlich wird sie von großen Zweifeln gequält.

Schlussfolgerung aus dem Fallbeispiel:

Unsere Prägungen aus der Kindheit begleiten uns unser Leben lang. Wichtig ist, dass wir uns mit Menschen umgeben, die uns unterstützen und die unsere Unterstützung schätzen.

Unsere Umgebung, also die Welt, in der wir uns bewegen, bestimmt in einem sehr großen Ausmaß unsere Innenwelt. Davon ausgehend möchten wir noch einmal die wesentlichen Erkenntnisse aus dem Kapitel „Innenweltreise – Herz und Hirn" zusammenfassen: Unsere Innenwelt ist das Zusammenspiel unserer Erfahrungen, Werte und Einstellungen. Was immer wir erleben, wird von unserer Innenwelt bewertet, mit unseren Erfahrungen verglichen und dann als angenehmes oder unangenehmes Erlebnis abgespeichert. Und damit trägt genau dieses Erlebnis wieder dazu bei, dass wir das nächste Erlebnis vielleicht anders bewerten.

Sie sehen schon, unsere Innenwelt ist ein wundervolles Gelände! Und ein bedeutender Teil davon sind unsere Verbindungen zu anderen Menschen.

Soziale Verbindungen

Von besonderer Bedeutung für uns sind unsere sozialen Verbindungen. Dadurch lernen wir viel. Von Kindesbeinen an schauen wir uns Dinge und Verhaltensweisen ab. Je nach dem aktuellen Stand unserer Innenwelt machen wir die Dinge nach oder lehnen sie ab. Anschließend speichern wir entweder unsere Zustimmung oder unsere Ablehnung als Erfahrung ab.

Jetzt, in diesem Moment, stehen Sie an einem Wendepunkt. Sie möchten etwas verändern. Sie sind mit Ihrer momentanen emotionalen Verfassung nicht zufrieden. Um die Ursachen für Ihre derzeitige Situation richtig zu beurteilen und möglicherweise Lösungsansätze zu erkennen, ist es unabdingbar, auf Ihr soziales Umfeld einzugehen.

Sie wissen bereits, dass Ihr soziales Umfeld Sie geprägt hat und weiterhin Einfluss darauf hat, wie Sie die Welt sehen. Dies trifft auf jeden Menschen zu. Jeder Mensch hat ein soziales Umfeld. Jeder Mensch wurde geprägt. Und jeder Mensch bewertet nach seinem eigenen Wertesystem alles, was er erlebt. An dieser Stelle sollten Sie jedoch darüber hinaus wissen, dass Ihre Innenwelt bei jeder Begegnung mit einem anderen Menschen auf dessen Innenwelt trifft. Je nachdem, wie Sie diesen Menschen ansehen, wird seine Innenwelt – also seine Ansichten, Werte und Erfahrungen – auch Ihre Innenwelt beeinflussen.

Umso wichtiger ist es, dass wir uns die Menschen, mit denen wir uns umgeben, genau anschauen. Wir beginnen damit, wer sich in welcher Rolle begegnet und wie das geschieht.

Soziale Rollen

Der Beziehungsstatus einer Person sagt etwas über diese Person aus. Aber längst nicht alles! Wenn jemand als Beziehungsstatus angibt, Single, verheiratet oder verwitwet zu sein, dann bewerten wir das meistens. Dabei wissen wir jedoch nicht zwangsläufig, ob die Person zwar „Single" angegeben hat, aber in Wirklichkeit seit Jahren in einer Beziehung lebt. Hinzu kommt, dass wir die Angabe „Single" ganz anders bewerten würden, wenn wir beispielsweise wüssten, dass die Person ein katholischer Priester ist.

Eine weitere soziale Rolle ist unser Status innerhalb einer Familie als Mutter, Vater, Kind, Oma, Onkel und so weiter. Zudem bestehen die sozialen Rollen innerhalb unseres Berufslebens, die meist durch unsere Aufgaben und unseren Verantwortungsbereich definiert werden. Daneben sind auch die sozialen Rollen zu beachten, die mit unseren Interessen verbunden sind. Diese Rollen finden wir zu unterschiedlichen Zeitpunkten in unserem Leben. Manche von uns wissen schon als Kinder, dass sie Rockmusiker werden möchten. Anderen wird irgendwann im Leben klar, dass sie das Meer immer den Bergen vorziehen werden. So entstehen auch soziale Rollen. Denn Sie verbinden sich gern mit Menschen, die Ihre Interessen teilen. Diese vielfältigen Rollen machen es schwierig, einen Lösungsansatz zu finden, der möglichst vielen Menschen helfen kann. Deshalb möchten wir Ihnen an dieser Stelle eine andere Einteilung vorschlagen: Wir teilen die Menschen, mit denen Sie sozial in Kontakt stehen, in Ihnen nahestehende Menschen und Ihnen ferne Menschen ein. Somit nutzen wir Nähe und Distanz als Unterscheidungsmerkmal. Dies trifft auf alle Gruppen und alle sozialen Rollen gleichermaßen zu.

Sie stehen im Mittelpunkt!

Die Grundidee unserer Unterscheidung liegt darin, dass Sie sich als den Mittelpunkt Ihres sozialen Umfeldes betrachten. Jede soziale Aktion oder Interaktion, über die wir schreiben, betrachten Sie aus Ihrer Perspektive. Im Kapitel „Innenweltreise – Herz und Hirn" haben Sie gelesen, dass Sie die Welt mit all Ihren Sinnen wahrnehmen – und dann alles bewerten, was Sie erleben. Wenn wir über Nähe und Distanz zwischen Ihnen und anderen Menschen sprechen, dann müssen wir noch ein paar Feinheiten berücksichtigen. Grundsätzlich gilt Folgendes: Emotionale Nähe ist viel wichtiger als räumliche Nähe!

Dies lässt sich an einem kleinen Beispiel veranschaulichen: Wenn ein alter Freund von Ihnen vor Jahren nach Australien ausgewandert ist, dann ist er räumlich ziemlich weit weg. Sie nutzen allerdings die modernen Wege der Kommunikation und führen regelmäßig Videogespräche mit Ihrem Freund. Noch immer vertrauen Sie sich alles an und tauschen sich über die Dinge aus, die Freunde gern miteinander teilen. Sie sind sich emotional nah. Mit einem Kollegen gehen Sie dagegen täglich zusammen in die Mittagspause, weil dies vom Zeitplan her passt. Allerdings lehnen Sie dessen Ansichten ab und finden zudem, dass seine Körperhygiene zu wünschen übrig lässt. Obwohl dieser Kollege Ihnen also räumlich näher ist, steht er Ihnen emotional nicht nahe. Er ist in Ihren Gedanken weit weg. Deshalb ist emotionale Nähe wichtiger für uns als räumliche Nähe. Unser Bild über Personen, die uns emotional nah sind, ändert sich im Laufe des Lebens mehrfach. Dies liegt in den Phasen unseres Lebens begründet: In der Kindheit sind es meist unsere Eltern und Geschwister, bevor

Freunde diese Rolle übernehmen. Erste romantische Beziehungen führen zu einer neuen Form von Nähe, insbesondere emotionaler Art. Dann kommen das Berufsleben und die Familiengestaltung. Somit sind vom Lebensanfang bis zum Lebensende immer andere soziale Strukturen wichtig für uns. So kann es sein, dass wir manchmal mehr Zeit mit Menschen verbringen, die uns räumlich nah sind, doch zu denen eine emotionale Distanz besteht. Kontakte zu pflegen, zu denen eine emotionale Nähe besteht, ist also eine Medizin, die Sie sich selbst regelmäßig verschreiben sollten. Natürlich kann es Personen geben, die Sie in mehreren Phasen Ihres Lebens begleiten. Diese Menschen sind als Bezugspunkt sehr wichtig und können Ihnen als Orientierung dienen. Wenn Sie sich verändern, können Ihnen diese Personen am ehesten eine Rückmeldung darüber geben. Entscheidend ist dann die emotionale Nähe oder Distanz, die Sie gegenüber dieser Person empfinden. Ist es eine Ihnen nahestehende Person, dann werden Sie diese Rückmeldung höher einschätzen.

Kommen wir zur wichtigsten Person: Richtig, das sind Sie selbst!

Übung 1: Selbstwahrnehmung

Um eine gute Basis für diese Übung zu schaffen, möchten wir Sie bitten, einen Notizblock oder Ihr Tagebuch und einen Stift zur Hand zu nehmen. Fertigen Sie eine Übersicht zu Ihrer Selbstwahrnehmung an, indem Sie Ihre Antworten auf folgende Fragen notieren:

1. Wie nehmen Sie sich selbst wahr? Emotional und rational?
2. Sind Sie sich selbst wichtig?

3. Wenn Sie eine Rangliste von wichtigen Personen in Ihrem Leben erstellen würden, an welcher Stelle würden Sie momentan stehen?
4. Was sind Ihre derzeitig wichtigsten Bedürfnisse?
5. Was sind derzeit Ihre wichtigsten Interessen?
6. Was für Fähigkeiten haben Sie, die Sie selbst für wichtig halten?

Egoismus oder Selbstliebe?

Wenn wir die Wichtigkeit unserer Person für uns selbst betrachten, kann leicht die Frage entstehen, inwiefern dies egoistisch ist. Um diese Frage näher zu betrachten, ist zunächst eine andere Frage entscheidend: Ist Egoismus eine schlechte Sache oder ist nur unsere Bewertung des Ausdrucks schlecht?

Erlauben Sie uns, Ihnen den therapeutischen Standpunkt zu diesem Thema zu erläutern: Egoismus ist immer vorhanden und kommt daher nur in verschiedenen Ausprägungsstärken zum Vorschein. Die negativste Ausprägung besteht dann, wenn wir die Welt und die Menschen darin vollkommen ausblenden und ihnen keinerlei Bedeutung beimessen. Damit einhergehend isolieren wir uns durch diese Form von Egoismus. Das andere Extrem stellt jedoch ebenfalls eine negative Ausprägung dar. Bei dieser Art des Egoismus nehmen wir alle anderen Menschen viel wichtiger als uns selbst. Unsere eigene Bedeutung hat keinen besonderen Wert für uns. Daneben gibt es eine balancierte Form des Egoismus. Diese kann als positive und gesunde Form von Egoismus gesehen werden. Bei dieser Form erlauben wir uns ein gutes Maß an Selbstliebe. Wir betrachten uns als gleichberechtigt gegenüber anderen Menschen. Dies betrifft alle Punkte, die Sie in der vorigen Übung als Antworten notiert haben. Sie sind gleichberechtigt, was Ihre Interessen, Ihre Fähigkeiten, Ihre Wünsche und Ihre Bedürfnisse betrifft. Gleichberechtigt sein heißt auch, dass uns die Bedürfnisse der Menschen, die uns emotional nahestehen, ebenfalls wichtig sind. Wir entscheiden in jeder Situation neu, welche Bedürfnisse für den Moment von Bedeutung sind, und widmen uns diesen Bedürfnissen.

Beziehungen zu anderen

Das Fundament Ihrer Beziehungen zu anderen Menschen beginnt bei Ihnen. Die Art und Weise, wie Sie zu sich stehen und wie Sie Ihren gesunden Egoismus ausrichten, bestimmt die Ausrichtung zu anderen Menschen. Im Anschluss beschäftigen wir uns daher mit den sozialen Rollen in Ihrem Umfeld.

Partnerschaft

Ihre Partnerin oder Ihr Partner steht Ihnen emotional am nächsten und ist die wichtigste Person neben Ihnen selbst. Wir beziehen uns dabei nicht auf die juristische Definition, sondern auf das persönliche Erleben und Verhalten. So wird aus der psychologischen Perspektive eine Partnerschaft definiert. Häufig ist sowohl emotionale als auch räumliche Nähe zwischen Partnern gegeben. Im Idealfall gibt es eine ausbalancierte Kombination von körperlicher Anziehung, Intimität sowie ähnlichen Interessen, Wünschen, Werten und Überzeugungen. Abgerundet wird eine Partnerschaft durch eine überwiegend gemeinsame Vorstellung von der Zukunft. Diese gemeinsame Zukunftsvorstellung ist zudem das größte Unterscheidungsmerkmal zu anderen sozialen Kontakten.

Es kann in einer gut funktionierenden Partnerschaft durchaus auch große Unterschiede bei Interessen und Wünschen geben. Das kann eine Partnerschaft entweder dynamisch und lebendig halten – oder auch sprengen.

Familie

Familie ist Familie, da gelten besondere Regeln. Die Verbindungen innerhalb einer Familie sind, neben der Verbindung in einer Partnerschaft, die stärksten Verbindungen im Leben eines Menschen. Selbst wenn die Verbindungen zu den Familienmitgliedern konfliktbeladen oder abgebrochen sind, in dem Sinne, dass keine Kommunikation mehr besteht, spielen sie dennoch immer wieder bedeutsame Rollen im Leben. Auf diese bedeutende soziale Rolle innerhalb Ihres Lebens gehen wir im anschließenden Kapitel ausführlicher ein.

Freundschaften

Freunde sind Familie, die man sich ausgesucht hat! Vertraute, verlässliche sowie Ihnen nahestehende und persönlich angenehme Menschen sind Ihre Freunde. Manchmal werden aus ehemaligen Partnerschaften später Freundschaften.

Freunde können ein Leben lang bleiben oder auch im Verlauf wieder zu Bekannten werden. Manchmal kennt man sich nach einer Zeit auch gar nicht mehr. Dann gibt es Freunde, die wirklich wichtige Wege mit einem gegangen sind, sowohl in der Außen- wie auch in der Innenwelt. Ähnlich wie bei Partnerschaften, besteht auch bei Freundschaften eine ausbalancierte Kombination aus ähnlichen Interessen, Wünschen, Bedürfnissen, Werten und Überzeugungen. Freundschaften sind stark geprägt von gemeinsamen Erfahrungen, Verhaltensweisen oder Ritualen aus der Vergangenheit. Eine körperliche Anziehung und Intimität spielen seltener eine Rolle, abgesehen vielleicht von Konstellationen wie dem Modell „Freundschaft plus".

Kollegenkreis

Menschen, mit denen Sie zusammenarbeiten, sind Teil Ihres Kollegenkreises. Mit ihnen verbindet Sie ein gemeinsamer Zweck sowie gemeinsame Prozesse und Aufgaben im beruflichen Bereich. Ob Sie sich sympathisch sind, ist von untergeordneter Bedeutung. Man könnte so weit gehen zu behaupten, dass das nicht einmal erforderlich ist, um gemeinsam etwas zu erreichen. Hauptsache, Sie bleiben fair miteinander. Auch Interessen, Wünsche, Bedürfnisse, Werte und Überzeugungen weichen in der Regel deutlich voneinander ab. Ergeben sich in diesen Themenfeldern Gemeinsamkeiten, werden aus Kollegen schnell Freunde. Dies wird durch den häufigen, teilweise engen Kontakt gefördert, den der berufliche Rahmen vorgibt. Wenn auch körperliche Anziehung hinzukommt, sind aus Kollegen nicht selten auch Partner geworden – manchmal für kürzere, manchmal für längere Zeit. Wenn Sie in einem Familienunternehmen beschäftigt sind, dann können alle drei Rollen zusammenkommen: die partnerschaftliche Verbindung, die familiären Bande und ein kollegialer Zusammenhalt.

Sie merken schon: Obwohl wir das im Alltag irgendwie meistern, ist die Komplexität der sozialen Rollen beachtlich. Und es fehlen noch zwei Personengruppen, die Einfluss auf Sie ausüben und umgekehrt.

Bekannte

Das sind alle Menschen, die Sie zwar kennen, mit denen Sie jedoch nur wenig aus Ihrem Leben teilen. Man kennt sich und begegnet sich auch wiederholt. Ein gutes Beispiel dafür sind Personen, mit denen ein neuer Partner befreundet oder familiär verbunden ist. Da wir mit diesen Personen keine gemeinsame Vergangenheit haben, werden aus ihnen nicht automatisch Freunde. Zunächst sind es nur Bekannte. Sie haben nun die Grundlagen darüber gelesen, wie aus Bekannten Freunde oder gar Partner werden können. Zunächst muss ein Mindestmaß an Sympathie vorhanden sein. Kommen dazu noch gemeinsame Interessen, Wünsche, Bedürfnisse und/oder Werte, kann sich die soziale Rolle dieser Personen ändern.

Unbekannte – der Rest der Welt

Unbekannte, das sind die Menschen, denen Sie begegnen, ohne einen tiefergehenden Kontakt herzustellen. Ein freundliches Hallo, Bitte und Danke trägt zur Sympathie bei, doch macht aus Unbekannten noch keine Bekannten, Kollegen oder Freunde. Dafür bedarf es mehr Gespräch und gemeinsam erlebte Momente. Das ist jedoch auch auf virtuellem Weg möglich. Das Internet bietet Kontaktmöglichkeiten zu jedem, der auch das Internet nutzt. So werden regelmäßig auch Kontakte darüber hergestellt, beispielsweise in sozialen Netzwerken oder Jobbörsen. Zu jedem Lebensbereich gibt es virtuelle Treffpunkte. Auch für die ausgefallensten Hobbys und Interessenbereiche finden sich Austauschplattformen, auf denen teilweise intensiv informiert und diskutiert wird. Für den beruflichen Bereich gibt es dagegen Netzwerke, die Verbindungen zwischen Menschen ermöglichen, um sich über berufliche Themen auszutauschen oder neue Produkte und Methoden vorzustellen. Darüber hinaus gibt es Plattformen, die sich darauf spezialisiert haben, neue Arbeitsstellen anzupreisen.

Herausforderungen von rein virtuellen Kontakten als soziale Rolle

Wenn Sie das Profil einer anderen Person im Internet aufrufen, dann sehen Sie nur die Informationen, die diese Person freiwillig dort hinterlegt hat. Sie haben keinerlei Gewähr, dass diese Informationen zutreffend sind. Sie können sich nicht einmal sicher sein, dass hinter dem Profil tatsächlich eine Person steckt. Es kann sich auch eine künstliche Intelligenz dahinter verbergen.

Einerseits kann es nützlich sein, rund um den Globus mit jeder Person in Kontakt treten zu können, die auch im Internet unterwegs ist. So, wie sich unser Nervensystem durch den gesamten Körper erstreckt und dadurch unser Erleben ermöglicht, bietet auch das Internet eine Möglichkeit, Erleben zu schaffen – weltweit!

Andererseits gibt es auch im Internet ausreichend Gelegenheiten für Schaden und negative Erlebnisse. So wird die Anonymität des Internets von weniger netten Mitmenschen genutzt, um sozial völlig unangemessene Verhaltensweisen zu zeigen. Das kann von persönlichen Beleidigungen über Drohungen bis hin zu einem „Shitstorm" oder „Fake News" reichen, die persönlich betroffen machen. Dies hat konkrete gesellschaftliche Auswirkungen, und zwar ebenso weltweit!

Es ist beispielsweise bekannt, dass Mobbing in sozialen Medien zu einem Anstieg der Suizide in der Altersgruppe bis 21 Jahre geführt hat.[13] Die sozialen Netzwerke haben auch sehr unsoziale Seiten.

Damit wir diese Übersicht über Menschen in Ihrem Leben, deren soziale Rollen und Ihre emotionale Verbindung zu diesen noch mal zusammenfassen und konkreter anwendbar für Sie gestalten, sind Sie zu einer Übung eingeladen. Die Übung kann sehr schnell gehen und nur 5 Minuten dauern. Das wird jedoch erst der Fall sein, wenn Sie mit der Übung vertraut sind und diese mehrfach gemacht haben. Gerade im ersten Durchgang ist es empfehlenswert, Pausen zu machen. Sie werden merken, die einzelnen Schritte haben es in sich. Erlauben Sie sich bitte die Zeit für jeden Schritt, bis sich dieser für Sie stimmig anfühlt.

Sie können für diesen Überblick Ihre Vorstellungskraft nutzen. Sie können jedoch auch auf einem Tisch oder dem Fußboden Figuren aus einem Brettspiel aufstellen. Am besten versuchen Sie beides. Da die rein vorgestellte Variante etwas mehr Erklärung bedarf, ist diese hier ausführlicher beschrieben. Die Schritte können Sie auf die Figuren-Variante ebenso anwenden:

1. Sie sind eingeladen, Ihre Augen zu schließen und Ihre Vorstellungskraft zu nutzen. Erlauben Sie sich, vor Ihrem inneren Auge eine weite, freie Fläche erscheinen zu lassen. Das kann eine Wiese sein oder etwas anderes, ein Strand, eine Hochebene, was Ihnen gefällt.

2. Schauen Sie sich um. Schauen Sie auch, ob Sie barfuß da sind oder Schuhe tragen. Spüren Sie den Boden unter Ihren Füßen, auch durch Ihre Schuhe, falls Sie welche tragen.

3. Spüren Sie in sich hinein, wie weit Ihr Wohlfühlabstand um Sie herum ist. Sie können das als Kreise auf dem Boden um sich herum zeichnen: ein Kreis, wo der Wohlfühlabstand zu anderen Menschen beginnt, und

ein Kreis, wo dieser endet. In diesem Bereich dürfen Ihnen Menschen nahekommen und Sie fühlen sich wohl dabei. Noch näher oder noch weiter weg fühlt es sich nicht mehr gut an. Lassen Sie dieses Bild auf sich wirken. Korrigieren Sie bei Bedarf.

4. Machen Sie dann diesen Abstand auch mit einem oder zwei ausgestreckten Armen deutlich. Wie gestreckt oder gebeugt ist Ihr Arm, wenn Sie Ihren Wohlfühlabstand als Geste darstellen, selbst wenn es mehr als eine Armlänge sein sollte?

5. Es geht in dieser Übung um emotionale Nähe, daher ist wichtig, dass Sie sich über Ihren Wohlfühlabstand im Klaren sind. Spüren Sie, wie es sich anfühlt, wenn Sie alle Menschen mindestens auf diesem Abstand halten können? Und einige Menschen näher zu sich einladen können? Schon allein die Klarheit über Ihren Wohlfühlabstand wirkt in allen sozialen Situationen. Das kann zu deutlich mehr Wohlbefinden für Sie beitragen, wenn Sie diesen anderen gegenüber klar machen und Ihre Grenzen aufzeigen.

Hier ist eine gute Stelle für eine Pause, um mit der Übung später in einem zweiten Durchgang weiterzumachen. Wenn Sie mögen, können Sie auch sofort weitermachen und sich über Ihre emotionale Verbindung zu Menschen aller anderen Personengruppen einen Überblick verschaffen.

6. Zuerst geht es um die wichtigste Person neben Ihnen, Ihren Partner. Wo platzieren Sie diesen, wie nah bei Ihnen, wie weit weg? Wenn Sie allein sind und glücklich damit, gehen Sie zum nächsten Schritt. Wenn Sie derzeit noch keinen Partner haben, stellen Sie sich eine Energie, ein Licht oder eine Person vor, doch bitte,

ohne sich ein Gesicht dazu vorzustellen. Alle anderen Details können Sie sich gern farbenprächtig ausmalen. Schauen Sie sich auch an, wie nah bei Ihnen oder wie weit weg die Person ist, wenn Sie im Streit miteinander sind und unterschiedliche Meinungen haben. Vielleicht rückt die Person weiter weg und dennoch ist auf eine Weise, die für Sie passt, eine Verbindung wahrnehmbar. Lassen Sie diese vielfältigen Eindrücke eine Weile auf sich wirken.

Auch hier haben Sie wieder eine Stelle erreicht, wo eine Pause mehr bewirken kann, als gleich weiterzulesen. Wenn Sie mögen, schließen Sie bewusst die Augen und atmen ein paarmal tief in den Bauch. Holen Sie sich Ihre Eindrücke zum Wohlfühlabstand noch mal in die Sinne. Atmen, spüren. Dann holen Sie sich auch die Positionen Ihres Partners noch mal in die Sinne. Lassen Sie sich auch dafür ein paar Atemzüge Zeit. Beantworten Sie sich die Frage: Will ich jetzt weitermachen oder lieber eine Pause? Und dann tun Sie das. In den nächsten Schritten geht es um die Menschen aus allen anderen Personengruppen. Sie können diese alle zusammen da sein lassen. Sie können sich auch jede Personengruppe einzeln vorstellen. Eines ist wichtig: Ihr klarer Überblick, zu wem eine emotionale Nähe besteht und zu wem eher nicht.

7. Als Nächstes richten Sie den Blick auf Ihre Familie. Sie wissen um Ihren Wohlfühlabstand. Holen Sie sich die Mitglieder Ihrer Familie in die Sinne, die Ihnen wichtig sind. Auch wenn es verrückt klingen mag: Das können auch Verstorbene sein. Wie nah platzieren Sie die Ihnen wichtigen Mitglieder Ihrer Familie um sich? Wenden Sie sich bitte bewusst an jede einzelne Person. Begrüßen Sie sich auf angemessene Weise. Spüren Sie

wieder, wie sich das anfühlt. Gestalten Sie die Begrüßung so, dass Sie sich wohlfühlen. Erlauben Sie sich dafür bitte auch, wenn erforderlich, von eventuellen Gewohnheiten oder Normen abzuweichen. Kommen Sie dann mit der Person darüber ins Gespräch, weswegen diese Ihnen wichtig ist. Teilen Sie als Nächstes auf Ihre Weise mit, weswegen die Person auf der Position steht, auf der sie steht. Bedanken Sie sich anschließend für den Austausch. Finden Sie eine ebenso passende Form für die Verabschiedung. Dann nehmen Sie auf die gleiche Weise Kontakt mit der nächsten Person auf. Wenn Sie mit allen gesprochen haben, kommen Sie zurück zu sich und zu Ihrem Wohlfühlabstand.

Sie ahnen schon, was jetzt kommt. Genau, die Frage, ob nicht eine Pause passend wäre. Alles, was Sie sich bis hierhin bewusst angeschaut haben, findet sonst unterbewusst statt. Sich diese Verbindungen bewusst anzuschauen, kostet Energie und Zeit. Die Wirkung ist jedoch umso kräftiger, wenn Sie sich Zeit erlauben und nicht im ersten Durchgang durch alle Schritte rasen. Sie werden merken, mit jedem erneuten Durchgang werden Sie weniger Zeit benötigen, und zwar bei gleicher Intensität, weil Ihnen vieles klarer geworden ist.

8. So, wie Sie das für die Mitglieder Ihrer Familie gemacht haben, machen Sie das nun auch für Ihre Freunde. Beginnen Sie bitte auch hier wieder, indem Sie sich Ihres Wohlfühlabstandes bewusst werden. Gönnen Sie sich ein paar Atemzüge, um diesen zu spüren. Dann lassen Sie Ihre Freunde auftauchen, vielleicht gleichzeitig, vielleicht nacheinander. Auch hier ist es möglich, dass Sie bereits Verstorbene wieder begrüßen. Wie nah platzieren Sie Ihre Freunde um sich? Wenden Sie sich

wieder bewusst an jede einzelne Person. Begrüßen Sie sich auf angemessene Weise. Spüren Sie wieder, wie sich das anfühlt. Gestalten Sie die Begrüßung so, dass Sie sich wohlfühlen. Kommen Sie dann mit der Person darüber ins Gespräch, weshalb sie Ihnen wichtig ist. Gehen Sie vor wie bei Schritt 7 und teilen Sie der Person als Nächstes auf Ihre Weise mit, warum sie auf dieser Position steht. Bedanken Sie sich anschließend auf Ihre Weise für den Austausch. Nehmen Sie wieder auf die gleiche Weise Kontakt mit den weiteren Personen auf und kommen Sie anschließend zurück zu sich und zu Ihrem Wohlfühlabstand.

Vielleicht ist jetzt nicht nur die passende Gelegenheit für eine Pause. Vielleicht ist jetzt die passende Gelegenheit, das Telefon zu nehmen und einen Anruf zu machen, den Sie schon lange machen wollten. Oder es ist der passende Moment, sich auf andere Weise zu melden. Genießen Sie die Energie, die gerade spürbar ist.

9. In diesem Schritt geht es um die Arbeit, um die Kollegen. Beginnen Sie wieder mit Ihrem Wohlfühlabstand. Erlauben Sie sich, diesen bewusst zu spüren. Gehen Sie dann der Frage nach, wer alles zu Ihren Kollegen gehört. Und grenzen Sie anschließend ein, wer Ihnen davon besonders wichtig ist. Zu wem haben Sie nicht nur eine kollegiale, geschäftliche Verbindung, sondern auch eine emotionale Nähe? Wie nah platzieren Sie Ihre Kollegen um sich? Wenden Sie sich bitte auch hier wieder bewusst an jede einzelne Person und gehen Sie bei der Begrüßung und dem Gespräch genauso vor wie bei den Schritten 7 und 8. Wenn Sie mit allen gesprochen haben, kommen Sie zurück zu sich und zu Ihrem Wohlfühlabstand.

Herzlichen Glückwunsch! Sie haben sich die wichtigsten Verbindungen Ihrer sozialen Welt bewusst gemacht. Das war alles andere als leicht. Doch Sie haben damit einen klaren Überblick, wer in Ihrem Leben für Sie bedeutsam ist und weswegen.

10. Wie fühlt es sich an, diese Menschen um sich zu wissen? Es kann sein, dass es sich gut anfühlt. Es kann sein, dass es sich noch nicht vollständig gut anfühlt, beispielsweise weil es Konflikte oder Klärungsbedarf gibt. Gönnen Sie sich die Zeit, mit sich selbst zu klären, in welche Richtung Sie mit der jeweiligen Person wollen. Dann erlauben Sie sich auch fantasievolle Ideen, wie sinnvolle nächste Schritte in diese Richtung aussehen könnten. Dazu machen Sie sich bitte einige Notizen, um es auch schwarz auf weiß vor sich zu haben.

Wie schon während der Übung genannt, ist es empfehlenswert, wenn Sie die Übung nicht in einem Stück durchgehen. Jede der Personengruppen ist wichtig. Jede darf daher auch Zeit beanspruchen. Gehen Sie die Übung nach ein paar Monaten mal wieder durch und betrachten Sie Unterschiede, die Sie wahrnehmen. So können Sie bewusster mitgestalten.

Gestaltung sozialer Kontakte

Sie haben jetzt einen Überblick über Personengruppen, mit denen Sie im Kontakt stehen oder die Möglichkeit dazu haben. Sie sehen, die Liste ist recht lang geworden. Wie können wir also eine Form der Gestaltung finden, die möglichst viele Personen berücksichtigt, die Sie bereits kennen und die Sie in Zukunft noch kennenlernen?

Schauen wir uns dazu drei Gegensätze an: Nähe und Distanz, aktiv und passiv sowie intensiv und weniger intensiv. Beginnen wir bei Nähe und Distanz. Personen, die Ihnen nahestehen, können Sie sicherlich sofort benennen. Bei Personen, zu denen Sie schon immer eine Distanz hatten oder diese Distanz aufgebaut haben, wird die Suche meist schwerer. Doch unser Verstand neigt auch dazu, Distanz in unserem Kopf zu verankern. Vielleicht geht das Erinnern also dennoch leichter als zunächst gedacht. Eine weitere Orientierung bietet die Betrachtung aktiver und passiver Kontaktgestaltung. Ein einfacher Blick in Ihre Anrufliste, sowohl von Ihnen getätigter Anrufe als auch entgegengenommener Anrufe, hilft da schnell. Mit wem haben Sie aktiven Kontakt? Sind Sie eher der Typ für Kurznachrichten, dann schauen Sie dort nach. Ob WhatsApp, Social Media oder andere Nachrichtendienste, alle können Ihnen eine Historie zeigen. Nutzen Sie diese Möglichkeiten. So können Sie mit einfachen Mitteln herausfinden, mit wem Sie aktiven Kontakt haben und mit wem Sie eher passiv in Kontakt stehen. Aktiv meint, dass Sie auf die Person zugehen, Fragen stellen, sich mitteilen, Vorschläge machen. Passiv meint, dass andere sich bei Ihnen melden und Sie mal zusagen, mal absagen. Eine weitere Orientierung ist die Betrachtung von Kontakten nach Intensitäten. Es gibt Menschen, mit denen Sie vielleicht sehr wenig kommunizieren, aber wenn es so weit ist, sind sie sich sofort sehr nah. Unser Beispiel vom Freund am anderen Ende der Welt wäre ein Kontakt, der Ihnen räumlich nicht nahe ist, zu dem aber dennoch intensiver Kontakt besteht.

Haben Sie diese drei Perspektiven zur Orientierung einnehmen und Kontakte erinnern können? Diese drei Perspektiven richten die weitere Gestaltung aus.

Übung 2: Wichtige Personen

Tragen Sie in die Tabelle die Personen ein, die Ihnen in Ihrem Leben am wichtigsten sind. Wir haben ein erstes Beispiel aus dem Arbeitsbereich formuliert, welches Sie gern überschreiben können. Tragen Sie bitte ein, ob Sie der Person gegenüber eher eine emotionale Nähe oder eine Distanz fühlen. Notieren Sie auch, ob Sie in der Kontaktgestaltung eher aktiv oder eher passiv sind. Dann vermerken Sie noch, ob Sie mit der Person auch intensive Begegnungen hatten. Gehen Sie alle Personengruppen durch: Partnerschaft, Familie, Freunde, Kollegen, Bekannte.

Soziale Rolle	**Nähe / Distanz**	**Aktiv / Passiv**	**Intensiv / Nicht intensiv**
Rainer, Kollege	Nicht nahe	Aktiv	Nicht intensiv

Bitte behalten Sie diese Tabelle im Blick, wenn Sie die weiteren Abschnitte dieses Kapitels lesen. Wir gehen im Anschluss noch weiter darauf ein, welchen Einfluss die sozialen Kontakte in Ihrem Leben auf Sie und Ihre Entwicklung haben. Doch an dieser Stelle sind Sie herzlich eingeladen, sich inspirieren zu lassen, wie die hier genannten Personen Sie in Ihrer Entwicklung unterstützen und begleiten könnten. Gehen Sie dazu die Tabelle nochmals durch, mit folgenden Fragen:

- Wie könnten Sie die Person über Ihre Situation, Ihre Wünsche und Absichten informieren?
- In welcher Weise könnte die Person Ihnen behilflich sein?
- In welcher Weise könnten Sie die Person um Hilfe bitten?

Bitte fühlen Sie sich ermutigt, das hier Erarbeitete auch umzusetzen. Denn in den allermeisten Fällen gibt es wohlwollende Menschen in Ihrem Umfeld, die bereit wären, Sie zu unterstützen. Dazu müssen diese Personen jedoch von Ihnen informiert werden.

Gegenseitiger Einfluss im sozialen Miteinander

Wir wollen herausfinden, welchen Einfluss die Menschen in Ihrem Umfeld auf Sie haben und, umgekehrt, welchen Einfluss Sie auf diese Menschen haben. Sie werden schnell feststellen, dass diejenige Gruppe von Menschen den größten Einfluss auf Sie hat, die Sie im Miteinander als „intensiv" eingeteilt haben. Die Intensität Ihrer Beziehung ist dabei noch wichtiger als die Aktivität und die emotionale Nähe, auch wenn im idealen Fall alle drei Punkte zutreffen. Wenn Sie zurückdenken, werden Sie feststellen, dass es nicht sehr wichtig ist, ob eine intensive Begegnung gerade erst stattgefunden hat oder schon weit in der Vergangenheit liegt. Denken Sie nur an Ihre ersten Freundschaften, Ihre erste Liebe, die ersten Küsse, die erste Intimität. Sehr intensive Begegnungen haben einen VIP-Platz in Ihrem Langzeitgedächtnis. Dies wiederum können Sie als Ressource nutzen, um wieder und wieder Mut zu fassen.

Negative Einflüsse

In diesem Abschnitt gehen wir auf eine negative Wirkung aus Ihrem Umfeld ein, die eine Entwicklung verhindern kann. Es kann passieren, dass Sie auf Menschen treffen, die Sie in unangemessener Form kritisieren und somit Ihre Entwicklung blockieren. Diese Hürden gilt es zu meistern. Noch unangenehmer wird es, wenn Sie mit Menschen in Kontakt stehen, die vorgeben, Ihnen helfen zu wollen, aber dies absichtlich nicht tun. Warum sollte eine Person dies tun? Der Grund liegt darin, dass die Hilfe für einen hilfebedürftigen Menschen gesellschaftlich anerkannt ist. Die helfende Person wird also gesellschaftlich gelobt, woraus für sie ein Lebenssinn oder eine Lebensaufgabe entstehen kann. Um diesen Lebenssinn aufrechtzuerhalten, muss die bedürftige Person aber bedürftig bleiben. Dabei kann es auch der Fall sein, dass die bedürftige Person tatsächlich Hilfe erhält, aber nie so weit, dass sie keine Hilfe mehr benötigt. Dies nennt man „tertiären Krankheitsgewinn".

Wie erkennen Sie solche Menschen? Wenn eine Person Ihnen hilft, dann sollte dies offen, klar, fair, freundlich und wertschätzend erfolgen. Wird Ihnen stattdessen immer wieder erklärt, was Sie alles nicht können, dann seien Sie achtsam. Hilfe sollte dazu dienen, Sie aufzubauen und zu unterstützen. Nur dann ist es Hilfe!

An dieser Stelle möchten wir Ihnen noch eine Abschlussübung zum Thema der sozialen Rollen ans Herz legen.

Übung 3: Ihre sozialen Rollen

In dieser Übung geht es darum, dass Sie sich selbst Ihrer verschiedenen Positionen in Ihrer sozialen Welt bewusster werden. Es geht um die sozialen Rollen, die Sie selbst in Ihrem Leben erfüllen. Bestimmen Sie den Ort und die Zeit für diese Übung wieder so, dass Sie in aller Ruhe daran arbeiten können.

Schritt 1: Welche sozialen Rollen nehmen Sie ein?

Schreiben Sie auf, welche sozialen Rollen Sie im Moment einnehmen. Das können viele verschiedene Rollen zugleich sein: Partner, Ehepartner, Vater oder Mutter, Bruder oder Schwester bzw. weitere Rollen in der Familie. Für wen sind Sie Freund? Für wen sind Sie Kollege, Mitarbeiter oder Chef? Vielleicht sind Sie auch Mitglied in einem Sportverein und so weiter. Listen Sie alle Rollen auf, die Ihnen einfallen, und lassen Sie sich Zeit damit. Lassen Sie außerdem nach jeder Rolle ein paar Zeilen Platz, sodass Sie später Notizen hinzufügen können.

Schritt 2: Erwartungen, Verpflichtungen und Anforderungen

Nun gehen wir die von Ihnen festgehaltenen sozialen Rollen nacheinander durch. Schreiben Sie zu jeder Rolle auf, welche Erwartungen, Verpflichtungen oder Anforderungen mit dieser sozialen Rolle verknüpft sind. Fügen Sie zum Abschluss dieses Schrittes ein Kürzel hinzu, das beschreibt, ob diese Erwartungen, Verpflichtungen oder Anforderungen von Ihnen oder von anderen festgelegt wurden. Dementsprechend können die Kürzel beispielsweise „ich“ und „andere“ lauten. Erlauben Sie sich genügend Zeit für diesen Schritt. Sie tauchen damit tief in die Struktur Ihrer Werte, Überzeugungen und Glaubenssätze ein. Sie betrachten damit das Fundament für Ihr Handeln und Ihr Wohlbefinden. Allein schon die Klarheit über das, was Sie in der jeweiligen Rolle leitet, wirkt sich positiv auf Ihre Motivation, Vitalität und Lebensfreude aus.

Schritt 3: Gute und schlechte Rollen

Jetzt möchten wir Sie bitten, an Ihre Identität zu denken: Welche Dinge, Orte und Fähigkeiten fallen Ihnen ein, die Sie glücklich und zufrieden machen oder gemacht haben? Schauen Sie dann wieder die sozialen Rollen auf Ihrer Liste an. Welche dieser sozialen Rollen tun Ihnen gut, geben Ihnen Kraft, Freude und Energie? Malen Sie ein Herz hinter diese Einträge. Und welche dieser sozialen Rollen tun Ihnen nicht gut, nehmen Ihnen eher Kraft, Freude und Energie? Malen Sie einen Blitz oder eine dunkle Wolke hinter die entsprechenden Rollen. Die Rollen, die Ihnen guttun, sollten Sie beibehalten und vielleicht sogar weiter ausbauen. Die Rollen, die Ihnen eher Kraft, Freude und Energie nehmen, sollten Sie genauer betrachten. Wie können Sie diese umgestalten? Wie können Sie die Rolle abgeben, kurzfristig, mittelfristig, langfristig?

Erlauben Sie sich auch für diesen Schritt ausreichend Zeit. Es kann sein, dass Sie mit diesen Überlegungen und Notizen die Grundsteine für völlig neue Lebensentwürfe legen.

Schritt 4: Negative Emotionen loslassen

Wenn unangenehme Emotionen vorhanden sind, dann erlauben Sie sich für einen Moment, diese da sein zu lassen. Was immer dafür notwendig ist, erlauben Sie sich auch das für ein paar Atemzüge. Wenn Tränen oder Wut aufsteigen, ist das auch willkommen. Vor jeder Veränderung steht die Anerkennung dessen, was jetzt gerade ist. Wenn eine soziale Rolle gerade einen Blitz oder eine dunkle Wolke von Ihnen bekommen hat, dann ist das im Moment so. Das lässt sich nicht sofort ändern. Erlauben Sie sich, es für den Moment zu akzeptieren. Im Übungsbuch finden Sie unter dem Stichwort „Innenwelt – Denken" eine Übung, die Ihnen helfen kann, mit den unangenehmen Emotionen konstruktiv umzugehen und Ihre Überzeugungen hilfreich auszurichten.

Statt in die Verzweiflung weiterzugehen, erlauben Sie sich kreative Ideen, wie eine wünschenswertere Zukunft für Sie aussieht. Nutzen Sie dazu all Ihre Erkenntnisse aus dem Kapitel „Veränderung und Entwicklung". Das heißt, Sie können die Übung gern hier unterbrechen oder diesen Aspekt offenlassen. Dann beschäftigen Sie sich allgemein mit dem Thema „Veränderung und Entwicklung". Anschließend kehren Sie zu dieser Übung oder diesem Schritt zurück. Sie schaffen das.

Schritt 5: Erkenntnisse nutzen

Sie kennen jetzt den Wert von sozialen Beziehungen. Nutzen Sie diese neuen Fähigkeiten! Erstellen Sie in diesem Schritt bitte eine Liste mit Ihren Prioritäten in Ihrem sozialen Leben:

- Welche Rolle ist Ihnen besonders wichtig und erfüllt Sie zugleich?

- Welche Rolle ist wichtig, macht Sie aber nicht glücklich?
- Welche Rollen füllen Sie aus, obwohl diese keine tiefere Bedeutung für Sie haben?

Setzen Sie Ihre neuen Fähigkeiten ein, um sich darüber klar zu werden, welcher sozialen Rolle Sie mehr Bedeutung in Ihrem Leben geben möchten und von welcher Sie sich trennen möchten. Ist eine Trennung nicht angebracht, dann formulieren Sie für sich, wie Sie diese soziale Rolle umgestalten könnten, damit Sie mehr Erfüllung darin finden. Denn Sie haben die wunderbare Möglichkeit, Ihre sozialen Rollen zu ändern: weg von einer Rolle oder hin zu dieser. Das kann auch die Art und Weise sein, wie Sie diese Rolle ausfüllen. Hierbei kann Ihnen die Klarheit über Ihr „Warum" helfen, Ideen für Veränderungen zu entwickeln und umzusetzen. Es ist immer empfehlenswert, dass Sie sich mit den Personen, die Ihnen emotional nahe sind und zu denen Sie eine intensive Beziehung pflegen, zusammentun und gemeinsam nach Gestaltungsmöglichkeiten suchen. Diese Personen kennen Sie, und Sie schätzen deren Impulse. Nutzen Sie diesen Schwung, um eine positive Veränderung zu beginnen. Es ist Ihre Reise. Starten Sie jetzt damit!

Danke für Ihre Mitarbeit an dieser wichtigen Übung!

Familie als sozialer Kontakt

Im vorherigen Kapitel haben Sie viel Wissenswertes über die sozialen Rollen in Ihrem Leben lernen können. Sie haben erfahren, wie Sie die besonders intensiven Kontakte nutzen können, um positive Veränderungen in Ihrem Leben auf den Weg zu bringen. Außerdem ist Ihnen nun nochmals klarer, dass Sie sich von negativen Rollen lösen sollten, die Ihnen Energie entziehen und Sie nicht vorwärtsbringen. Innerhalb der sozialen Kontakte nimmt die Familie eine besondere Rolle ein. Deshalb widmen wir dieser ein eigenes Kapitel.

Was wissen Sie nach diesem Kapitel?

In diesem Kapitel erfahren Sie, dass sie in der Lage sind, schier Unmögliches zu erreichen, und dass Sie dies sogar bereits unter Beweis gestellt haben. Sie lernen auch, weswegen uns unsere Kindheit und Jugend so stark prägt. Abschließend geht es darum, wie Sie sich auf hilfreiche Weise mit Ihrer Familiendynamik beschäftigen können.

Fallbeispiel: Lena, 28

Lena hatte in ihrer Kindheit und Jugend sehr damit zu kämpfen, dass sie jedes Mal, bevor sie ein Stück wuchs, an Gewicht zulegte. Ihr Vater fand es lustig, sie „Pummelchen" zu nennen. Zudem hatte er die Angewohnheit, in der dritten Person von Lena zu sprechen. Ein typischer Satz von ihm lautete: „Was hat unser Pummelchen denn heute wieder gemacht?" Als Lena in die Pubertät kam, wurde deutlich, dass ihre Mutter ihr gegenüber Neid entwickelte. Denn Lena war attraktiv. Schon in ihrer Kindheit verhielt sich ihre Mutter nicht sonderlich unterstützend. Lena erinnert sich an einen typischen Satz ihrer Mutter, wenn sie etwas Neues ausprobierte und es ihr nicht gleich gelang: „Na, hast du wieder versucht, schlau zu sein?" Über die Jahre führte das dazu, dass Lenas Selbstwertgefühl deutlich unterentwickelt war. Obwohl sie nach objektiven Maßstäben attraktiv war, fühlte sie sich überhaupt nicht so. Und jedes Mal, wenn sie vor neue Aufgaben und Herausforderungen gestellt wurde, hörte sie innerlich die Stimme ihrer Mutter. Dann hatte Lena augenblicklich Angst zu scheitern. Daraus folgte, dass Lena lange Zeit weit hinter ihren Möglichkeiten zurückblieb.

Diese innere Zerrissenheit führte Lena schließlich in die Therapie. Einerseits hatte sie das Gefühl, dass sie mehr in ihrem Leben erreichen könnte, andererseits bemerkte sie aber auch, dass ihre inneren Zweifel sie zurückhielten. Erst als es ihr gelang, die Ursachen dieser Zweifel zu erkennen, und sie eine neue Position für sich bezog, fühlte sich ihr Leben insgesamt leichter und freudiger an.

Schlussfolgerung aus dem Fallbeispiel:

Es ist nicht leicht, die Prägungen unserer Kindheit zu hinterfragen. Es kann sogar Angst machen. Aber als Erwachsene können wir uns trauen und in den Spiegel schauen. Was sehen wir? Wen sehen wir?

Sie stehen im Zentrum Ihres Lebens. Doch um im Leben anzukommen, benötigen wir Begleitung. Dies ist in den allermeisten Fällen unsere Familie. Bis zur Pubertät geschehen in jeder individuellen Entwicklung viele Ereignisse.

All die Erfahrungen, die Sie bis zur Pubertät gemacht haben, prägen Sie. Das hat Einfluss auf Ihr gegenwärtiges wie zukünftiges Erleben und auf Ihr Verhalten in der Welt. Beginnen wir mit einer äußerst positiven Nachricht. Wenn Sie diese Zeilen lesen, haben Sie sich gegen mehrere Millionen Mitbewerber durchgesetzt. Nur so konnten Sie geboren werden. Der genetische Anteil, den Ihr Vater zu ihrer Entstehung beigesteuert hat, hat sich zusammen mit mehreren Millionen anderen Spermien auf den Weg gemacht, sich mit dem genetischen Anteil zu verschmelzen, den Ihre Mutter zu Ihrer Entstehung beigesteuert hat.[14] Nur Sie hatten das nötige Glück, das richtige Timing und die notwendige Stärke, diese Verschmelzung zu vollbringen. Wenn Sie also an sich zweifeln sollten, erinnern Sie sich, dass Ihnen schon einmal schier Unmögliches gelungen ist. Sonst wären sie nicht hier.

Die erste Prägung

Mit dem Schwangerschaftseintritt beginnt der Körper zu wachsen. Bis ans Ende des Lebens werden unzählige Zellen erneuert. Selbst das Nervensystem passt sich im Laufe des Lebens unzählige Male an. Die ersten Anpassungen unseres Nervensystems sind gleichzeitig sehr grundlegende Anpassungen. Wir lernen die Welt kennen und beginnen, uns darin zu bewegen. Dies geschieht durch die Interaktion mit den ersten wichtigen Menschen in unserem Leben: den Eltern. Die ersten Jahre dieser Reise verliefen unterbewusst. Machen Sie hierzu einen kleinen Test: Was sind Ihre ersten eigenen Erinnerungen? Dabei geht es nicht um rekonstruierte Eindrücke, gespeist von Fotos oder Erzählungen, sondern um Ihre ersten Erinnerungen. Aus welchem Alter stammen diese Erinnerungen in etwa?

In der therapeutischen Praxis zeigt sich, dass die Antworten in einem Bereich zwischen dem zweiten und dem fünften Lebensjahr liegen. Auch wenn wir uns an vieles davor und auch danach nicht bewusst erinnern können, war es dennoch prägend.

Der Lernprozess

Die Verbindungen innerhalb einer Familie sind die dauerhaftesten Beziehungen im Leben eines Menschen. Sie beginnen mit der Schwangerschaft und überdauern selbst den Tod. Diese gewichtigen Gründe machen es unumgänglich, sich mit seiner Familie auseinanderzusetzen. Die Bedeutung der familiären Verbindungen wird insbesondere bei den Menschen deutlich, die Eltern oder Geschwister nie kennengelernt haben. Aus den Gesprächen mit Menschen, die so groß geworden sind, geht hervor, dass sich dadurch auf mentaler Ebene enorme Herausforderungen für die Definition der eigenen Identität ergeben. Auf emotionaler Ebene geht dies mit dauerhaft starken und in der Regel als unangenehm erlebten Reaktionen einher. Doch Sie sind gewachsen. Und damit kam mehr und mehr eigene Verantwortung in Ihr Leben. Zunächst war es die Verantwortung, das in der Schule Gelernte so weit wiedergeben zu können, dass die Tests und Klausuren bestanden wurden. Vielleicht kamen später auch Arbeiten in der Wohnung oder dem Haus dazu. Dann der erste Ferienjob als erste Verantwortung für den Umgang mit Geld.

Heute sind Sie wahrscheinlich in vielen Verantwortungsbereichen gleichzeitig tätig, sowohl beruflich als auch privat. Diese ganzen Herausforderungen haben Sie gemeistert, weil Sie dazugelernt haben!

Was ist wichtig, um zu lernen? Eine hohe emotionale Beteiligung, Strukturen und Wiederholungen sind das VIP-Ticket zum Langzeitgedächtnis. Damit sind wir mitten in der Familiendynamik, in der Sie aufgewachsen sind und die Sie, ob Sie wollten oder nicht, auch verinnerlicht haben. Das liegt daran, dass diese Dynamiken hochemotional waren, in bestimmten Situationen regelmäßig vorgekommen sind und die Rollen darin ziemlich klar verteilt waren. Schon diese Zeilen allein haben mit hoher Wahrscheinlichkeit dazu geführt, dass Ihnen spontan Bruchstücke von Situationen aus Ihrer Kindheit und Jugend wieder eingefallen sind, an die Sie vielleicht seit Jahrzehnten nicht mehr gedacht haben. Sollte das noch nicht der Fall gewesen sein, wird es wahrscheinlich recht bald eintreten. Und das ist gut so. Denn es zeigt Ihnen in Ausschnitten, was Sie in unangenehmer und angenehmer Weise beeinflusst hat, Ihren Weg im Leben zu finden und zu gehen.

Der Aufbau von Beziehungen

Ein wesentlicher Meilenstein in der Entwicklung jedes Menschen ist das Empfinden von Sicherheit und Geborgenheit. Insbesondere in den ersten Lebensjahren ist es das zentrale Entwicklungsthema.[15] Damit wird der Grundstein dafür gelegt, wie Sie Ihre Beziehungen zu anderen Menschen gestalten. Das können sichere, stabile Beziehungen sein, unsichere und unentschlossene Beziehungen oder auch völlig chaotische Beziehungen.[16] Es geht hierbei nicht darum, Schuldige zu finden. Stattdessen möchten wir verdeutlichen, wie bedeutsam es ist, sich – in einer förderlichen Weise – mit den Beziehungsmustern und prägenden Erlebnissen aus der Kindheit und Jugend zu befassen. Klarheit und Gelassenheit gegenüber den Beziehungsdynamiken in Ihrer Familie erlauben Ihnen mehr Freiraum in der Gestaltung sowohl Ihrer aktuellen als auch Ihrer zukünftigen Beziehungen. Sie sind das Kind Ihrer Eltern. Ihre Eltern wiederum hatten auch Eltern, die Sie als Großeltern kennengelernt haben. Für die Erziehung von Kindern gibt es keine Ausbildung. Jede Mutter und jeder Vater tastet sich dabei so gut es geht voran. Dabei wird unweigerlich auf die Erfahrungen zurückgegriffen, die man selbst als Kind gemacht hat. Die Art und Weise, wie Ihre Eltern mit Ihnen umgegangen sind, ist Spiegel dessen, wie Ihre Großeltern mit Ihren Eltern in deren Kindheit umgegangen sind. Natürlich ist nicht alles gleich, doch es ist auch nicht komplett unterschiedlich.

Prägung über Generationen hinweg

Jedes Verhalten innerhalb einer Familie wurde stark geprägt von sozialen Regeln, die innerhalb einer Epoche gelten. Rufen Sie sich dazu mit den folgenden Fragen in Erinnerung, wovon die Zeiten geprägt waren, zu denen Ihre Großeltern jung gewesen sind:

- Wann waren Ihre Großeltern in ihren Zwanzigern? Grenzen Sie den Zeitraum ein: Waren es die ersten Jahrzehnte des 20. Jahrhunderts? Oder die Kriegsjahre mit all dem Leid und den Entbehrungen?
- Was waren die herausragenden Themen in diesem Zeitraum?
- Gab es in der Region oder dem Land, aus dem Ihre Großeltern stammen, besondere Bedingungen zu dieser Zeit?

Wenn Sie sich vielleicht auch Daten und Fakten zu dieser Epoche angesehen haben, werden Ihnen möglicherweise einige Dinge klarer – zum Beispiel, woher die Einstellungen

Ihrer eigenen Eltern kamen. Denn diese wurden ja wiederum von deren Eltern geprägt.

Ich – Torsten – kann mich noch gut daran erinnern, dass alle Teller leer gegessen werden mussten. Das war eine eiserne Regel. Von meinen Eltern aufgestellt und durchgesetzt. Wenn ich daran denke, dass meine Großeltern im Krieg gelebt haben und auch Hungersnöte durchmachen mussten, verstehe ich besser, woher diese Regel stammt. Meine Großmutter erzählte gern von den nächtlichen Ausflügen aufs Land, um heimlich ein paar Kartoffeln von einem Feld zu stehlen. Das waren Schätze! Selbst die Schalen wurden zu einer Suppe gekocht.

Vielleicht hat sich die Art und Weise, wie die Bedürfnisse gestillt werden, etwas oder deutlich geändert. Im nächsten Schritt können Sie die gleichen Fragen für Ihre Eltern beantworten:

- Wann waren Ihre Eltern in ihren Zwanzigern? Diesen Zeitraum können Sie sicherlich leicht festlegen.
- Welche Themen waren damals besonders wichtig? Atomkraft? Wirtschaftswachstum? Vietnamkrieg?
- Gab es in der Region, aus der Ihre Eltern stammen, besondere Herausforderungen?

Wir lassen Ihnen hier bewusst ein paar Zeilen Platz, damit Sie sich Notizen machen können. Wie immer können Sie Ihre Notizen auch gern in Ihr Tagebuch schreiben.

Zum Schluss dieser kleinen Zwischenübung können Sie in zwei Sätzen aufschreiben, was Ihren Eltern und Ihren Großeltern sehr wichtig war. Vielleicht fallen Ihnen unterschiedliche Dinge ein, je nachdem ob es Situationen waren, die Ihre Eltern bzw. Großeltern sehr gefreut haben, oder Situationen, in denen sie besorgt oder verärgert waren.

Vielleicht stellen Sie dann fest, dass die Bedürfnisse Ihrer Eltern und Großeltern gar nicht so verschieden von Ihren eigenen Bedürfnissen sind. Nur die Art und Weise, wie die Bedürfnisse gestillt werden, hat sich teils deutlich geändert.

Der Kern der Dinge

Bei der Beschäftigung mit dem Thema Familie geht es im Kern um drei Dinge: Reflexion, Vergebung und Dankbarkeit. Bei der *Reflexion* geht es darum, Unterbewusstes bewusst zu machen, sich zu erinnern und so die jeweiligen Situationen sowie den damals vorherrschenden Zeitgeist mitzuberücksichtigen. Dies ist der rational-sachliche Aspekt, die Denkaufgabe. Die Zwischenübungen in diesem Kapitel können Ihnen bei dieser Aufgabe helfen, sodass Sie die Einstellungen Ihrer Familie rein rational verstehen lernen können.

Die Herzaufgabe liegt darin, unangenehme Situationen anzuschauen und *Vergebung* zu üben. Wenn ein Vergeben nicht möglich ist, dann liegt die Aufgabe darin, sich davon auf gesunde Weise zu distanzieren. Das kann ein großer Unterschied sein. Eine gesunde Distanzierung bezeichnet einen emotionalen Abstand zum Erlebten, ohne das Erlebte zu verdrängen. Dafür ist Vergebung nicht erforderlich. Biologisch sind wir nun einmal aus dem Erbgut unserer Eltern entstanden. Wenn Ihre Eltern unsicher im Umgang mit Ihnen waren, dann haben sie dieses Argument vermutlich auch eingesetzt, um Sie zu etwas zu bewegen, was Sie eigentlich nicht wollten. Sie kennen sicherlich diesen berühmt-berüchtigten Satz: „Solange du deine Füße unter meinen Tisch stellst, machst du, was ich dir sage!" Sie wissen instinktiv, dass keine Person außerhalb Ihrer Familie so mit Ihnen reden dürfte. Dann würden Sie sofort eine räumliche Distanz aufbauen. Denn Sie wüssten, dass die Akzeptanz dieses Verhaltens kurz- und langfristig nicht gut für Sie wäre. Aber bei Ihren Eltern fällt es Ihnen sicherlich nicht leicht, eine Distanz aufzubauen. Deshalb ein kurzer Rat: Ihre mentale Gesundheit ist wichtiger als Ihre Eltern!

Sie sind verantwortlich für Ihr Leben. Ihre Eltern sind verantwortlich für deren Leben. Erhalten Sie von Ihren Eltern Unterstützung bei der positiven Veränderung hin zu mehr mentaler Gesundheit, dann ist das toll. Bieten Ihre Eltern Ihnen keine Unterstützung, dann empfehlen wir Distanz. Zumindest so lange, bis Sie wieder fest im Leben stehen und eine gute Widerstandskraft – auch Resilienz genannt – aufgebaut haben. Der andere Teil der Herzaufgabe besteht darin, die angenehmen Situationen anzuschauen, wertzuschätzen und dafür *Dankbarkeit* zu empfinden. Das ist der beste Teil, wirklich! Und es wird Sie wundern, wie viele tolle Erinnerungen Sie haben. Fangen Sie diese Reise erst einmal an, ist das wie beim Domino: Fällt der erste Stein, fallen auch die anderen. Vielleicht müssen Sie sich wirklich konzentrieren, um die allererste Erinnerung aufleben zu lassen. Aber wenn das einmal gelungen ist, werden weitere folgen. Dann kommt es unweigerlich zu Aussagen wie „Weißt du noch, als ...?". Auf diese Weise erinnern wir uns an Situationen, für die wir dankbar sind.

Halten Sie nun bitte kurz inne. Notieren Sie stichpunktartig zumindest eine angenehme Situation mit Ihrer Mutter, an die Sie sich erinnern, und eine mit Ihrem Vater:

Zum Abschluss dieses Kapitels möchten wir Ihre neu gewonnenen Einsichten mit einer Übung zu den eben genannten drei Aspekten stärken.

Übung: Selbstreflexion, Vergebung und Dankbarkeit

Für diese Übung sollten Sie eine Zeit finden, die Sie in Ruhe und ganz für sich gestalten können. Begeben Sie sich an einen Ort, an dem Sie sich wohlfühlen. Legen Sie Ihren Notizblock oder Ihr Tagebuch bereit und machen Sie es sich bequem. Nehmen Sie ein paar tiefe Atemzüge. Sind Sie ganz bei sich? Dann fangen wir an.

Schritt 1: Reflexion – Aussagen Ihrer Eltern und Großeltern

Denken Sie an Ihre Kindheit zurück. Lauschen Sie in sich hinein und beantworten Sie dann die folgenden Fragen. Notieren Sie pro Frage 1 bis 3 Aussagen:

- Was sind typische Aussagen Ihrer Mutter?
- Was sind typische Aussagen Ihres Vaters?
- Was sind typische Aussagen Ihrer Großeltern?

Schritt 2: Reflexion – Verhaltensweisen Ihrer Eltern und Großeltern

Bleiben Sie in Ihrer Kindheit und notieren Sie auch zu den folgenden Fragen jeweils 1 bis 3 Antworten:

- Was sind typische Verhaltensweisen Ihrer Mutter?
- Welche dieser Verhaltensweisen haben Sie als unterstützend empfunden? Sie können dies direkt bei den Verhaltensweisen kennzeichnen oder extra aufschreiben.

- Welche dieser Verhaltensweisen haben Sie als unangenehm empfunden?
- Was sind typische Verhaltensweisen Ihres Vaters?
- Welche dieser Verhaltensweisen haben Sie unterstützt? Sie können dies direkt bei den Verhaltensweisen kennzeichnen oder extra aufschreiben.
- Welche dieser Verhaltensweisen haben Sie als unangenehm empfunden?

Schritt 3: Reflexion – Gegenwart

Denken Sie jetzt bitte an die Gegenwart und Ihr Verhalten. Wenn Sie selbst Kinder haben, dann denken Sie an Ihren Umgang mit Ihren Kindern. Haben Sie keine Kinder, dann denken Sie bitte an Ihren Umgang mit anderen sozialen Kontakten und an das Feedback, das Sie von diesen Kontakten erhalten haben. Beantworten Sie nun folgende Fragen und notieren Sie jeweils die für Sie richtige Anzahl:

- Welche der angenehmen Verhaltensweisen Ihrer Eltern erkennen Sie bei sich wieder?
- Welche der unangenehmen Verhaltensweisen Ihrer Eltern erkennen Sie bei sich wieder?
- Was machen Sie komplett anders, als Ihre Mutter oder Ihr Vater es in bestimmten Situationen getan hat?

Schritt 4: Vergebung

Nehmen Sie nun noch einmal Ihre Notizen zu den unangenehmen Verhaltensweisen Ihrer Eltern zur Hand. Lesen Sie – am besten laut – jede unangenehme Verhaltensweise vor. Setzen Sie die Zeit, in der Ihre Eltern so gehandelt haben, in ein Verhältnis mit deren Verhalten. Vergeben Sie die Handlungen, die Ihnen damals unangenehm waren. Sagen Sie es. Vielleicht möchten Sie es leise und nur für sich sagen, vielleicht sprechen Sie es laut aus. Sie spüren, was Ihnen guttut. Versuchen Sie nun, jede einzelne Handlung zu vergeben. Wenn dies nicht oder noch nicht möglich ist, so ist das auch in Ordnung. Dann überspringen Sie diesen Schritt. Vielleicht kehren Sie später hierher zurück. Wenn Vergeben für Sie möglich ist, dann bleiben Sie für einen Moment in dieser Stimmung des Vergebens. Atmen Sie ein, atmen Sie aus.

Schritt 5: Dankbarkeit

Zum Abschluss möchten wir Sie bitten, die Notizen mit den angenehmen Verhaltensweisen Ihrer Eltern zur Hand zu nehmen. Denken Sie wieder an die Zeit zurück, in der Ihre Eltern so gehandelt haben. Bedanken Sie sich für jede einzelne positive Handlung Ihrer Eltern – ob leise für sich oder laut ausgesprochen. Wenn Sie das Gefühl haben, dass Sie dadurch glücklicher werden, nutzen Sie diesen Anlass gern, um Ihre Mutter und/oder Ihren Vater anzurufen und sich persönlich zu bedanken. Das ist keine Pflicht. Es ist zunächst auch ausreichend, wenn Sie die Dankbarkeit spüren. Bleiben Sie so lange in diesem Gefühl der Dankbarkeit, wie Sie es für richtig und gut empfinden. Erinnern Sie sich an die schönen Momente zurück, in denen Ihre Eltern gute Dinge getan oder positive Worte an Sie gerichtet haben. Verweilen Sie in diesen Erinnerungen. Lassen Sie Ihre Gefühle zu.

Vielen Dank!

Kommunikation und Motivation

Wenn Sie in diesem Kapitel angelangt sind, können Sie vielleicht schon gut einschätzen, wie Sie im Moment mental aufgestellt sind. In den vorangegangenen Abschnitten haben Sie sich ausführlich mit Ihren sozialen Kontakten beschäftigt. An dieser Stelle geht es nun um einen grundlegenden Bereich des sozialen Miteinanders: die Kommunikation. Diese hat nicht nur Einfluss auf unsere Beziehungen zu anderen, sondern in entscheidendem Maße auch auf unsere persönliche Motivation.

Was wissen Sie nach diesem Kapitel?

In diesem Abschnitt erfahren Sie, wie Kommunikation aufgebaut ist und wie Sie diese Prinzipien bestmöglich für sich nutzen können, insbesondere in schwierigen Gesprächen. Sie erfahren auch, weswegen es so wichtig ist, worauf Sie Ihr Augenmerk in ganz alltäglichen Situationen legen. Denn diese Ausrichtung beeinflusst Ihr weiteres Denken, Verhalten und Erleben.

Wir gehen auch auf den automatisch ablaufenden Prozess der Selbstgespräche und Selbstbewertungen ein. Sie lernen Möglichkeiten, diesen Prozess bewusst auszuführen und zu Ihrem Wohlbefinden zu gestalten. Abschließend geht es um die Bedürfnisse, die jeder Kommunikation zugrunde liegen und Sie bewusst oder unbewusst in jeder Situation motivieren oder auch demotivieren. Dieses Wissen kann Ihnen eine Hilfe bei der aktiven Gestaltung Ihrer mentalen Gesundheit sein.

Fallbeispiel: Henry, 55

Henry war sein Leben lang stolz darauf, dass er in jeder Situation – egal ob beruflich oder privat – sachlich bleiben konnte. Er war klug, interessiert und sehr gut darin, Sachverhalte zu analysieren. In seinen Augen hat er immer gute Lösungen gefunden. Was ihm im Alltag jedoch Schwierigkeiten machte, war der Umgang mit den Emotionen anderer Personen. Mit traurigen Menschen oder gar Tränen kam er nicht zurecht.

Als die Beziehung zu seiner Frau zu zerbrechen drohte und seine Kinder Distanz zu ihm hielten, entschied sich Henry für ein Coaching. Eine gewisse Distanz zu seinen Kindern war schon vorhanden, als sie noch im gleichen Haushalt wie Henry lebten. Doch jetzt, wo sie auf eigenen Beinen standen, hatte sich die Distanz sprungartig vergrößert. Im Laufe des Coachings erkannte Henry für sich, dass er emotionale Zustände als „Störfaktor" seiner logischen Abläufe betrachtet. In seinem Elternhaus wurde größter Wert auf Sachlichkeit gelegt und auch in seiner beruflichen Entwicklung wurde diese Haltung gefördert. Er erkannte auch, dass seine größte Motivation in der Sicherheit lag. Er war stets um Kontrolle, Planbarkeit und damit auch Sicherheit bemüht. Als seine Kinder in die Pubertät kamen, wurden die familiären Konflikte immer größer. Über viele unschöne Situationen wurde nicht gesprochen. In der Therapie lernte Henry, die Unterschiede zwischen seiner Motivation und der Motivation seiner Frau sowie der gemeinsamen Kinder zu verstehen. Da ihm die Familie sehr wichtig war, entschied er sich für den Prozess der Veränderung und lernte eine neue Ausdrucksweise für seine Emotionen. Das sorgte für eine gute Balance in der Kommunikation innerhalb der Familie.

Heute gelingt es ihm, die Ebenen der Kommunikation im Blick zu behalten. Er kann dies mittlerweile so gestalten, dass auch seine Kinder wieder Freude daran haben, mit ihm Herausforderungen zu besprechen und zu meistern.

Schlussfolgerung aus dem Fallbeispiel:
Ob wir wollen oder nicht, wir kommunizieren immer, selbst wenn wir nicht anwesend sind. Die Basis jeder gelungenen Kommunikation ist die emotionale Haltung zum Gesprächspartner.

Kommunikation – wie wir uns begegnen

Die Kommunikation zwischen Menschen findet mit allen Sinnen statt. Dabei betrachten wir einige Menschen länger und intensiver als andere. Manchmal ist es die Kleidung, die uns fasziniert. Auch Sie selbst wählen einen bestimmten Kleidungsstil, wenn Sie privat mit Menschen kommunizieren. Ihr Kleidungsstil drückt etwas über Sie als Person aus. Schon dadurch können Sie eine Verbindung und eine Form der Intensität mit einem anderen Menschen erreichen, oder genau das Gegenteil. So entsteht schnell ein erster Eindruck von einer anderen Person. Dieser Eindruck ist wiederum von unseren Erfahrungen, Werten und Überzeugungen geprägt.

Wichtig ist auch, wie ein Mensch sich mündlich und schriftlich ausdrückt. Dabei kommt es anfänglich nicht so sehr darauf an, ob in der Kommunikation bereits die Einstellungen, Werte und Interessen wiedergegeben werden. In der tatsächlichen Kommunikation in Wort oder Schrift führt das dazu, dass manche Sätze uns entweder ausgelassen lachen lassen oder uns in Rage versetzen. Und da Sie mit allen Sinnen kommunizieren, wissen Sie, dass Sie manche Personen einfach nicht riechen können, andere dagegen schon. Auch das Fühlen spielt in der Kommunikation eine große Rolle. Manchmal werden Sie in einem Gespräch unabsichtlich oder absichtlich berührt. Der berühmte Klaps auf die Schulter zum Beispiel. Dabei bemerken Sie sofort, ob Ihnen das angenehm oder unangenehm ist. Manche Berührungen sorgen dafür, dass das Erlebnis mit dieser Person noch stärker in Erinnerung bleibt. Unangenehme Berührungen lassen die gesamte Kommunikation in einem schlechten Licht erscheinen, während angenehme Berührungen uns über manches Gesagte hinwegsehen lassen. Wenn uns die Person sympathisch ist, dann finden wir auch deren Ansichten interessant, selbst wenn diese anders als unsere Ansichten sind. Selbst der Geschmack spielt in der Kommunikation eine Rolle. Dabei muss es nicht gleich ein Kuss sein. Schon die Auswahl des Essens in einem Restaurant beeinflusst die Kommunikation mit einer Person. Bestellt die nette Kollegin ein Gericht, das Sie selbst abstoßend finden, wirkt sich das auf die Kommunikation aus.

Wir teilen uns also mit allen Sinnen mit und empfangen auch mit allen Sinnen. Sie sehen, die Kommunikation ist ein großes und spannendes Feld!

Das Gespräch als direkte Kommunikation

Von besonderer Bedeutung für eine gute Kommunikation ist das Gespräch. Eine gute Kommunikation bringt Sie vorwärts und gibt Ihnen Möglichkeiten zur Entwicklung. In einem Gespräch wird immer auf verschiedene Weise kommuniziert – auf verschiedenen Kanälen. Genauer wirken drei Kanäle zusammen und lassen eine Mitteilung glaubhaft erscheinen oder auch nicht.

Der erste Kanal ist das *gehörte Wort*. Allein betrachtet ist ein Wort nur ein Wort. Es ist sachlich. Es sagt genau aus, um was oder wen es geht. Andere Menschen können es genauso hören, wie es gesagt wurde. Es ist also objektiv. Doch das *gesprochene Wort* kann ganz anders gemeint sein. Die Bedeutung von Worten wird maßgeblich durch die Art und Weise definiert, *wie* sie gesprochen werden. Wie in der Musik sind es die Betonung, die Stimmlage und die Sprechpausen, die dem Wort eine Bedeutung geben und diese verstärken oder abschwächen. Auch Geräusche teilen eine Bedeutung mit. Ob als Brummen, Summen, Zwitschern oder Pfeifen – je nach Kontext und Betonung teilen Geräusche manchmal mehr mit als gesprochene Worte. In der Literatur wird dies als paraverbal bezeichnet.[17] Dann sind da noch Augenausdruck und -bewegung, Blickrichtung, Gesichtsausdruck, Bewegungen der Gesichtsmuskulatur und des ganzen Körpers sowie die Körperhaltung: die Mimik und Gestik. Das gesprochene Wort wird also durch die Stimmlage sowie die Mimik und die Gestik untermauert oder infrage gestellt.

Sie kennen vermutlich Situationen, in denen Ihnen jemand aufrichtig beteuert, die Wahrheit zu sagen. Dabei schaut er aber nach unten, lässt den Kopf hängen, hat die Hände hinter dem Rücken oder in den Hosentaschen und tritt unruhig auf der Stelle. Obwohl diese Person eine eindeutige Aussage macht, wird Ihnen Ihr Bauchgefühl raten, diese Aussage anzuzweifeln.

Die 2 Ebenen der Kommunikation

Kommunikation ist der Weg, über den wir alles, was in unserem Leben von Bedeutung ist, austauschen. Hierbei besteht jeder Weg im Grundsatz aus zwei Ebenen. Die erste Ebene ist der Weg selbst. Dieser kann holprig sein oder auch Löcher haben. Er kann aber auch stabil und fest sein. Diese Ebene ist die *Beziehungsebene*. Sie ist zugleich unser Fundament. Die zweite Ebene ist das, was auf diesem Weg transportiert wird. Damit ist die zweite Ebene die *Sachebene*. Denn das, was wir transportieren möchten, sind Sachverhalte in Form von Worten und Formulierungen.

Die Beziehungsebene als Fundament

Die erste Ebene beschreibt, wie wir etwas transportieren möchten. Sie wird bestimmt durch unsere Beziehung zu unserem Gegenüber. Wichtig ist dabei die Frage, wie Ihre Verbindung zu der anderen Person ist. Greifen Sie dabei ruhig auf das Kapitel „Soziale Kontakte" zurück. Darin konnten Sie viel über Nähe und Distanz lesen. Und auch darüber, wie Sie die Beziehungen zu anderen Menschen im Moment einschätzen und dass es hilfreich sein kann, diese Beziehungen neuzugestalten.

Je nach dem Zustand Ihrer Beziehung zu Ihrem Gegenüber kann die Beziehungsebene eher einer löchrigen Hängebrücke ähneln oder auch eine topmoderne Hochgeschwindigkeitsstrecke darstellen. Es liegt an Ihnen, diesen Weg im momentanen Zustand zu betrachten und dann zu entscheiden, ob Sie ihn neugestalten möchten. Wir helfen Ihnen mit diesem Buch gern bei der Neugestaltung, sofern Sie dies wünschen!

In diesem Zusammenhang möchten wir noch einmal betonen, warum es wichtig und hilfreich für Sie sein kann, den Weg der Kommunikation neuzugestalten:

Alles, was Sie im Leben mit anderen Menschen austauschen, werden Sie auf dem Weg der Kommunikation austauschen.

Gerade in Zeiten, in denen es Ihnen nicht so gut geht, kann die Gestaltung der Kommunikation für Sie eine große Hilfe sein. Denn Ihre Botschaften werden nicht leicht sein. Wenn Sie also auf der Sachebene eine schwere Botschaft zu transportieren haben, hilft es sehr, wenn der Weg sicher ist. Es gilt also, die Beziehungsebene so gut zu gestalten, dass auch schwere und schwierige Botschaften sicher an ihr Ziel kommen. Wir haben volles Verständnis, wenn Sie derzeit über wenig Energie verfügen. Dann müssen Sie überlegen, wie Sie diese wenige Energie am sinnvollsten einsetzen. Wir können Ihnen für solche Momente empfehlen, kurz die Alternative zu betrachten: Wenn Sie nicht handeln und nicht an der Kommunikation arbeiten, was wird dann mit großer Wahrscheinlichkeit passieren?

Aus der Erfahrung heraus können wir Ihnen eine Einschätzung dazu geben: Durch die negativen Gedanken sind Ihre Botschaften schwierig und schwer. Ist aufgrund Ihres Verhaltens in der Vergangenheit auch noch der Weg, also die Beziehungsebene, löchrig geworden, werden Sie Ihre Botschaften nicht sicher transportieren können. Es wird zu einem Unfall auf zwischenmenschlicher Ebene kommen. Das hilft Ihnen nicht. Wir möchten aber, dass Sie sich besser fühlen. Wir möchten Ihnen zu Entspannung verhelfen. Deshalb empfehlen wir dringend, erst das Fundament, also die Beziehung zur anderen Person, zu stärken und dann schwere Botschaften oder schwierige Nachrichten zu überbringen. Der Aufbau eines guten und sicheren Weges der Kommunikation funktioniert auf die gleiche Weise, wie Sie eine Freundschaft aufbauen:

- *Sie sind offen!*

  Im Sprechen und Zuhören sind Sie offen. Versuchen Sie nicht zu bewerten, sondern hören Sie offen zu.

- *Sie sind klar!*

  Wenn Sie etwas sagen möchten, dann sagen Sie es klar und deutlich.

- *Sie sind fair und freundlich!*

  Sie drücken aus, was Sie sagen möchten, ohne negative Formulierungen einzubauen. Sie sprechen in einem freundlichen Ton. Ein Lächeln während des Sprechens hilft Ihnen, den richtigen Tonfall zu treffen.

- *Sie sind wertschätzend!*

  Gerade schwierige Botschaften zu senden oder zu empfangen, kann sowohl für den Sender als auch für den Empfänger eine Herausforderung darstellen. Respektieren Sie dies, egal ob Sie die Botschaft senden oder empfangen.

Wenn es Ihnen gelingt, diese Punkte als Grundlage Ihrer Kommunikation zu nutzen, bauen Sie sich ein sicheres Fundament. Danach wird jedes Gespräch, auch ein sehr schwieriges, dieses Fundament stärken. Nun können schwere Gespräche in einer ruhigen Art geführt werden, und Sie können sich sicher sein, dass kein noch so schwieriges Thema dieses Fundament stören kann. Wir wünschen Ihnen viel Erfolg bei der Gestaltung!

Die Sachebene

Die zweite Ebene bezieht sich auf die Worte und Formulierungen, die Sie transportieren möchten. Auch diese Ebene ist entscheidend, denn Worte haben die Macht, Ihre Erlebnisse und Ihr Verhalten zu beeinflussen! Dazu möchten wir Ihnen eine kleine Zwischenübung vorschlagen. Sie brauchen dafür nur einen Spiegel und etwas Mut:

1. Stellen Sie sich vor den Spiegel und bereiten Sie zunächst den Weg vor. Sie sind offen, klar, fair, freundlich und wertschätzend. Ob Sie mit anderen Menschen kommunizieren oder mit sich selbst, ändert nichts an den Prinzipien der Kommunikation.
2. Sprechen Sie folgende Sätze zu sich selbst: „Ich liebe Dich!", „Du bist mir wichtig!". Wenn es Ihnen gelingt, Augenkontakt zu halten, kann dies die gesprochenen Worte verstärken.

Aus Erfahrung können wir Ihnen versprechen, dass Sie zunächst an Ihren eigenen Worten zweifeln werden. Vielleicht ist Ihnen dieser Umgang mit sich selbst auch fremd. Wir können Ihnen versichern, dass jeder Redner schwierige Gespräche vor dem Spiegel übt. Wenn Sie also beim ersten Versuch noch zweifeln, dann wiederholen Sie diese kleine Übung. Und wenn es Ihnen gelingt, sie in eine tägliche Routine einzubauen, dann sind Sie auf einem sehr guten Weg! Denken Sie in der Vorbereitung an das Thema Selbstliebe als gesunde Form des Egoismus. Lesen Sie dies gern noch einmal im Kapitel „Innenweltreise – Herz und Hirn" nach. Eine abschließende Erkenntnis zu dieser Übung lautet:

Es ist hilfreich, sich selbst zu lieben, um auch einen anderen Menschen lieben zu können!

Wie führen Sie schwierige Gespräche?

In depressiven Phasen sind Gespräche schwierig, aber dennoch sehr hilfreich. Dies trifft sowohl auf die Person zu, der es nicht gut geht, als auch auf die Personen, die sich Gedanken machen, die helfen wollen. Deshalb möchten wir Ihnen vorstellen, wie Gespräche in solchen Situationen gestaltet werden können. Sie kennen die Situation: Ihr Bauchgefühl oder konkrete Beobachtungen sagen Ihnen, dass etwas nicht stimmt. Entweder mit Ihnen oder mit einer Person, die Ihnen wichtig ist. Sie können eine sehr offene Person oder eher schüchtern sein, aber Sie stellen sich immer die Frage: „Soll ich es ansprechen?" Und wenn Sie sich entschlossen haben, darüber zu sprechen, ist das „Wie" die nächste Frage, auf die Sie treffen.

Also, wie sprechen Sie am besten über die Situation und Ihre Gefühle dabei? Dafür gibt es keine Musterlösung. Jede Situation ist einzigartig. Wir möchten Ihnen einige Anregungen auf den Weg geben, was bei diesen wichtigen Gesprächen sehr oft hilfreich ist. Die erste Frage lautet: Wer spricht es an? Dafür gibt es zwei Möglichkeiten: entweder die betroffene Person, weil sie sich endlich mitteilen möchte, oder die helfende Person, weil sie sich Sorgen macht.

Wie sprechen Sie als betroffene Person das Thema an?

Die erste Ebene eines Gesprächs ist die emotionale Ebene, die beschreibt, welche Gefühle gerade beherrschend sind. Es ist sehr hilfreich, wenn Sie Ihre Gefühlslage mit Bildern beschreiben. Damit kann Ihr Gesprächspartner etwas mehr erahnen, wie es Ihnen gehen könnte. Wenn Sie zum Beispiel von einem eiskalten Wind sprechen, der Sie frieren lässt, hat Ihr Gegenüber eine Annahme über Ihren

Zustand. Sind Sie sich unsicher, ob Sie die richtigen Bilder nutzen, dann machen Sie die Probe. Was würde Ihr Gegenüber annehmen, wenn Sie genau das Gegenteil sagen, wenn Sie also davon sprechen würden, dass Ihnen angenehm warm ist und Sie die Füße hochgelegt haben? Mit Begriffen aus dem Wetter lässt sich sehr gut ein emotionaler Wetterbericht beschreiben. Versuchen Sie es ruhig. Ganz für sich und als Probe für das richtige Gespräch. Welche Begriffe aus dem Wetterbericht treffen gerade auf Sie zu? Sind es Begriffe wie „stürmisch", „aufgewühlte See" oder „Gewitterwolken"?

Wenn Sie die richtigen Worte gefunden haben, ist die emotionale Ebene klar und intensiv. Nach der emotionalen Ebene kommt die Sachebene, und diese sollte ebenso klar sein. Versuchen Sie, möglichst konkrete Situationen und Verhaltensweisen zu erinnern, die sie sehr stören. Was würden Sie gern ändern, wenn Sie es könnten? Formulieren Sie dazu ein gedankliches Bild mit Ihrer emotionalen Witterung und einem klaren Satz, was Sie sich wünschen.

Wie führen Sie als begleitende Person dieses Gespräch?

Als begleitende Person bilden Sie ebenfalls zu Beginn einen Dreiklang: erstens der emotionale Wetterbericht, zweitens das, was Ihnen sachlich, rein objektiv auffällt und drittens das, was Sie sich wünschen. Wenn Sie als begleitende Person mit einer betroffenen Person sprechen, ist die Umgebung des Gesprächs ebenfalls wichtig. Geeignet ist die Umgebung dann, wenn sie ein Mindestmaß an Sicherheit bietet. Sicherheit bedeutet, dass keine anderen Personen anwesend sind oder den Ort des Gesprächs stören werden, dass keine Überraschungen eintreten können und dass niemand mithört. Schaffen Sie also Privatsphäre. Dann lassen Sie Ihr Gegenüber zur Ruhe kommen, es sich bequem machen, so gut dies in der Situation möglich ist. Unabhängig davon, ob Ihr Gesprächspartner auch Ihr Lebenspartner, ein Freund oder ein guter Bekannter ist: Seien Sie zu Beginn des Gesprächs bitte achtsam mit Körperkontakt. In den meisten Situationen wird Körperkontakt als angenehm empfunden. Die aktuelle Situation ist allerdings ungewöhnlich. Fragen Sie deshalb vorher um Erlaubnis, ob eine Berührung gewünscht ist. Und akzeptieren Sie die Antwort. Es kann sein, dass Ihr Gegenüber sich gerade fühlt, als würde seine Welt in viele kleine Teile zerfallen. Dann können Sie mit Ihrer Frage eine Möglichkeit bieten, etwas Kontrolle im Leben wieder spürbar zu machen, im wahrsten Sinne des Wortes. Gibt Ihnen Ihr Gegenüber die Erlaubnis für Berührungen, dann berühren Sie. Auf diese Weise sprechen Sie ohne Worte. Sie bringen klar und unmissverständlich zum Ausdruck: Ich bin da! Du bist da! Du bist nicht allein! Wir sind hier und jetzt! Dann ist die Zeit gekommen, den emotionalen Wetterbericht zu vermitteln. Erzählen Sie davon, welches Wetter gerade in Ihnen herrscht. Sie können auch darüber sprechen, welches Wetter Sie gerade in Ihrem Gegenüber vermuten.

Im nächsten Schritt ist es wichtig, dass Sie offen Ihre Absicht aussprechen. Warum suchen Sie das Gespräch? Häufig ist es die Sorge um das Wohlbefinden einer Ihnen wichtigen Person einerseits und um Ihr eigenes Wohlbefinden andererseits. Aus diesem Grund haben Sie keine andere Möglichkeit, als dieses Gespräch zu führen. Die Alternative wäre, nichts zu tun und mit den eigenen Selbstvorwürfen zu leben, nichts unternommen zu haben, obwohl die Gelegenheit und die Möglichkeit vorhanden waren. Diese Gespräche können zwar unangenehm sein, aber zugleich bietet sich dadurch eine Möglichkeit, dass beide Partner gewinnen. Sie geben Ihrem Gegenüber eine

Chance für Veränderung und übernehmen die Verantwortung für Ihr eigenes Verhalten.

Im objektiven, sachlichen Teil des Gesprächs benennen Sie möglichst konkrete Situationen und Verhaltensweisen. Beschreiben Sie anhand dieser Situationen, wie sich Ihr ungutes Gefühl zusammensetzt. Seien Sie sich bewusst, dass Sie nur Ihre eigene Perspektive beschreiben. Egal wie gut Sie in der Beobachtung sind und wie gut Sie Ihren Gesprächspartner kennen, es besteht die Möglichkeit, dass Sie sich irren. Eine andere Möglichkeit, als Ihre eigene Sicht auf die Dinge zu beschreiben, haben Sie nicht. Fragen Sie deshalb nach Ihrer Eröffnung offen, klar und freundlich nach der Perspektive Ihres Gesprächspartners:

- Wie sieht die Welt aus deiner Sicht aus?
- Was fühlt sich in deiner Welt gerade nicht gut an?
- Was fühlt sich in deiner Welt gerade gut an?
- Welche Situationen in deinem Alltag, in deinem Leben sind gerade nicht gut?
- Welche Situationen in deinem Alltag, in deinem Leben sind gerade gut?

Und dann lassen Sie Ihr Gegenüber sprechen, sich ausdrücken, schreien, toben, weinen, laufen, tanzen, singen – egal welche Ausdrucksform Ihr Gegenüber wählt, alles ist gut! Seien Sie da. Hören Sie zu.

Nach etwa einer Stunde empfiehlt es sich, eine Pause zu machen. Verabreden Sie sich für das nächste Gespräch. Bleiben Sie in Kontakt, tauschen Sie sich aus über mögliche Wege und nächste Schritte. Orientierung für die weiteren Wege finden Sie in den einzelnen Kapiteln in diesem Buch.

Priming als Grundprinzip der Informationsverarbeitung

Etwas anzusprechen, ist die eine Herausforderung. *Wie* Sie über etwas sprechen, ist die nächste. Stellen Sie sich ein ruhiges Gewässer vor, in das Sie einen Stein werfen. Kreisförmige Wellen breiten sich aus. So verhält es sich auch mit den Worten und Ausdrucksweisen, die Sie verwenden – Sie regen etwas an. Verwenden Sie schwere, düstere und unangenehme Formulierungen, dann erzeugen Sie diese Gefühle auch bei Ihrem Gegenüber. Mit leichten, hoffnungsvollen und angenehmen Formulierungen können Sie das Gegenteil erwirken. Dieses Verarbeitungsprinzip unseres Gehirns heißt „Priming".

Das Priming beschreibt ein psychologisches Grundprinzip der Informationsverarbeitung durch unser zentrales Nervensystem. Ein vorausgegangener Reiz bestimmt, wie wir die daraufhin gesendeten Informationen aufnehmen. Wenn Ihnen erst eine Information über Gesundheit und Wohlbefinden geliefert und anschließend ein Produkt vorgestellt wird, dann verbinden Sie dieses Produkt mit den zuvor genannten Informationen. Sie denken also, dass das Produkt für Gesundheit und Wohlbefinden steht. Dieses Prinzip wird besonders in der Werbung ausgiebig genutzt, aber Sie können es ab sofort auch für sich und Ihr Wohlergehen nutzen!

Genauer funktioniert das Prinzip des Priming wie folgt:

- Nutzen Sie negative Formulierungen, dann verstärken diese Formulierungen zugleich ein negatives Denken, Verhalten und Erleben.
- Umgekehrt verstärken positive Formulierungen ein positives Denken, Verhalten und Erleben.

Da Sie jetzt offen, klar, fair, freundlich und wertschätzend kommunizieren, können Sie das Priming-Prinzip sinnvoll in Ihre Kommunikation einbauen. Gerade bei schwierigen Themen wird Ihnen dies helfen. Zur Verdeutlichung möchten wir Ihnen noch ein Beispiel geben: Die Nähe Ihrer Partnerin oder Ihres Partners ist Ihnen im Moment unangenehm. Dies liegt an Ihrer Krankheit und den Gefühlen, die damit einhergehen. Auf eine negative Weise könnten Sie dies wie folgt formulieren: „Geh weg! Ich kann dich gerade nicht ertragen!" Auf positive Art formuliert könnten Sie sagen: „Ich weiß, dass du mir helfen möchtest. Und dafür danke ich dir. Aber für mich ist es wichtig, eine Weile allein zu sein, damit ich mich ganz darauf konzentrieren kann, meine Krankheit zu besiegen."

Auch wenn unser Beispiel vielleicht nicht auf Ihre Situation zutrifft, verstehen Sie sicherlich, was gemeint ist. Sie können den gleichen Sachverhalt entweder in einer negativen oder in einer positiven Weise formulieren. Das ist das Grundprinzip des Priming.

Übung 1: Priming in der Kommunikation mit sich selbst

Ohne Frage ist es hilfreich, wenn Sie mit den Personen in Ihrem sozialen Umfeld eine gute Kommunikation aufbauen. Doch bevor Sie damit beginnen, kann es Ihnen helfen, mit sich selbst positiver zu sprechen – womit wir wieder beim Aspekt der Selbstliebe wären.

Nehmen Sie für diese Übung einen Notizblock oder Ihr Tagebuch, einen Stift und, wenn Sie möchten, ein Getränk zur Hand. Sitzen Sie bequem und ungestört? Dann lassen Sie uns beginnen.

Schreiben Sie bitte spontan die Antworten auf folgende Fragen auf:

- In welchen Momenten kritisieren Sie sich selbst?
- Wie kritisieren Sie sich?
- Welche Worte nutzen Sie dafür?
- Wofür geben Sie sich die Schuld und welche Worte nutzen Sie dabei?
- Wann ist das letzte Mal etwas nicht gut verlaufen?
- Was haben Sie in diesem Moment über sich gedacht?
- Welche Worte haben Sie damals in Ihrem Kopf benutzt?

Wenn Sie die Methode des Priming ab jetzt für Sich anwenden, wird Ihnen Folgendes klar: Sie sind ein Mensch. Menschen machen Fehler – oder, wie das Sprichwort sagt: „Nur wer nichts macht, macht keine Fehler." Aus Fehlern kann man lernen. Wir lernen immer mehr aus unseren Misserfolgen als aus unseren Erfolgen! Sie möchten sich weiterentwickeln und stärker aus Ihrer momentanen Situation herauskommen. Sie möchten besser mit dem Leben und all seinen Herausforderungen umgehen können. Dafür müssen Sie lernen. Und das bedeutet, Fehler zulassen zu können. Ziehen Sie die richtigen Schlüsse. Formulieren Sie besser. Bauen Sie bessere Wege und kommunizieren Sie darüber besser – mit sich selbst und mit den Personen in Ihrem Umfeld.

Dieser Prozess lässt sich gut mit Thomas Edison veranschaulichen. Als er zu seinen Experimenten auf dem Weg zur Glühbirne befragt wurde, sagte er: „Ich habe nicht versagt! Ich habe nur 10.000 Wege gefunden, wie es nicht funktioniert."[18] Heute haben wir ein Stromnetz und Licht zu jeder Tages- und Nachtzeit. Ohne Menschen wie Edison wären viele Erfindungen nicht möglich gewesen. Seine Einstellung bestand darin, Fehler zu umarmen. Er sah sie als Meilenstein auf dem Weg zum Erfolg.

Haben auch Sie den Mut, Fehler zu machen. Lernen Sie daraus. Wir wünschen Ihnen viel Erfolg dabei! Eine Auseinandersetzung mit dem Thema der Kommunikation kann zu einem besseren Umgang mit depressiven Episoden beitragen. Wenn Sie sich tiefergehend mit diesem Bereich beschäftigen möchten, empfehlen wir Ihnen die folgenden Klassiker: „Miteinander reden"[19] von Friedemann Schulz von Thun (2010) und „Alles über Körpersprache"[20] von Samy Molcho (2002).

Motivation – Let's rock!

Wie wir die Welt sehen und in ihr handeln, wird nicht allein durch Priming bestimmt. Im Wesentlichen wird unser Handeln von unserer Motivation gelenkt, zu der es unzählige Theorien gibt. Wir möchten Ihnen eine alltagstaugliche Sichtweise vorstellen, die Ihnen in privaten und beruflichen Situationen eine zuverlässige Orientierung ermöglicht.

Unsere Motivation lässt sich in zwei große Bereiche unterscheiden: Der erste Bereich umfasst das, was uns aus uns selbst heraus motiviert. Das ist die *intrinsische Motivation*. Hierzu gehört alles, wofür Sie sich begeistern können, ohne auf Anerkennung oder Belohnung zu hoffen oder auch Bestrafung und Tadel zu vermeiden. Also alles, was Ihnen Freude macht. Der zweite Bereich beschreibt das, was von anderen an uns herangetragen wird und uns bewegt. Dies ist die *extrinsische Motivation*. Das können Belohnungen unterschiedlichster Art sein oder auch Bestrafungen, die wir vermeiden möchten. Auf lange Sicht führt intrinsische Motivation zu mehr Lebensfreude als extrinsische, abgesehen vielleicht von dem Fall, dass Sie sich in bestimmter Weise verhalten, zum Beispiel brav sind, weil Sie keine Lust auf Prügel und Bestrafung haben. Dies hat wenig mit Lebensfreude zu tun. Aber selbst Anerkennung und Belohnungen nutzen sich schnell ab, wenn Sie an der Tätigkeit an sich keine Freude haben.

Die ideale Kombination, um Berge zu versetzen, ist daher: Tun Sie etwas, was Sie freut, was Sie vielleicht sogar lieben und wofür Sie obendrein noch Belohnungen erhalten!

Was sind also Themen, die Sie motivieren können, weil Sie Freude daran haben? Und eine weitere wichtige Frage lautet: Ist die Motivation immer gleich groß? Beginnen wir mit der zweiten Frage: Nein, natürlich ist die Motivation nicht immer gleich groß. Doch da die Null auch eine Zahl ist, ist Motivation permanent vorhanden, auch wenn sie für eine Zeit lang gleich null ist. Motivation ist also niemals weg, sondern kann nur zunehmen oder abnehmen. Sowohl die Zunahme als auch die Abnahme von Motivation entsteht aus Haltungen zu bestimmten Sachverhalten und emotionalen Bezügen dazu.

Aus dieser Dynamik heraus fallen geplante oder spontane Entscheidungen, die zu Verhalten oder Nichtverhalten führen. Diese Dynamiken lassen sich grob mit Themen in Zusammenhang bringen, die für jedes Leben wichtig sind. Die Herausforderung dabei ist, dass sich diese Themen teilweise komplett ausschließen.

Die 3 Ebenen unserer Motivation

Auf der ersten Ebene steht Sicherheit dem Empfinden von Abenteuer gegenüber. Dagegen steht auf der zweiten Ebene das Bedürfnis nach Leben in Gemeinschaft dem Bedürfnis und Erleben von Individualität gegenüber. Auf der dritten Ebene sind es die Beiträge dessen, was man leisten, und dessen, was man erreichen möchte. Eine weitere Komplexitätsstufe kommt dazu, wenn man diese Themenbereiche vor dem Hintergrund privater sowie beruflicher Aspekte betrachtet.

Sicherheit und Abenteuer

Beide Sachverhalte schließen sich gegenseitig aus. Wenn Sie in Sicherheit sind, ist es schwierig, dass auch Abenteuer Platz hat. Sicherheit entsteht aus Vorhersagbarkeit. Abenteuer entsteht aus dem Neuen und Unerwarteten, dem Nichtvorhersagbaren. Irgendwo dazwischen fühlt sich jeder von uns wohl. Daher wird eine Balance benötigt. Ein Leben nur in Sicherheit wird irgendwann langweilig, ein Leben nur im Abenteuer hingegen sehr anstrengend. Dabei ist es natürlich, dass sich das Bedürfnis nach der einen oder der anderen Seite im Laufe der Zeit und mit den unterschiedlichen Lebensphasen verändert.

Gemeinschaft und Individualität

Sie merken, auch diese Sachverhalte schließen sich aus. Gemeinschaft und das Bedürfnis nach Zugehörigkeit gehören eng zusammen. Gemeinschaft ist ein gelebtes Wir-Gefühl. Das unangenehme Extrem von Gemeinschaft ist eine homogene, monotone Menge. Dem gegenüber steht das Bedürfnis nach Individualität und dem Ausdruck des eigenen Selbst. Das Extrem kann hierbei eine unangenehme Form von Egoismus sein. Idealerweise erkennt eine

Gemeinschaft, dass sie aus einzigartigen Individuen mit unterschiedlichen Fähigkeiten und Kompetenzen besteht. Auch auf dieser Ebene liegt der Schlüssel zum eigenen Wohlbefinden zwischen den beiden extremen Ausprägungen, wobei es wiederum je nach Altersphase natürliche Verschiebungen der Prioritäten gibt.

Beiträge und Leistung

Auf dieser Ebene geht es um das zu Erreichende, um das Bedürfnis, etwas beitragen bzw. leisten zu wollen und zu können. Einerseits können die alltäglichen Beiträge im Fokus stehen, die das Leben und Zusammenleben angenehmer machen. Ihr Lebensumfeld angenehm zu gestalten und zu erhalten, gehört in diesen Bereich. Andererseits kann sich der Fokus auf weltverändernde Beiträge richten, beispielsweise die Verwirklichung der Vision, dass ein Telefon keine Tasten benötigt. Auf die Balance aus Fehlern und Erfolgen sowie die Motivation, die daraus entstehen kann, gehen wir im Verlauf des Buches noch ausführlicher ein. Zunächst möchten wir Ihnen zum Abschluss dieses Kapitels eine Übung zu den Themen Kommunikation und Motivation vorstellen.

Übung 2: Positives Priming

Auch für diese Übung ist es hilfreich, wenn Sie den Ort und die Zeit so für sich wählen, dass Sie diese Übung in Ruhe durchführen können. Sie benötigen einen Notizblock oder Ihr Tagebuch sowie Ihren Kalender. Die Übung lebt von der Wiederholung, denn dadurch gelingt es, neue Verknüpfungen zu verstärken. Positive Veränderungen können somit langfristig manifestiert werden.

In dieser Übung geht es darum, dass Sie Ihren Fokus mehr auf positive und motivierende Aspekte lenken. Zudem stärkt diese Übung Ihre Kommunikation mit Ihnen selbst. Wir möchten damit nicht die Herausforderungen und negativen Gefühle verleugnen, die Ihnen heute und vielleicht auch in der Zukunft begegnen. Stattdessen möchten wir dazu beitragen, dass Sie eine positive Perspektive kultivieren und somit Ihre positiven Ressourcen stärken.

Schritt 1: Positives Ereignis erinnern

Machen Sie es sich bequem und schließen Sie die Augen. Im ersten Schritt gehen Sie zurück in die Vergangenheit und suchen sich ein Erlebnis, das Sie positiv bewegt hat. Es ist nicht wichtig, wie lange dieses Ereignis zurückliegt. Es kann auch nur ein Gespräch gewesen sein, bei dem Sie sich rundum wohlgefühlt haben. Vielleicht war es auch etwas Motivierendes oder eine besondere Errungenschaft. Wenn Sie dieses gute Ereignis gefunden haben, dann konzentrieren Sie sich vollständig darauf. Bleiben Sie in Ihrer Erinnerung und gehen Sie alle Phasen des positiven Ereignisses durch. Lassen Sie sich die Zeit, die Ihnen guttut.

Schritt 2: Positives Ereignis beschreiben

Öffnen Sie nun die Augen und fangen Sie an, dieses Ereignis so detailliert wie möglich niederzuschreiben. Sie beginnen am Anfang. Wie hat das Ereignis begonnen? Was für Kleidung haben Sie an diesem Tag getragen? Was war der Anlass? Wer hat zuerst gesprochen? Gehen Sie langsam vor und schreiben Sie, was Ihnen einfällt. Ignorieren Sie Rechtschreibung und Grammatik, wenn Sie das nur aufhält. Sie möchten jetzt schreiben und deshalb schreiben Sie. Konzentrieren Sie sich am Ende Ihrer Beschreibung auf Ihre Stimmung und Ihre Gefühle: Wie sind Sie in das Ereignis gestartet? Wie hat das Ereignis Ihre Stimmung beeinflusst? Was haben Sie am Ende gefühlt?

Schritt 3: Positive Veränderungen erkennen

Jetzt möchten wir Sie bitten, sich selbst zu reflektieren. Wie haben Sie sich zu Beginn dieser Übung gefühlt? Schreiben Sie es auf. Es genügt auch ein Wort, wenn das für Sie ausreichend ist. Überlegen Sie nun, ob sich Ihre Gefühle durch diese Übung positiv verändert haben. Fühlen Sie sich motivierter? Können Sie dieses positive Gefühl festhalten?

Schritt 4: Wiederholung in den Alltag integrieren

Nehmen Sie abschließend Ihren Kalender zur Hand. Tragen Sie alle 2 Tage eine Wiederholung dieser Übung ein, und zwar für die nächsten 2 Wochen. Nach Ablauf dieser beiden Wochen können Sie selbst festlegen, wie oft Sie die Übung für sich anwenden möchten. Es ist gut, wenn Sie das motivierende und positive Erlebnis als Referenzpunkt für sich manifestieren. Sie sind in der Lage, positive Gefühle zu empfinden! Dies werden wir wiederholen, bis es zu einer neuen Einstellung geführt hat. Gerade in einer depressiven Phase bewerten wir unsere Fehler viel höher als unsere Erfolge. Mit dem positiven Priming schaffen wir eine Balance. Sie wissen inzwischen auch, dass jede Veränderung mit Fehlern einhergeht. Und dass diese Fehler nicht zwangsläufig etwas Schlechtes sein müssen. Sie lernen, Ihre Fehler zu umarmen und die richtigen Schlüsse zu ziehen.

Dabei wünschen wir Ihnen viel Erfolg!

Glaube und Inspiration

In den vorigen Kapiteln haben Sie einige Möglichkeiten kennengelernt, Ihre sozialen Rollen neuzugestalten und Ihrem Leben damit eine Wendung zu geben. Zudem wissen Sie bereits, dass jede Veränderung von Ihnen ausgehen muss. Deshalb wird sich dieses Kapitel noch intensiver mit Ihnen als Person, Ihrem Geist und Ihrer Seele beschäftigen. Wir sind uns bewusst, dass wir hier an Grenzen kommen. Aber dies ist gewollt. Wir tasten uns ganz bewusst an die Grenzen von Wissenschaft heran. Und kommen damit in einen Bereich, der so alt ist wie die Menschheit selbst: den Glauben. Die Themen Religion oder Esoterik klammern wir bewusst aus. Dies sind auch wichtige Themen, aber dafür sind wir nicht die Fachleute. Der Glaube ist unabhängig von den einzelnen Religionen schon immer da gewesen. Und mit dem Glauben gab es auch Begriffe wie „Seele" und „Lebensenergie". Ob Sie nun daran glauben, dass jedes Lebewesen eine Seele hat und in allen Dingen eine Energie vorhanden ist, ist für das Lesen des Kapitels nicht wichtig. Erlauben Sie sich, dieses Kapitel ohne Vorurteile zu lesen. Denken Sie an die Regeln einer guten Kommunikation: offen, klar, fair, freundlich und wertschätzend. Vielen Dank!

Was wissen Sie nach diesem Kapitel?

Wir ergründen gemeinsam, woran Sie glauben – ob das nun spezifische Dinge, eine höhere Macht oder Sie selbst und Ihre Fähigkeiten sind. Dann gehen wir darauf ein, wie Ihnen Ihr Glaube bei den bevorstehenden Veränderungen in Ihrem Leben helfen kann. Wir machen Sie bekannt mit dem Dreiergespann aus Ihrem Ego, Ihrem größten Kritiker und Ihrem idealen Ich. Zum Abschluss dieses Kapitels erfahren Sie, wie Sie sich selbst die wertvollsten Geschenke im Leben machen können. Wir wünschen Ihnen viele wertvolle Einblicke!

Fallbeispiel: Petra, 52

Als Petra nach einigen Therapiesitzungen zum ersten Mal auf ihren inneren Kritiker traf, war sie nicht einfach nur überrascht. Es traf sie mit solch einer Wucht, dass ihr eigener Wille keine Chance gegen ihren inneren Kritiker hatte. So dominierend war diese Macht in ihrer Innenwelt. Doch sie blieb bei sich und schließlich gelang es ihr, auch einen Kontakt zu ihrem idealen Ich, ihrem höheren Selbst, herzustellen. Dies löste bei Petra zwar Freude und Dankbarkeit aus, aber gleichzeitig konnte sie sehen, wie viel Schmerz sie sich selbst in der Vergangenheit zugefügt hatte. Als Petra ihr ideales Ich zu beschreiben begann, sprach sie von einem warmen Licht, das eine enorme Energie ausstrahlte und ihr einfach nur guttat.

Nach wenigen Wiederholungen des Prozesses ist es Petra gelungen, diese Energie regelmäßig aufzusuchen. Wann immer sie eine wichtige Frage in ihrem Leben zu klären hat, fokussiert sich Petra auf die Wärme und Energie in ihrem höheren Selbst.

Schlussfolgerung aus dem Fallbeispiel:

Ob Yoga, Meditation, Gebete oder andere Rituale: Wir Menschen suchen auf vielen Wegen nach einem Zugang zu unserem höheren Ich. Und wir schätzen uns glücklich, wenn wir diesen Zugang gefunden haben.

Zeit, Raum und Energie

Die beiden Komponenten *Raum* und *Zeit* sind ein altbekanntes Konzept. Es gibt aber noch eine dritte Komponente, die ebenfalls elementar ist: *Energie*. In Überlieferungen aus allen Epochen und auch in der Literatur der Neuzeit finden sich Begriffe für die Seele und die Lebensenergie. Zum Beispiel gibt es in der griechischen Sprache den Begriff „Psyche", im indischen Sanskrit das Wort „Prana", im Chinesischen das „Chi" und in der westafrikanischen Yoruba-Kultur den Ausdruck „Ashé". Bezogen auf unseren Alltag sprechen wir von magischen Momenten oder von einem Déjà-vu. Wir beschreiben damit Erlebnisse, die mit einer besonderen Atmosphäre einhergingen. Diese Atmosphäre wird insbesondere greifbar, wenn ein Mensch stirbt oder ein Kind geboren wird. Diese beiden Ereignisse berühren alle unsere Lebensbereiche. Der Tod und die Geburt rütteln an unserem bisherigen Wertesystem, können es aber auch festigen. Auch lassen sie uns mit der Frage in Kontakt kommen, was vor der Geburt und nach dem Tod liegt. Ob es da etwas gibt, was über das menschliche Sein hinausgeht. Spätestens an dieser Stelle findet die Wissenschaft keine Antworten mehr. An deren Stelle tritt unser Glaube. Er kann uns Antworten und Orientierung geben.

Sie haben in diesem Buch bereits erfahren, dass sich viele Werte und Ansichten auf Ihre Erfahrungen stützen. Doch was geschieht in den Lebensbereichen, in denen Sie über keine Erfahrungen verfügen? In denen Sie die Situation oder den Sachverhalt nicht mit dem Wissen aus Ihrem Erfahrungsschatz einschätzen können? Richtig: Sie glauben! Und dies geschieht unabhängig davon, ob Sie einer Religion angehören oder nicht. Ihr Glaube macht es für Sie erst möglich, unbekannte Situationen erstmalig zu überstehen.

Glaube, Zufälle und Déjà-vus

Sie stehen an einem Punkt in Ihrem Leben, der Sie nicht glücklich macht. Sie streben nach Veränderung. Doch jede Veränderung ist ein Konflikt. Auf der einen Seite steht die jetzige, unangenehme Situation und auf der anderen eine Ihnen unbekannte Situation in der Zukunft. Um diesen Konflikt aufzulösen, ist ein übergeordnetes Ziel enorm wirksam. Wenn Sie eine übergeordnete Absicht verfolgen, können Sie die gegeneinander gerichteten Kräfte vereinen und zu etwas Neuem, etwas Wünschenswertem ausrichten. An diesem Punkt entfaltet der Glaube seine Wirkung: der Glaube daran, dass es etwas Übergeordnetes gibt. Dies ist nicht immer nachvollziehbar, doch es wirkt wohlwollend. Es macht uns Mut.

Der Schweizer Psychiater Carl Gustav Jung hat diesen Ereignissen, die in einem zwar sinnhaften, aber nicht äußerlich nachvollziehbaren Zusammenhang stehen, einen Titel verliehen: Synchronizität.[21] Lassen Sie uns ein Beispiel für solche Momente anführen: Sie möchten aus einer Eingebung oder einem Gefühl heraus eine bestimmte Person anrufen. In dem Moment, in dem Sie Ihr Telefon zur Hand nehmen, klingelt es schon und genau diese Person ist am Apparat. Dabei hatten Sie keinen Termin ausgemacht. Objektiv gesehen kann dieser Zufall nicht wissenschaftlich begründet werden. Eine Planung war unmöglich. Diesen Ausgang hat sich niemand ausdenken können, aber besser hätte es auch nicht kommen können. Ähnlich ist es mit den Momenten, in denen Sie glauben, Sie hätten genau diese Situation, dieses Erlebnis, schon einmal erlebt: das berühmte Déjà-vu. Und wenn Ihnen dies schon komisch vorkommt, dann fragen Sie in Ihrem sozialen Umfeld nach. Auch dort werden Ihnen Menschen Geschichten erzählen, in denen scheinbare Zufälligkeiten das Leben nachhaltig und meist positiv beeinflusst haben. Deshalb gilt für uns, dass nicht alles in unserem Leben vollständig wissenschaftlich erklärbar ist. Ob Zufälle oder unbekannte Situationen, Sie können davon ausgehen, dass nicht jede Situation in Ihrem Leben geplant werden kann. Für die verbleibende Unsicherheit brauchen Sie Vertrauen – in sich, in Ihre Fähigkeiten oder einfach in das Leben! Wir möchten Sie ermutigen, dem Leben zu vertrauen und sich zu öffnen.

Ego, innerer Kritiker und ideales Ich

Spätestens seit dem Kapitel „Soziale Kontakte" wissen Sie, dass Sie beim Konzept der sozialen Rollen im Mittelpunkt stehen. Lassen Sie uns Ihre Rolle nun erweitern. Dafür erhalten Sie drei kleine Helferlein. Das erste ist Ihr Ego. Geben Sie ihm ruhig einen Namen. Ihr zweites Helferlein ist Ihr innerer Kritiker. Der Autor Lars Amend nennt seinen inneren Kritiker „Brainfucker".[22] Sie können gern einen anderen Namen wählen. Und das dritte Helferlein ist die beste Version von Ihnen selbst, Ihr ideales Ich. Auch ihm können Sie einen Namen geben. Stellen Sie sich vor, Sie hätten diese drei Helferlein immer bei sich, um die Herausforderungen des Lebens von allen Seiten zu betrachten.

Ihr *Ego* kann man mit Ihrem Willen gleichsetzen. Wann immer Sie einen Satz mit den Worten „Ich will dies oder jenes" beginnen, spricht Ihr Ego. Ob Sie den Satz wirklich ausgesprochen oder nur gedacht haben, hat darauf keinen Einfluss. Das Ego steht also für Ihre Impulse. Es möchte bewahren, was ist. Ihr *innerer Kritiker* achtet auf Ihre Moralvorstellungen, die Ihnen meistens in Ihrer Kindheit beigebracht wurden. Veränderungen Ihrer Moralvorstellungen geschehen anschließend nur, wenn Sie längere Zeit einem anderen für Sie wichtigen Einfluss ausgesetzt waren.

Dieser innere Kritiker – manche nennen ihn auch den inneren Richter – entscheidet, was richtig oder falsch, gut oder böse, erlaubt oder unerlaubt ist. Ihr innerer Kritiker achtet also auf die Kontrolle der Impulse. Ihr *ideales Ich* als drittes Helferlein stellt die ideale Version von Ihnen selbst dar. Dieses ideale Ich steht für die Verkörperung aller hohen Werte und des göttlichen Funkens in Ihnen. Dieses letzte Helferlein steht über Impuls und Kontrolle. Es beobachtet diese beiden und fragt sich, was das Beste für Ihr Leben ist. Dabei verspürt Ihr ideales Ich keinerlei Angst. Es ist authentisch zu sich selbst. Nur das zählt.

Um Konflikte aufzulösen, kann es hilfreich sein, diese drei Helferlein gedanklich an die jeweilige Frage heranzuführen. Sie sind herzlich eingeladen, das nachfolgend einmal auszuprobieren. Stellen Sie sich vor, dass diese drei Helferlein an einem Tisch sitzen:

- Das Ego ruft laut: „Das kenne ich nicht! Ändere das sofort! Das könnte gefährlich sein."
- Der innere Kritiker entgegnet: „Nein, du musst dich mehr anstrengen. Du bist nicht gut genug."
- Das ideale Ich schaut ganz entspannt zu und fragt: „Was freut dein Herz? Was ist in diesem Moment das Richtige? Was ist zu tun oder nicht zu tun?"

Diese tiefe Klarheit darüber, was Ihnen selbst, Ihrem idealen Ich wichtig ist, richtet das Ego und den inneren Kritiker auf hilfreiche Weise neu aus. Sie sehen, dass Ihr Ego und Ihr innerer Kritiker ständig im Dialog sind. Jede Situation wird anhand Ihrer Innenwelt, also Ihrer Erfahrungen, Werte, Überzeugungen und Ansichten, bewertet und zur Diskussion freigegeben. Das passiert automatisch, in jedem von uns. Das Ego kann von der Angst getrieben sein, dass die vorhandenen Strukturen auseinanderfallen. Es versucht, alle Gefahren aus Ihrem Leben zu verbannen. Der innere Kritiker dagegen ist von der Angst getrieben, dass Sie nicht gut genug für eine Situation sind oder sich falsch verhalten.

Wenn wir also zulassen würden, dass nur diese beiden Helferlein miteinander reden, wären wir mitten in einem permanenten Konflikt. Und diesen Konflikt spüren wir. Zuerst spüren wir ihn mental, denn er drückt sich gern in Schlaf- oder Essstörungen aus. Als Folge wird er irgendwann auch körperlich spürbar. Deshalb ist es so wichtig, unser ideales Ich zum Gespräch einzuladen. Dieses Helferlein schaut aus einer höheren Perspektive auf die Situation. Es versucht, die Bedürfnisse hinter den Forderungen des Egos und der Abwehr des inneren Richters zu erkennen. Dann sucht es nach einem passenden Platz in Ihrem Leben, diese Bedürfnisse sinnvoll zu befriedigen. Ob dies mit Sport, Therapie oder Meditation möglich ist, ergibt sich durch die jeweilige Situation.

Es ist nicht erforderlich, dass Sie in spiritueller Weise daran glauben, dass es eine höhere, ideale Version Ihres Selbst gibt. Hilfreich ist aber, sich ein ideales Ich zuzulegen und konkrete Eindrücke davon zu haben. Das ist die Macht des Glaubens. Es ist ein Schritt, Situationen so zu beeinflussen, dass Sie Veränderungen herbeiführen, die gut für Sie sind. Und weil wir diese Kraft als so wertvoll ansehen, beenden wir dieses Kapitel mit einer passenden Übung.

Übung: Finden Sie Ihr ideales Ich

Diese Übung kann dazu dienen, Ihnen den Weg zu Ihrem idealen Ich zu zeigen. Sind Sie bereits vertraut mit Meditation, wird Ihnen diese Übung sehr leichtfallen. Ist das nicht der Fall, brauchen Sie am Anfang ein paar Minuten länger. Das ist jedoch Zeit, die gut investiert ist, denn damit investieren Sie in Ihre eigene Gesundheit. In dieser Übung geht es darum, ein bildhaftes Erleben für Sie spürbar zu machen. Sie werden versuchen, mit allen Sinnen eine Situation zu erleben, die nur in Ihrem Kopf stattfindet. Dies erfordert eine gewisse Entspannung von Ihnen. Suchen Sie sich daher zur Vorbereitung einen ruhigen Ort, an dem Sie sich wohlfühlen. Machen Sie die Übung zu einer Zeit, die keine Termine beinhaltet, gern am Abend. Suchen Sie sich Ihren bequemsten Sessel oder nehmen Sie eine Yoga-Matte oder ein Meditationskissen zur Hand. Wir möchten, dass Sie sich wohlfühlen!

Für Neulinge auf dem Gebiet der Meditation folgt hier noch ein Ratschlag: Am Anfang wird es Ihnen nicht gelingen, in einem entspannten Zustand zu bleiben. Das ist in Ordnung. Probieren Sie es einfach am nächsten Tag wieder. Wie bei so vielen Dingen im Leben werden Sie durch die Wiederholung besser darin. Und dies spüren Sie.

Schritt 1: Locker lassen durch Atemzählung

Zu Beginn der Übung nutzen wir die einfache Atemübung, die Sie bereits aus dem Kapitel „Was ist eine Depression?“ kennen:

1. Setzen Sie sich aufrecht hin oder bleiben Sie in einer aufrechten Position stehen. Finden Sie einen Sitz oder einen Stand, der bequem für Sie ist.

2. Schließen Sie die Augen oder suchen Sie sich einen bestimmten, festen Punkt und konzentrieren sich auf diesen.
3. Atmen Sie tief in Ihren Bauch ein und achten Sie darauf, wie sich Ihr Körper anfühlt. Ihr Brustkorb hebt sich, Ihr Bauch wird runder. Atmen Sie aus. Ihr Brustkorb senkt sich wieder. Fühlen Sie, wie der Atem in Ihre Lunge strömt und wieder hinauskommt.
4. Beginnen Sie, Ihren Atem zu zählen. Sie zählen jedes Einatmen und jedes Ausatmen, bis Sie bei zehn ankommen. Dann beginnen sie wieder bei eins.
5. Konzentrieren Sie sich nur auf das Zählen des Atems. Es werden Gedanken kommen oder äußere Einflüsse, zum Beispiel Geräusche oder Licht. Das ist okay. Sie nehmen diese Einflüsse und Gedanken wahr, erkennen sie an und lassen sie ziehen, wie Wolken, die am Himmel weiterziehen. Wurden Sie zu sehr abgelenkt, dann beginnen Sie wieder bei eins mit dem Zählen. Sie atmen ein, Sie atmen aus. Eins, zwei, drei ... bis zehn.
6. Haben Sie innere Ruhe gefunden, dann atmen Sie weiter, solange Sie möchten.

Schritt 2: Die wissende Person besuchen

Haben Sie die Atemübung gemacht und sind entspannt? Gut! Heute wollen wir einen besonderen Weg gehen. Wir wollen einen Ihrer edelsten Anteile besuchen - die wissende Person. Der Weg dahin wird abwechslungsreich sein. Er kann holprig sein. Es geht auch nicht um Perfektion. Es geht darum, den Weg zu gehen, in Ihrer eigenen Geschwindigkeit, mit Ihren eigenen Fähigkeiten. Ruhig und gelassen. Genießen Sie die Reise.

Sie können diese Übung am Anfang Abschnitt für Abschnitt genießen. Dann verweilen Sie in Ihren Empfindungen, solange Sie möchten. Wenn Sie merken, dass Sie aus der Entspannung herauskommen, führen Sie die Atemübung aus Schritt 1 durch und kehren Sie zum Punkt der Entspannung zurück. Wenn Sie denken, dass es Zeit ist, die nächsten Schritte zu gehen, lesen Sie den nächsten Abschnitt und folgen dann der Übung. Schritt für Schritt. Ruhig und gelassen.

Schließen Sie die Augen und erlauben Sie sich, wunderbare Bilder und Empfindungen entstehen zu lassen. Stellen Sie sich zu Beginn vor, am Fuße eines Berges zu stehen. Berge sind häufig ein Symbol für Aufgaben in Ihrem Leben. Nehmen Sie das Bild des Berges auf: Ist es ein großer Berg mit einer Spitze aus Schnee? Oder ist es nur ein kleiner Hügel? Wie auch immer der Berg aussieht, schauen Sie ihn sich in aller Ruhe an. Dann schauen Sie sich langsam um. Sie sehen vielleicht ein paar Büsche oder Gras. Vielleicht spüren Sie einen Hauch von Wind oder riechen die Kräuter auf der Wiese. Alles ist gut. Alles ist erlaubt. Genießen Sie diesen Aufenthalt. Machen Sie Pause. Erlauben Sie sich die Erholung. Wenn Sie merken, dass Sie Lust darauf haben loszugehen, dann gehen Sie los, in Richtung des Berges. Sie setzen sicher einen Fuß vor den anderen und gehen den Weg in Ihrer eigenen Geschwindigkeit. Sobald Sie an eine Stelle kommen, an der die Luft besonders klar und frisch ist, bleiben Sie stehen. Atmen Sie tief in Ihren Bauch. Machen Sie das für eine Weile. Spüren Sie den Atem. Spüren Sie den Weg unter Ihren Füßen. Wenn Sie Lust haben weiterzugehen, dann gehen Sie weiter. Atmen Sie ein, atmen Sie aus. Sie sehen, wie sich langsam die Umgebung verändert, je höher Sie kommen. Die Bäume bleiben zurück, dann die Büsche. Das gibt einen weiten Blick auf die Welt um Sie herum frei. Bleiben Sie stehen und genießen Sie die Aussicht. Vielleicht sehen Sie das Meer. Vielleicht sehen Sie Wälder, Seen, die Wolken, die Sterne. Genießen Sie es.

Wenn Sie Lust haben, gehen Sie weiter. Wandern Sie, bis Sie auf einer Lichtung ankommen. Sie sehen eine Hütte. Die Hütte wirkt sehr einladend auf Sie und Sie gehen langsam darauf zu. Die Hütte ist sehr alt. Vielleicht steht sie schon seit Jahrhunderten auf dieser Lichtung. Es ist alles friedlich. In der Hütte brennt ein warmes Licht. Ein schmaler Streifen Licht fällt durch einen Spalt in der Eingangstür. Sie treten näher heran. Vielleicht ist da ein Schriftzug, der Sie einlädt. Sie merken, dass Sie erwartet werden. Sie treten ein. In der Hütte ist es wohlig warm. Das Licht ist angenehm. Sie fühlen sich gut. Schauen Sie sich in aller Ruhe in der Hütte um. Fühlen Sie die Magie dieses Ortes. Eine freundliche Stimme spricht zu Ihnen: „Herzlich willkommen. Schön, dass du da bist. Ich habe auf dich gewartet." Ihnen nähert sich langsam eine Person. Erst ist diese nur undeutlich erkennbar, dann immer klarer. Betrachten Sie sie in aller Ruhe. Sie gehört zu Ihnen. Sie hat auf Sie gewartet. Sie können stehen bleiben oder sich setzen. Sie können auch tanzen. Tun Sie, was Ihnen in diesem Moment gut und richtig erscheint. Sie sind frei. Sie können tun, worauf Sie Lust haben. Jetzt, in diesem Moment. Tun Sie es einfach. Es ist vollkommen in Ordnung. Sie können mit dieser Person sprechen oder auch schweigen. Gestalten Sie diese Zeit nach Ihren eigenen Wünschen.

Irgendwann spüren Sie, dass es Zeit ist für eine Frage: die Frage, weshalb Sie den Weg zur Hütte gegangen sind. Stellen Sie die Frage ganz ruhig. Vielleicht genügt Ihnen auch ein Hinweis auf die Antwort. Vielleicht kennen Sie die Antwort in dem Moment, in dem Sie die Frage aussprechen.

Ihr Gegenüber macht Ihnen ein Geschenk, vielleicht in Form einer kurzen Antwort, vielleicht in Form von Gegenständen, die ein Symbol dafür sind, was und wofür etwas zu tun ist. Auch wenn sich Ihnen die Bedeutung der Antwort noch nicht sofort erschließen sollte oder Sie nicht gleich wissen, wofür die Gegenstände stehen: Bedanken Sie sich. Vielleicht ist Ihnen die Antwort und die Bedeutung der Gegenstände auch sofort klar. Dann bedanken Sie sich angemessen. Spüren Sie die Dankbarkeit für die Hilfe. Bleiben Sie einen Moment in dieser Dankbarkeit.

Wenn Sie spüren, dass es Zeit für den Heimweg ist, verabschieden Sie sich freundlich und gehen. Ruhig und achtsam setzen Sie einen Schritt vor den nächsten. Bleiben Sie stehen, wo Sie das Bedürfnis verspüren. Blicken Sie sich um. Spüren Sie Ihre Umwelt. Nehmen Sie sich noch einen Augenblick Zeit für Ihre Gefühle. Atmen Sie ein, atmen Sie aus. Sie kommen zurück an den Fuß des Berges. Möchten Sie noch einen Moment hier verweilen? Das dürfen Sie. Lassen Sie die Augen gern geschlossen. Erst wenn Sie spüren, dass es Zeit ist, nach Hause zu gehen, öffnen Sie Ihre Augen wieder. Wie fühlen Sie sich? Wie fühlt sich Ihr Körper? Beobachten Sie sich – aber nicht bewerten, sondern nur beobachten.

Kommen Sie langsam zurück ins Hier und Jetzt. Wenn Sie sich Notizen machen möchten, dann können Sie das jetzt tun. Vielleicht möchten Sie auch malen. Dann tun Sie auch das. Die Hinweise und Antworten, die Sie auf diesem Weg gefunden haben, sind nur Ihre Hinweise und Antworten. Sie gehören und passen ausschließlich zu Ihnen.

Jetzt darf der Alltag Sie wiederhaben.

RÄUME

In der Einleitung zu diesem Buch haben wir Ihnen versprochen, möglichst umfassend unser gesamtes Wissen und unsere gesammelte Erfahrung zur Verfügung zu stellen. Das Thema Depression ist für uns nicht nur ein Thema, das wir auf der einen Seite beruflich und auf der anderen Seite privat kennen, sondern auch eines, welches uns persönlich bewegt. So viele Schicksale, die leiden. So viele Menschen, die nach Hilfe suchen.

Zu einer umfassenden Hilfe gehört unserer Meinung nach, dass wir auch Aspekte betrachten, die zwar gern übersehen werden, aber hilfreich sein können. Dieses Kapitel behandelt solch einen Aspekt: Räume.

Ich – Torsten – bin ganz ehrlich zu Ihnen: Vor meiner Depression und der anschließenden Therapie habe ich keinen Gedanken an die Gestaltung meiner Räume verwendet. Ich habe nicht einmal über Räume im Allgemeinen nachgedacht. Es waren für mich funktionale Einheiten. Diese Einheiten waren eben da. Das war so. Dass es Personen gab und gibt, die sich wirklich Gedanken um deren Gestaltung gemacht haben, war für mich nicht von Interesse. Erst als ich durch die Therapie mit dem Thema in Verbindung gebracht wurde, fiel mir ein, dass ich als Kind den Keller nicht mochte. Weil meine Großeltern mir angedroht haben, dass ich in den Keller muss, wenn ich nicht brav bin. Heute mag ich meinen Keller, weil er hell ist und ich dort Erinnerungsstücke in Kisten aufbewahre. So können Räume auf uns wirken.

Wenn Sie auch nicht über Räume nachgedacht haben, dann ist dieses Kapitel von besonderem Interesse für Sie. Denn wir wollen ja, dass Sie Ihr Leben zum Besseren verändern! Veränderung kann nicht gelingen, wenn wir die Umstände nicht verändern. Oder, wie Albert Einstein so schön gesagt haben soll: Probleme kann man niemals mit derselben Denkweise lösen, durch die sie entstanden sind.

In den vorigen Kapiteln haben Sie schon erfahren, wie Ihre Innenwelt aufgebaut ist, nämlich aus Ihren Werten und Einstellungen und auch Ihren Erfahrungen. Zum Beispiel Ihren Erfahrungen mit Räumen.

Was wissen Sie nach diesem Kapitel?

In diesem Kapitel lernen Sie, dass Räume eine Wirkung auf Sie haben und wie diese Wirkung entsteht. Räume dienen prinzipiell einem Zweck. In Architekturkreisen sagt man gern: Form folgt Funktion. Wenn ein Raum einem Zweck dient, dann erfüllt er auch ein Bedürfnis. Zudem erfahren Sie, dass Räume sowohl abgrenzen als auch verbinden können. Hierbei ist wiederum die Wirkung von Nähe und Distanz relevant, die wir im Kapitel „Soziale Kontakte" bereits behandelt haben. Abschließend können Sie sich damit vertraut machen, inwiefern Eigenschaften von Räumen, wie Licht, Klang und Duft, ebenfalls eine Wirkung auf Sie haben können. Mit der abschließenden Übung in diesem Kapitel lernen Sie, wie Sie dieses Wissen nutzen können, um eine positive Veränderung in Ihrem Leben zu erreichen.

Fallbeispiel: Lars, 45

Lars erzählte seiner Umgebung immer wieder stolz, dass er das kreative Chaos liebe. Er sei von der kreativen Sorte, waren dann meist seine Worte. Zu seinem Alltag gehörte es, Dinge zu suchen. Nicht einmal seine Frau durfte seine „Stapel" ordnen oder gar umräumen. Seine Begründung war, dass er schon so ungefähr wisse, wo alles liege. Zur Wahrheit gehörte allerdings auch, dass Lars eben nicht immer alles fand. Dann beschlichen Lars Gefühle der Minderwertigkeit. Er begann, sich selbst zu beschimpfen. Wer Lars in solch einem Moment ansprach, wurde schroff zurückgewiesen. Da der Platz in der Wohnung begrenzt war, schaffte sich Lars einen Raum im Raum. Dieser bestand aus einer Ecke im Schlafzimmer. Dieses eigene Abteil war gerade groß genug, dass er bequem darin sitzen konnte. Und wenn er eine Yoga-Matte ausbreitete, konnte er sogar in diesem Raum liegen. Dabei begriff Lars, dass seine Kreativität kein Chaos benötigte. Ruhe und Gelassenheit waren die besten Voraussetzungen für gute Ideen.

Schlussfolgerung aus dem Fallbeispiel:

In der Achtsamkeit für die eigenen Bedürfnisse können wir neue Wege finden, diese Bedürfnisse zu befriedigen.

Räume als selbstverständliche Umgebung

Ihre Umgebung ist ein essenzieller Bestandteil Ihres Lebens, insbesondere an den Orten, an denen Sie die meiste Zeit verbringen. In der Regel betrifft dies Ihr Zuhause und Ihren Arbeitsplatz. Die Besonderheit eines Home-Office liegt darin, dass Sie jetzt nur noch eine Umgebung haben, in der Sie sowohl berufliche wie auch private Zeit und Aufgaben vereinen müssen. Dies birgt eigene Herausforderungen. Da diese Umgebung so selbstverständlich für uns ist, wird deren Wichtigkeit bei der Behandlung von depressiven Episoden gern vergessen. Das wäre ein Fehler! Denn fast

Ihr gesamtes Leben spielt sich in Räumen ab. Dieser Tatsache ist kaum zu entkommen. Deshalb lernen Sie im Folgenden einige Vorschläge kennen, wie Sie diese Räume bestmöglich für sich nutzen können.

Wenn wir den Begriff der Räume unterteilen müssen, dann sprechen wir von privaten, beruflichen und öffentlichen Räumen. Durch den Einzug moderner Technik in die Kommunikation kommen noch virtuelle Räume hinzu. Die Teilnahme an einer Videokonferenz führt dazu, dass Sie einen virtuellen Raum betreten oder erschaffen. Sie können die Beschaffenheit dieses Raumes anhand von Vorlagen erstellen. Auch bei der Teilnahme an Online-Games treffen Sie sich mit anderen Personen in einem rein virtuellen Raum.

Die Wirkung von Räumen

Für die Behandlung depressiver Episoden ist auch die Wirkung von Räumen wichtig. Dazu ist es hilfreich, zunächst einige grundlegende Fragen spontan zu beantworten:

- Welche Räume nutzen Sie gern?
- Warum ist das so? Sind diese Räume beispielsweise bequem, leise oder kühl?
- Was ist der Grund für die Nutzung des Raumes? Nutzen Sie ihn beruflich oder privat, für einen bestimmten Zweck oder nur zur Entspannung?
- Können Sie ein paar Eigenschaften aufzählen, die Ihnen zu diesen Räumen einfallen, zum Beispiel Licht, Klang und Duft?

Aus den Antworten auf diese Fragen können Schlussfolgerungen für die Therapie gezogen werden. Dies lässt sich an einem einfachen Beispiel erläutern: Einer Person werden im Gespräch die oben genannten Fragen gestellt. Als Antwort kommt heraus, dass die Person im Moment ihr Schlafzimmer als den angenehmsten Ort empfindet. Dort ist es dunkel, angenehm kühl und vor allen Dingen sehr ruhig. Niemand, auch nicht die Familienmitglieder, kommt unangekündigt ins Schlafzimmer. Die besagte Person hat dort ihre Ruhe – im wahrsten Sinne des Wortes. Aus therapeutischer Sicht ist dies ein Hinweis auf einen Rückzug. Welchen Zweck dieser Rückzug verfolgt, gehört in einen anderen Teil der Therapie. Aber es kann ein erster Anhaltspunkt sein. Es kann der Beginn einer Reise sein, um wieder Wohlbefinden – und nicht zuletzt auch Licht – ins Leben zu bringen.

Die Wirkung der Gestaltung

Ein wesentlicher Punkt zur Wirkung von Räumen betrifft deren Gestaltung. Ein Wald gestaltet sich allein, nach ganz natürlichen Prinzipien. Unsere privaten Räume gestalten wir hingegen selbst, manchmal auch den Arbeitsraum, und zwar nach Prinzipien, die für uns wichtig sind. Die Architektur und deren Unterdisziplin, die Innenarchitektur, beschäftigen sich genauso mit der Gestaltung von Räumen wie traditionelle Ansätze, beispielsweise Feng-Shui. Als Besucher spüren Sie beim Betreten eines Raumes immer eine Atmosphäre. Ob Ihnen diese gefällt oder nicht, hängt von Ihren individuellen Präferenzen, Ihrer Lebensphase und Ihren derzeitigen Bedürfnissen ab.

In einer Depression sind Ihnen meistens ruhige, abgeschiedene Orte lieber als volle Bahnhofshallen oder Diskotheken. Dies liegt auch am Zweck eines Raumes. Alle Räume verfolgen einen Zweck. In Ihrer Wohnung und auf Ihrer Arbeitsstelle sind die Räume zumeist nach ihrem

Zweck benannt und damit für alle Besucher sofort erkennbar. Je nach Benennung können Sie erkennen, ob mit dem Zweck des Raumes auch Ihr derzeitiges Bedürfnis befriedigt wird. Wenn Sie Hunger haben, wäre die Küche die erste Anlaufstelle, während es bei Müdigkeit das Schlafzimmer ist. Und zu einer Besprechung gehen Sie wahrscheinlich in den Tagungsraum. Weitere Bedürfnisse können sein: Pflege, Behandlung, Meditation, Training, Kreativität und Erholung.

Interessant ist, dass das Prinzip des Priming, das Sie im Kapitel „Kommunikation und Motivation" kennengelernt haben, auch bei Räumen wirkt. Worte lösen bei Ihnen eine Verbindung zu einem Gefühl, einem Bedürfnis aus. Dies können Sie gern anhand der folgenden kurzen Übung testen:

Was lösen die folgenden Raumbezeichnungen spontan für Gedanken bei Ihnen aus?

- Diskothek „Super Dance"
- Meditationsraum der Traditionellen Chinesischen Medizin

Spüren Sie die Wirkung der Bezeichnungen auf Ihre Gedanken und Gefühle?

Die Wirkung von Licht

Damit Sie in einem Raum etwas erkennen und zuordnen können, ist eine ausreichende Beleuchtung notwendig. Das ist die rein praktische Bedeutung von Licht. Allerdings hat Licht auch eine starke Wirkung auf unsere Biologie. Dazu gehört die natürliche Wirkung des Sonnenlichts auf unseren Ruherhythmus, auf die wir bereits im Kapitel „Vitalität und Depression" eingegangen sind. Deshalb können die allermeisten Menschen im Sommer ohne Schwierigkeiten früh aufstehen, während es ihnen in den dunklen Monaten eines Jahres schwerfällt. Licht erzeugt auch Stimmungen, und dies lässt sich nutzen. Ihr Arbeitsplatz ist meist anders ausgeleuchtet als Ihre privaten Räume. Dimmer wurden erfunden, um Stimmungen in Räumen durch eine Anpassung der Lichtstärke zu verändern. Es heißt „Candle-Light-Dinner", weil allein die Vorstellung eines Abendessens bei Kerzenschein ein romantisches Gefühl bei uns auslöst. Gerade die Wirkung von natürlichen Lichtquellen ist sehr stark, beispielsweise bei einem Lagerfeuer mit Freunden an einem See. Der Raum, in dem sich alle Personen wohlfühlen, ist meist derjenige, der von der Lichtquelle erreicht wird. Außerhalb des Scheines, den das Lagerfeuer ausstrahlt, geht das Gefühl verloren.

Die Wirkung von Düften

Auch der Duft eines Raumes hat eine Wirkung auf Sie. Dies gilt sowohl für natürliche als auch für künstlich erzeugte Düfte. Ein Spaziergang durch den Botanischen Garten wird Sie anders ansprechen als der Duft in einer Fleischerei. Wenn Sie die Wirkung von Düften verstehen, können Sie diese nutzen, um Ihren Raum nach Ihren momentanen Bedürfnissen zu gestalten. Denn Düfte haben eine wunderbare Besonderheit: Die Nerven, die das Riechen ermöglichen, sind direkt mit den Hirnbereichen verbunden, die auch beim Lernen besonders relevant sind.[23]

Erinnern Sie sich noch an Thomas aus dem Fallbeispiel im Kapitel „Innenweltreise – Herz und Hirn"? Thomas erzählte vom Geruch des Rotkrauts im Hausflur und von den Bildern und Emotionen, die er damit verknüpft. Auch Sie haben Düfte gespeichert, die mit Ihren Erinnerungen verknüpft sind. Die allermeisten Bilder in unserem Kopf sind mit einem Duft verbunden. Und nicht nur das, denn ob Sie eine Person mögen oder nicht, ist im Wesentlichen davon abhängig, ob Sie diese Person – im wahrsten Sinne des Wortes – riechen können oder eben nicht. Machen Sie sich diese Besonderheit von Düften zunutze! Wenn Sie noch keine Erfahrungen mit diesem Thema haben, dann probieren Sie verschiedene Methoden aus, um Ihre Lieblingsorte mit besonderen Düften zu verbinden. Das können beispielsweise Duftkerzen, Räucherstäbe, Parfüm oder Blumen sein. Experimentieren Sie ruhig!

Die Wirkung von Klängen

Einen ganz wesentlichen Einfluss auf Sie und Ihre Stimmung hat der Klang eines Raumes. Dies wird besonders deutlich, wenn Sie an Räume denken, die wegen ihres Klanges eine spezielle Wirkung entfalten. Eine Kirche hat zum Gebet eine andere Wirkung auf Sie als zum Neujahrssingen. Das Wartezimmer eines Zahnarztes mit den Geräuschen des Bohrers aus dem Behandlungsraum wirkt selten erheiternd.

Jeder Raum hat also einen Klang. Auch Stille stellt eine Form des Klangs dar. Daneben können es natürliche Klänge sein, wie Vogelgezwitscher, oder aber künstlich erzeugte Geräusche, wie der Maschinenlärm in einer Montagehalle. Ein Konzert besuchen Sie wegen des Klanges, den Stimmen, der Musik. Dabei ist Musik ein besonderer Klang, denn sie kann eine Reihe an Emotionen bei Menschen auslösen. Ein Beispiel hierfür sind die Filmmusiken von Ennio Morricone und Hans Zimmer, die einzelnen Bildern und Szenen eine unvergessliche Stimmung verleihen und somit entscheidend zum Erfolg der Filme beigetragen haben. Diese Wirkung von Klängen können Sie für sich nutzen.

Suchen Sie nach Stille, dann verbannen Sie alle Lärmquellen aus Ihrem Lieblingsraum oder nutzen Sie Kopfhörer mit Lärmunterdrückung. Suchen Sie eher nach Aufmunterung, dann können Sie die passende Musik auswählen. Der Klang in einem Raum kann Sie beruhigen oder in Stimmung versetzen. Nutzen Sie dies, um Ihren Wohlfühlort zu gestalten.

Räume als Grenzen

Bevor Sie sich in der Übung am Ende des Kapitels weiter mit der Gestaltung von Räumen beschäftigen können, möchten wir noch einen Aspekt hervorheben: Räume sind immer auch Grenzen! Durch einen Raum wird der Zweck von anderen Zwecken und Räumen abgegrenzt. Die Küche und das Badezimmer haben einen unterschiedlichen Zweck. Ihre Arbeit werden Sie auch räumlich von Ihren Entspannungsphasen trennen, sofern dies möglich ist. Sie können durch Räume auch bestimmen, mit welchen Menschen Sie zusammen sein möchten und welche Sie aus Ihrem Leben heraushalten möchten. Sie schließen die Tür. Sowohl bildlich als auch real. Und wenn Sie in Gesellschaft sein möchten, suchen Sie ebenfalls bestimmte Räume auf, wie die Diskothek „Super Dance".

Dieses Kapitel dient dazu, Ihnen die Wirkung von Räumen auf Ihre Emotionen zu veranschaulichen. Möglicherweise sind Ihnen während des Lesens bereits Räume eingefallen, die Sie gern aufsuchen, oder auch solche, die Ihnen ein ungutes Gefühl geben. Mit der folgenden Übung möchten wir Sie ermutigen, Ihre Emotionen zum Positiven zu verändern. Dies wird nicht beim ersten Versuch gelingen. Und das ist vollkommen in Ordnung, denn Ihre Erinnerungen sind ein Teil von Ihnen. Und ein Raum, den Sie schon eine

Weile nutzen, hat bereits einen Platz in Ihren Erinnerungen. Diese Erinnerungen gegen neue Eindrücke auszutauschen, ist ein Prozess. Aber auch hier ist die Wiederholung der Schlüssel zum Erfolg. Haben Sie den Mut, diese Übung anzugehen. Wir wünschen Ihnen viel Erfolg!

Übung: Raumgestaltung

In dieser Übung können Sie alle Eigenschaften von Räumen nutzen, die einen Einfluss auf Sie haben. Sie können zur Vorbereitung folgende Dinge bereitlegen oder beschaffen:

- Verschiedene Lichtquellen, wie Kerzen und Lampen, aber auch dimmende Elemente wie Gardinen
- Verschiedene Duftquellen, wie Duftkerzen, Räucherstäbchen, Blumen oder Parfüm
- Verschiedene Klangquellen, wie Musik oder auch Ohrstöpsel

Zudem ist es hilfreich, wenn Sie alles notieren, was Ihnen an der Übung wichtig erscheint. Im ersten Teil der Übung geht es darum, einen geeigneten Raum zu finden:

1. Suchen Sie nach einem Raum, der Ihnen im Moment emotional nicht gefällt. Es muss ein Raum sein, den Sie auch in Zukunft nutzen werden. Wo fühlen Sie sich im Moment eingeschränkt, mutlos, bedrückt oder traurig?
2. Schauen Sie sich den Raum genau an. Notieren Sie seine Eigenschaften. Ist er hell oder dunkel, aufgeräumt oder unordentlich, laut oder leise? Wonach riecht es in dem Raum? Sie können auch ein Foto des Raumes in seinem jetzigen Zustand machen, um sich später daran zu erinnern.

Der Kern der Übung liegt darin, diesen Raum so zu verändern, dass er ein gutes Empfinden bei Ihnen fördert. Anhand der folgenden Schritte können Sie die Eigenschaften dieses Raumes schrittweise ändern:

1. Als Erstes ziehen Sie eine Grenze um den Raum, sofern er nicht schon durch eine Tür oder einen klaren Bereich abgetrennt ist. Legen Sie für sich fest, wo der Raum beginnt und wo er endet.

2. Ändern Sie nun die erste Eigenschaft: Ist es ein ordentlicher Raum, dann bringen Sie ihn in Unordnung. Räumen Sie Dinge um. Verändern Sie die Anordnung oder die Reihenfolge. Lassen Sie diese Veränderung anschließend für 3 Tage auf sich wirken.

3. Hat Ihnen diese Veränderung geholfen? Wenn Ihr Gefühl für den Raum besser geworden ist, dann belassen Sie die neue Ordnung. Wenn Ihr Gefühl schlechter geworden ist, schauen Sie auf Ihre Notizen oder das Bild, das Sie zu Beginn gemacht haben, und legen alles wieder zurück.

4. Der nächste Schritt ist das Licht. Ändern Sie die momentane Beleuchtung und lassen Sie diese wiederum 3 Tage auf sich wirken. Nutzen Sie verschiedene Wege, um die Beleuchtung zu ändern. Geben Sie nicht auf, wenn der erste Versuch nicht funktioniert hat. Beispielsweise können Sie es zunächst mit einer anderen Lampe probieren. Wenn dies nicht funktioniert, können Sie auch an ein Rollo denken, um das Tageslicht anders zu filtern.

5. Mit Klangschalen, kleinen Zimmerbrunnen oder entsprechenden Stücken aus Ihrer Musiksammlung können Sie beruhigende Klänge erzeugen. Die

einfachste Änderung besteht darin, Klang auszuschließen. Dafür können Sie spezielle Kopfhörer oder auch Ohrstöpsel nutzen. Was bewirkt dies bei Ihnen?

6. Nehmen Sie keine oder eine negative Veränderung wahr, bestünde ein neuer Versuch darin, Klang hinzuzufügen. Mit Klangschalen, kleinen Zimmerbrunnen oder entsprechenden Klängen aus Ihrer CD-Sammlung oder einer App können Sie beruhigende Klänge erzeugen. Lassen Sie auch dies für mehrere Tage wirken und notieren Sie Ihre Gefühle dazu.
7. Nutzen Sie alle technischen Möglichkeiten: Sie können heute zu jeder beliebigen Musikrichtung einen Stream im Internet finden. Was haben Sie schon mal über mehrere Tage wieder und wieder gehört? Wobei haben Sie spontan mitgesungen oder getanzt? Dies nur als Beispiel.
8. Wie geht es Ihnen mit den Änderungen? Gut? Dann genießen Sie. Wollen Sie noch mehr ändern? Machen Sie noch eine Runde von vorn. Dann wird die Übung etwas länger dauern, aber diese Zeit ist gut investiert, wenn Sie viel Zeit in diesem Raum verbringen mögen.

Das Ziel dieser Übung ist es, dass Sie den Raum schrittweise nach Ihren Bedürfnissen und Gefühlen verändern. Am Ende gibt der Raum Ihnen ein deutlich besseres Gefühl, als dies momentan der Fall ist, und trägt damit insgesamt zu einer positiven Veränderung bei.

Wir wünschen Ihnen Mut, Durchhaltevermögen und Kreativität bei dieser Übung!

Zeit und Rhythmus

Willkommen in diesem weiteren Kapitel auf Ihrem Weg zu mehr Wohlbefinden! In diesem Abschnitt gehen wir auf Orientierung und auf das Gegenteil davon ein. Desorientiert zu sein bedeutet, die Richtung oder den Plan verloren zu haben. Dies kann in depressiven Episoden sehr häufig vorkommen. Es kann sogar zum vorherrschenden Symptom werden. Dann suchen wir nach Orientierung. Darum soll es in diesem Kapitel gehen.

Was wissen Sie nach diesem Kapitel?

Die Zeit verläuft linear, und damit verlaufen auch die Tage und Wochen linear. Doch der Tag, die Woche, der Monat, das Jahr bieten ideale Voraussetzungen für sich wiederholende Rhythmen. Und damit ideale Voraussetzungen für Sicherheit. Denn ein vorhersehbarer Rhythmus gibt Sicherheit. Wenn Sie sich vorbereiten können, da Sie wissen, was auf Sie wartet, sparen Sie außerdem Energie – weil Sie wissen, was zu tun ist. Somit bieten Rhythmen und daraus entstehende Gewohnheiten viele Vorteile. Darum soll es in diesem Kapitel gehen. Da, wie Sie bereits gelernt haben, das Leben aber immer auch Veränderung bedeutet, kann ein ständig wiederkehrender Ablauf auch zu Problemen führen. Wer nur im Rahmen dessen handelt, was er bereits kennt, verpasst viele Entwicklungen. Bei der Gestaltung von Entwicklungen gilt es daher, zwischen den Arten von Gewohnheiten zu unterscheiden. Es gibt Gewohnheiten, die gut für Sie sind, und solche, die einer positiven Entwicklung im Wege stehen. In diesem Kapitel erfahren Sie, wie Sie diese Unterschiede erkennen und für sich nutzen können.

Fallbeispiel: Johanna, 42

Johanna ist eine Teamspielerin durch und durch. Ohne den Kontakt zu anderen Menschen geht es ihr nicht gut. Durch ihre leitende Funktion in ihrem Beruf kann sie das gut ausleben. Daher waren die Maßnahmen während der Corona-Pandemie eine enorme Belastung für sie. Home-Office und Kontaktverbote raubten Johanna große Teile ihrer Lebensfreude. Aus Frust fing sie an, wahllos Essen zu sich zu nehmen, was in der Folge zu weiterem Frust führte. Hinzu kam der Kampf um das Überleben der Firma, der bei Johanna zu Existenzangst führte. Sie stellte sich in dieser Zeit oft die Frage nach der Sinnhaftigkeit ihres Tuns. Befand sie sich gerade in einer schlechten emotionalen Phase, spürte sie Zweifel an ihrem Selbstwert.

Mithilfe der in der Therapie gelernten Wege der Kommunikation gelang es Johanna, die richtigen Fragen zu stellen. So war sie erleichtert, als sie erfuhr, dass im gesamten Team nahezu identische Probleme wie bei ihr auftauchten. Dies gab ihr die notwendigen Impulse zu ihren Handlungen. Johanna hat gelernt, dass ein Rückzug nie zur Lösung eines Problems führt, sondern dass sie aktiv nach Wegen suchen sollte, um eine Verbesserung herbeizuführen. Ihre erste Handlung bestand in der Vereinbarung einer Videokonferenz. An jedem Arbeitstag trafen sich alle Mitglieder ihres Teams zur selben Zeit am Monitor zum gemeinsamen Mittagessen. Johanna legte einen allgemeinen Rahmen fest. Unter anderem sollte in den ersten 45 Minuten nicht über die Arbeit gesprochen werden. Der Fokus lag in dieser Zeit auf dem gemeinsamen Essen. Jedes Mitglied des Teams erhielt die Möglichkeit, Erfolgsgeschichten aus seinem privaten Umfeld zu teilen. Jedes Teammitglied konnte erzählen, wie es ihm gelungen war, etwas Freude in den

Alltag zu bringen. Dies führte dazu, dass sich die Mitglieder des Teams untereinander besser kennenlernten und sich auch persönlich mehr schätzten.

Mit nur 45 Minuten an jedem Arbeitstag war es Johanna und ihrem Team gelungen, etwas Verbindendes und Unterstützendes zu schaffen. So konnten sowohl die Mitglieder ihres Teams als auch Johanna selbst diese belastende Zeit bewältigen.

Schlussfolgerung aus dem Fallbeispiel:

Ein Wechsel im Handeln führt zu einem Wechsel im Ergebnis.

Die Zeit und damit der Rhythmus sind enorm wichtige Aspekte im Leben. Wenn Sie Ihr Leben so gestalten möchten, dass Sie glücklicher sind, sollten Sie – mit unserer Unterstützung – an einer Neugestaltung dieser beiden Aspekte wirken.

Das Leben selbst ist durch einen Anfang und ein Ende definiert. Jede Situation und auch jedes Verhalten sind ebenfalls durch einen Anfang und ein Ende festgelegt. Zeit verläuft linear. Jede Sekunde, die vergangen ist, kommt nie wieder. Es gibt in Ihrem Leben aber genug Situationen, die immer wieder vorkommen. Damit gestalten diese Situationen einen gewissen Rhythmus.

Die Rhythmen unseres Lebens

Wir können dabei zwischen natürlichen und selbst gestalteten Rhythmen unterscheiden. Natürliche Rhythmen sind zum Beispiel Tag und Nacht, genauso wie der Monats- oder der Jahreszyklus. In Ihrem Kalender finden sich Rhythmen wie Wochenanfang, Wochenenden, Feiertage, Urlaube und Ferien. Dabei haben die Wochentage meist einen klaren Ablauf, während die Wochenenden von anderen Aktivitäten ausgefüllt sind. Je nach Ihrer Freizeitgestaltung kann aber auch hier ein Rhythmus erkennbar sein. Aus psychologischer Sicht bieten Rhythmen enorme Vorteile. Wenn Sie im Voraus wissen, was auf Sie wartet, geht das wahrscheinlich mit mehr Empfinden von Sicherheit einher, als wenn Sie das nicht wissen. Mit dieser Sicherheit geht auch eine Planbarkeit einher. Ein kurzer Blick in den Kalender sagt Ihnen, ob Sie an einem bestimmten Datum verfügbar oder bereits verplant sind.

Rhythmen und Wiederholungen sparen auch ganz praktisch viel Energie. Wenn Sie sich keine Gedanken um die Bewältigung einer Aufgabe machen müssen, weil Sie diese bereits sehr oft erledigt haben, dann ist das im biologischen Sinne eine Energiesparmaßnahme. Dies führt dann dazu, dass Sie die gleichen Wege immer wieder nutzen. Oder dass Sie immer am gleichen Tag im gleichen Geschäft einkaufen, zum Beispiel Ihren Wochenendeinkauf tätigen. Und sehr oft kaufen Sie dann auch die gleichen Produkte. Der Drang, uns Gewohnheiten und Rhythmen zuzulegen, hat allerdings auch zur Folge, dass wir uns gegenüber anderen Menschen wiederholt in vergleichbarer Weise verhalten. Denn auch im sozialen Miteinander betrachten die meisten Menschen Sicherheit, Planbarkeit und überschaubaren Aufwand als gut und wünschenswert.

Rhythmus oder Veränderung – was ist besser?

Vermutlich haben Sie beim Lesen der vorigen Abschnitte erkannt, dass auch Sie das vorteilhafte Modell der Rhythmen nutzen. Bevor wir weiter darauf eingehen, lassen Sie uns zunächst ein paar Fragen zur Veränderung stellen:

- Was war Ihr erstes Telefon? Wie sieht Ihr jetziges aus?
- Wann haben Sie das erste Mal an einem Computer gesessen?
- Wann haben Sie gelernt, wie eine Website funktioniert?
- Und wann haben Sie von Ihrer Bank erfahren, dass Sie ab sofort Ihre kompletten Bankgeschäfte online tätigen können?

Sie sehen, Leben ist Veränderung. Damit verändert sich auch unsere Welt. Noch nie hatten Sie so viele Möglichkeiten, Ihre eigene Welt zu gestalten. Die Jahre der Corona-Pandemie haben uns außerdem gezeigt, wie zerbrechlich diese Errungenschaften sind. Und wie sehr wir unsere Freiheiten vermissen können. Eine sich permanent verändernde Welt erfordert von jeder Person ebenso eine permanente Anpassung. Nur durch die Veränderung Ihrer Gewohnheiten im beruflichen und privaten Bereich halten Sie Schritt mit der Entwicklung.

Durch unsere Rhythmen und Gewohnheiten laufen wir allerdings Gefahr, die erste Erfahrung in einer neuen Situation unverzüglich als Vorlage dafür zu nehmen, wie wir künftig mit dieser Situation umgehen. Anders ausgedrückt: Da feste Gewohnheiten meist positive Reaktionen auslösen, zum Beispiel in Bezug auf Sicherheit und verringerten Aufwand, tendiert jeder von uns dazu, ein Verhalten, das gewünschte Auswirkungen in einer Situation hatte, als Vorlage abzuspeichern. In einer ähnlichen Situation werden Sie dazu tendieren, sich ähnlich zu verhalten. Damit ist der Weg in eine mögliche Gewohnheit frei. Haben Sie bei der ersten Online-Bestellung eine positive Erfahrung gemacht, werden Sie vermutlich auch in Zukunft zu Online-Bestellungen neigen – und umgekehrt.

Somit gestalten wir unser Leben auf ganz praktische Weise mit einer Vielzahl von sich wiederholenden Verhaltensweisen, Mustern und Rhythmen. Viele dieser Verhaltensweisen haben wir teilweise oder vollständig von anderen übernommen. Wir lernen also von Modellen, die andere uns vorleben. Auch das ist ein enormer Vorteil, da wir nicht jeden Fehler selbst machen müssen.[24]

Lernen nach Modell

Dieses Lernen nach Modell hat mehrere Vorteile für Sie. Zunächst können Sie Ihr Modell selbst wählen und damit eigene Fehler vermeiden, da ein Modell, ein Vorbild alles Relevante vorgibt. Sie sparen Energie und haben einen bewährten Rhythmus übernommen. Im beruflichen Bereich werden so ganze Franchise-Modelle aufgebaut, indem ein bewährtes Konzept gegen eine Gebühr übernommen wird.

Für Sie besteht die Herausforderung darin, Ihre Motivation in den einzelnen Handlungen und Situationen zu überprüfen. Schauen Sie gern noch einmal im Kapitel „Kommunikation und Motivation" nach, was für Sie wichtig war. Grob gesagt sind gegensätzliche Bedürfnisse in jedem von uns lebendig. Wir möchten Sicherheit, aber auch Abenteuer. Wir möchten Individualität und gleichzeitig auch Gemeinschaft. Wir möchten etwas beitragen und auch etwas empfangen.

Die wichtige Frage für Sie ist, in welchen Zeiten Sie sich gestatten, Ihre Bedürfnisse auszuleben. Wenn Sie sich ein Leben in Sicherheit aufgebaut haben, wo haben Sie Zeit für Abenteuer eingeplant? Wann leben Sie Ihre Individualität aus und wann gehen Sie in einer Gemeinschaft auf? Zu welchen Gelegenheiten können Sie Zeit mit Menschen verbringen, die ebenso ticken wie Sie?

Zeit und Rhythmen in der Therapie

Sollten Zeit und Rhythmen einen festen Platz in einer Therapie haben? Die kurze Antwort lautet: Ja! Was für Sie momentan von Bedeutung ist, hängt stark davon ab, wie Sie sich gerade fühlen. Die Antwort auf die Frage, wie Sie gegensätzliche Bedürfnisse in Ihr Leben integrieren können und zu welchem Zeitpunkt welches Bedürfnis zuerst zu befriedigen ist, liegt ganz in Ihnen und Ihren momentanen Gefühlen. Während einer Depression können verstärkt folgende Gefühle auftreten: Hilflosigkeit, Unsicherheit, Plan- und Orientierungslosigkeit, Antriebslosigkeit oder Hoffnungslosigkeit.

Zu Beginn des Buches haben Sie eine Checkliste ausgefüllt, um Ihren aktuellen Stand für sich zu bestimmen. Die Einführung von Rhythmen kann für die Überwindung dieser Symptome sehr hilfreich sein! Eine feste Routine kann zu einem Gefühl von Stabilität und Kontrolle führen. Ein geplanter Rhythmus reduziert Ihr Stresslevel, da Sie genau wissen, was geschehen wird, und sich darauf verlassen können – auf sich verlassen können. Haben Sie dann wieder ein Mindestmaß an Aktivitäten in Ihren Alltag integriert, können Strukturen zu Mahlzeiten, Ruhepausen sowie An- und Entspannung ein Mindestmaß an Wohlbefinden auslösen. Erst wenn Sie wieder eine Struktur in Ihrem

Leben haben, ist es empfehlenswert, mit neuen Gewohnheiten zu experimentieren. Erst wenn Sie sich sicher und geborgen fühlen, ist es empfehlenswert, wieder nach dem Abenteuer zu suchen.

Deshalb ist es gut und wichtig, beide Aspekte der Gewohnheiten zu kennen: die positiven Aspekte für die Sicherheit in Ihrem Leben, und die Nachteile, wenn Sie Neues ausprobieren möchten. So lernen Sie, Ihre Zeit mit sinnvollen Rhythmen zu gestalten, um Ihr Wohlbefinden zu stärken. Die folgende Übung soll Ihnen bei der Suche nach guten Rhythmen helfen.

Übung: Tagesrhythmus

Für diese Übung benötigen Sie einen Notizblock oder Ihr Tagebuch sowie etwas Ruhe und Zeit.

Schritt 1: Aufsteh- und Schlafenszeiten

Notieren Sie Ihre typischen Aufsteh- und Schlafenszeiten an Wochentagen. Die Aufstehzeit kommt ganz oben auf das Blatt, die Schlafenszeit ganz unten. Auf einem zweiten Blatt tragen Sie nun die gleichen Zeiten an einem typischen Wochenende ein.

Schritt 2: Zeiten für Gewohnheiten

Bitte fügen Sie auf beiden Blättern jeweils die typischen Zeiten für wichtige Gewohnheiten ein. Dazu zählen unter der Woche die Arbeits- oder Schulzeit, Pausenzeiten und Hobbys, denen Sie regelmäßig nachgehen. Haben Sie an einem typischen Wochenende ebenfalls feste Gewohnheiten, wie Ordnung zu machen oder den Einkauf zu erledigen, dann fügen Sie die entsprechenden Zeiten ein.

Schritt 3: Freie Zeiten

Suchen Sie nun nach freien Zeiten an typischen Wochentagen und an Wochenenden. Markieren Sie diese Zeiten gern farbig. Schauen Sie sich im Anschluss beide Blätter an: Wie viele Stunden oder Minuten haben Sie täglich zur freien Verfügung? Und wenn Sie nun an ein angenehmes Gefühl denken: Welche Aktivität könnte Ihnen helfen, dieses Gefühl in Ihrer freien Zeit zu erreichen? Was würde Ihnen Freude machen? Was würde Ihnen guttun?

Als Beispiel: Sie möchten sich gern entspannter fühlen, da Sie insbesondere an Wochentagen meist gestresst sind. Wenn Ihnen Bewegung und Natur guttun, dann kann ein Ausflug in die Natur passend sein. Wenn Sie vielleicht nur 20 Minuten für sich haben, kann ein entspannendes Bad oder eine ausgiebige Dusche passend sein. Was immer auch für Sie passt, überlegen Sie sich mehrere Aktivitäten und experimentieren Sie. Auch dazu finden Sie im Übungsbuch Inspirationen. Was auch immer Sie tun, nehmen Sie sich selbst wichtig. Planen Sie Zeit für und mit sich selbst.

Eine sehr einfache Maßnahme, die schon mit 15 Minuten ihre Wirkung zu entfalten beginnt, ist, Ihr Essen zu genießen. Gönnen Sie sich diese Zeit. Eine gute Mahlzeit hat es verdient, in Ruhe und mit Genuss gegessen zu werden. Nehmen Sie sich diese Zeit, immer wieder, wenn Sie daran denken. Erlauben Sie sich, aus jeder Mahlzeit, zumindest für einen Moment, ein Geschmackserlebnis zu machen. Egal was Sie essen, alle Zutaten haben bis auf Ihren Teller eine lange Reise hinter sich. Erlauben Sie sich, dankbar zu sein dafür, was Sie alles schmecken und was Sie nährt, egal wie einfach oder wie exquisit Ihr Essen ist. Für eine solche Gewohnheit müssten Sie noch nicht mal Extrazeit einplanen.

Schritt 4: Zeitplan umsetzen

Jede Gewohnheit braucht Zeit. Sobald Sie also wissen, wann Sie welche Tätigkeiten in Ihren Tag, Ihre Woche, Ihren Monat oder Ihr Jahr einbauen wollen, machen Sie es konkret. Tragen Sie sich die Tätigkeit in Ihren Kalender ein. Machen Sie einen Termin für und mit sich. Sie haben dann den Vorteil, dass Sie nicht mehr daran denken müssen, sondern sich beim Blick in Ihren Kalender erinnern.

Schritt 5: Planung optimieren

Betrachten Sie nach der ersten Woche nochmals Ihre Vorhaben:

- Welche Termine haben Sie eingehalten?
- Welche Termine haben Ihnen richtig gut gefallen?
- Welche Termine haben Ihnen nicht gefallen?
- Welche Zeiten konnten Sie einhalten?
- An welchen Tagen waren Sie zu optimistisch mit der Planung?

Passen Sie Ihre Planung entsprechend an. Schauen Sie sich wieder nach ca. einer Woche an, wie Ihre Vorhaben und Ihre Umsetzung zusammenpassen. Ändern Sie Ihre Planung so lange, bis es Ihnen gelingt, einen Großteil dessen umzusetzen, was Sie sich auch vorgenommen haben. Das Ziel dieser Übung besteht darin, Ihnen einen Weg zu einer hilfreichen Tagesstruktur zu skizzieren. Diese Struktur hat nicht nur den Vorteil, dass Sie Ihnen Sicherheit bietet wegen der Klarheit und Vorhersehbarkeit. Der Vorteil liegt auch darin, dass Sie die Kontrolle über Ihr Leben mehr und mehr zu sich nehmen, wenn Sie selbst planen, Ihre Pläne umsetzen und dann auch positive

Erfahrungen damit verbinden. Es gibt unzählige Möglichkeiten. Testen Sie, was Ihnen hilft, Ihre Absichten zu realisieren. Es ist Ihre Zeit.

Viel Erfolg bei der Gestaltung!

Intimität

Allein der Titel dieses Kapitels wird eine Wirkung auf Sie haben. Manche blühen schon beim Lesen auf und werden von Freude durchflutet. Andere reagieren skeptisch oder erstarren regelrecht. Das liegt an den Erfahrungen, die wir in der Vergangenheit gemacht haben. Einen großen Einfluss hat, wie unsere Eltern damit umgegangen sind und ihre Version von Intimität vorgelebt haben. In manchen Familien ging es sehr eng und kuschelig zu. Berührungen sowie Umarmungen waren und sind alltäglich. In anderen Familien waren und sind Berührungen sowie Umarmungen eine Seltenheit. Vielleicht sind Sie sogar zurechtgewiesen worden, als Sie mehr über Intimität erfahren wollten. Vielleicht haben Sie sich ausgelacht gefühlt, wenn Sie sich darüber austauschen wollten. Wir möchten Sie ermutigen, all diese Hürden zu überwinden und Ihre Intimität zu erforschen und bewusst zu gestalten. Zu einem Leben, das sich gut anfühlt, gehört auch Intimität. Mit allen Facetten. Einige davon skizzieren wir in diesem Kapitel. Wir wünschen Ihnen viel Freude.

Was wissen Sie nach diesem Kapitel?

Intimität ist weit mehr als Sexualität. Wir beschränken Intimität meist auf Sexualität oder verknüpfen sie damit, ohne uns Gedanken über die Vielschichtigkeit zu machen. Dem gehen wir auf die Spur. Dann wenden wir uns dem speziellen Begriff der Dissoziation zu und gehen darauf ein, warum dieser Begriff – auch wenn Sie ihn sich nicht merken müssen – eine Bedeutung für Sie haben kann. Auch möchten wir Ihnen nahebringen, warum Selbstliebe vielschichtig und wichtig für Intimität ist. Im besten Fall wissen

Sie am Ende dieses Abschnitts, wie Sie zu dem Thema stehen und was Sie alles ausprobieren möchten. Nicht zuletzt klären wir noch die dringende Frage, was gutes Geschirr und Sexualität gemeinsam haben.

Fallbeispiel: Anna, 38

Anna hat in ihrer Kindheit und Jugend wiederholt die Erfahrung machen müssen, dass ihre Bedürfnisse und Grenzen nicht respektiert wurden. Angefangen bei Vernachlässigung, bis hin zu körperlicher und sexualisierter Gewalt. In den Situationen, in denen sie keine ausreichenden Möglichkeiten hatte zu handeln, tat ihr Körper das einzig Richtige: Er kapselte sich weitgehend ab. Keine Emotionen, keine Empfindungen. Das half ihr erst, die Situationen zu überstehen, und später auch beim Verdrängen und Vergessen.

Viele Jahre später fand Anna in Mark einen festen Partner. Die Beziehung hatte ihren Ursprung am Arbeitsplatz. Gemeinsame Interessen und das stetige Bemühen von Marks Seite führten dazu, dass Anna irgendwann einem Treffen außerhalb des Arbeitsplatzes zustimmte. Dieses Date führte zu noch einem Date, zu gemeinsamen Ausflügen und zum Entdecken weiterer Gemeinsamkeiten. Anna vertraute Mark. Sie glaubte sogar, dass sie ihn lieben würde. Doch bei intimen Momenten wie Umarmungen, Kuscheln, Küssen oder Sex fühlte sich Anna oft distanziert oder abwesend. In der Therapie beschrieb sie dies als ein Gefühl der Trennung vom eigenen Körper. Je intimer die Momente wurden, desto weniger konnte sie empfinden, sowohl körperlich als auch emotional. Anna hatte schon in jungen Jahren immer wieder gehört, woran sie angeblich alles schuld sei und was sie wieder falsch gemacht habe. Diesem

Muster folgend gab sie sich auch für ihre verringerten Empfindungen die Schuld. Da ihre Bedürfnisse und Grenzen von anderen viel zu oft ignoriert oder bewusst übertreten wurden, lernte sie auch nicht, diese mitzuteilen. Der dennoch vorhandene Wunsch, Intimität genießen zu können, sowie Marks aufrichtiges Interesse an Anna ließen beide mutige Schritte gehen – mit Erfolg.

Mark weiß nun mehr über Annas Leben. In der Therapie ist es Anna gelungen, die Auswirkungen der unangenehmen Erinnerungen abzuschwächen. Mehr noch, sie kann diese nun dorthin sortieren, wo sie hingehören, in die Vergangenheit. Das eröffnet ihr alle Möglichkeiten, den Moment erleben und genießen zu können. Seitdem ist es ihr eine Freude, intime Momente mit Mark und auch ganz für sich selbst zu gestalten.

Schlussfolgerung aus dem Fallbeispiel:
Ihre Bedürfnisse und Grenzen sind ebenso wichtig wie die von anderen. Diese auszudrücken, ist wesentlich für Ihr Wohlbefinden und Ihre psychische Gesundheit. Auch und gerade, wenn Sie Grenzen aufzeigen und durchsetzen müssen.

Negative Erfahrungen und Dissoziation

Wie schon in anderen Kapiteln angesprochen, führt eine hohe emotionale Beteiligung zu starken Erinnerungen. Intime Momente haben von Natur aus eine höhere emotionale Beteiligung als viele andere Momente. Daher schaffen die Erfahrungen in diesem Lebensbereich besonders viele starke Erinnerungen. Es ist also ratsam, hier besonders achtsam zu sein, das heißt, Wünsche, Gedanken, Bedürfnisse, Befürchtungen und Grenzen zu achten.

Gelingt dies nicht und es kommt zu Situationen, die überwältigend sind, verfügt jeder Mensch über einen Schutzmechanismus. Dieser nennt sich *Dissoziation* und ist eine Überlebensstrategie. In diesem Zustand wird die Wahrnehmung, die Reizaufnahme auf ein Minimum reduziert. Das fühlt sich an, als wäre man in Watte gepackt oder würde nichts mehr spüren. Es kann auch sein, dass Sie wissen, dass Sie in einer überwältigenden Situation sind, doch diese zu betrachten, fühlt sich an, als wären Sie davon losgelöst, als würden Sie einen Film ansehen. Meist geht diese Betrachtung mit dem Gedanken einher: „Das kann nicht wahr, nicht echt sein." Doch das ist es leider meistens. Es kann auch sein, dass Sie wissen, dass Sie sich in einer solchen Situation befinden, doch Ihre eigenen Bewegungen und Ihr Körper sind nicht mehr richtig spürbar. Sie beobachten dann Ihre eigene Bewegung, ohne glauben zu können, dass das wirklich Sie sind. Kurz: Die Situationen fühlen sich unwirklich an. Eine mildere Form von Dissoziation ist ein verändertes Zeitempfinden, das heißt, wenige Minuten fühlen sich an, als wären es Stunden. Umgekehrt ist es auch möglich, dass sich Stunden wie wenige Minuten anfühlen. Meist geht das mit Tunnelblick und verändertem Hören einher.

Solche dissoziativen Prozesse können wieder ausgelöst werden, wenn die aktuelle Situation der Situation ähnlich ist, in der diese Prozesse in der Vergangenheit aufgetreten sind und hilfreich waren. Das ist selbst dann der Fall, wenn die aktuelle Situation nicht überwältigend ist. Manchmal ist so ein Auslöser eine Berührung, ein Geruch, ein Satz oder etwas anderes, was an die belastende Situation erinnert. Unsere Sinne nehmen diesen Reiz wahr und schalten unvermittelt und instinktiv auf Abstand oder Abwehr. Menschen mit belastenden Erfahrungen kann es daher schwerer fallen, emotionale Bindungen aufzubauen sowie Nähe und Intimität zuzulassen. Bis zum Genuss von Intimität ist es dann noch mal ein Stück mehr Entwicklungsweg. Doch es ist möglich.

In der Therapie wird mit den belastenden Erfahrungen gearbeitet, mit dem Ziel, diesen ihre einschränkende Wirkung im Hier und Jetzt zu nehmen. Dieser Prozess wird häufig so beschrieben, dass die Erinnerungen erst von einem Film zu einem Stummfilm wechseln und dann zu einem Bild werden, das immer mehr die Farbe verliert, schwarzweiß wird, dann grau, unscharf und schließlich immer kleiner, wenn es in Richtung Vergangenheitshorizont einsortiert wird. So, wie dieses Bild immer kleiner wird, wächst gleichzeitig das tief empfundene Bewusstsein um die eigene Stärke. Auch das Empfinden von Schuld und Unschuld rückt sich wieder zurecht. Spätestens ab dieser Neuorientierung sprießt auch wieder die Freude an der Gestaltung von Kontakt, Nähe und sinnlichen Momenten. Erst für sich selbst, dann auch mit anderen.

Nähe, Intimität und Sexualität

Sich mit der Gestaltung von Nähe, Intimität und Sexualität zu beschäftigen, ist empfehlenswert, da diese erheblich auf Ihr Wohlbefinden einwirken können. Hier spielen Ihre Fähigkeiten, Werte und Überzeugungen eine entscheidende Rolle. Oftmals dominiert in diesem Bereich das Thema Sexualität. Diese steht jedoch am Ende eines intensiven inneren, persönlichen Prozesses und einer Vielzahl zwischenmenschlicher Prozesse.

Sie sind deswegen herzlich eingeladen, einige Schritte Ihres inneren, persönlichen Prozesses bewusst zu gehen und zu gestalten. Denn in diesem Kapitel wird es darum gehen, den Kontakt und die Nähe zu Ihnen selbst auf angenehme Weise intimer zu gestalten. Es wird darum gehen, wie wichtig es für Ihr Wohlbefinden ist, dass Sie sich akzeptieren. Diese Akzeptanz ist der Ausgangspunkt jeder Veränderung. Dieses Kapitel soll Sie inspirieren und dabei begleiten, dass Sie sich nicht nur akzeptieren, sondern auch selbst wertschätzen und sich selbst lieben. Beim Lesen und beim Experimentieren wird Ihnen der Zusammenhang zwischen Selbstliebe und Intimität immer deutlicher werden.

Selbstliebe und Kommunikation

Selbstliebe ist eine sehr intime Form der Beziehung zu Ihnen selbst. Kommunikation ist das verbindende Element, über das Beziehungen gestaltet werden. Deswegen ist es enorm wirksam, dass Sie sich über die Art und Weise, wie Sie mit sich selbst sprechen, bewusst sind und diese mehr und mehr bewusst gestalten.

Sie haben im Kapitel „Kommunikation und Motivation" kennengelernt, wodurch Beziehungen gut und tragfähig werden. Nun, das trifft in vollem Umfang auch auf Sie selbst zu. Also die Art und Weise, wie Sie mit sich selbst sprechen. Jeder von uns führt Selbstgespräche. Manche Selbstgespräche führen Sie laut und auch für andere hörbar. Die allermeisten Selbstgespräche hören nur Sie. Diese finden als Gedanken oder innerer Dialog statt. Und nur Sie wissen, was Sie sagen, in welcher Weise und weswegen. Sehr häufig spielt dabei eine Person aus der Vergangenheit eine Rolle, deren Einstellung und Sprechweise übernommen wurden.

Das führt dazu, dass gerade in depressiven Episoden schlimme Worte fallen. Die Annahmen über sich selbst, die aktuellen Situationen und die Welt an sich sind häufig katastrophal. Ist beispielsweise eine Situation nicht nach unserem Wunsch verlaufen, beschimpfen wir uns oft selbst. Zur Reflexion Ihres inneren Dialoges können Ihnen die folgenden Fragen helfen:

- Als das letzte Mal ein Fehler passiert ist, wie haben Sie sich selbst angesprochen?
- Als Sie das letzte Mal in einem Konflikt mit sich oder anderen waren, wie war dabei Ihre Ansprache an sich selbst?
- Wie stark haben Sie in beiden Fällen angenommen, dass es um eine Schuldfrage geht?
- Und wie oft haben Sie angenommen, dass die Schuld bei Ihnen liegt?

Wie fällt das Ergebnis für Sie aus? Lassen Sie uns Ihnen zur Orientierung eine kleine Hilfestellung geben: Das Leben besteht aus Veränderungen. Jeder Mensch ändert sich im Laufe seines Lebens mehrfach. Dabei passieren Fehler und entstehen Konflikte. Dies ist natürlich und gut, denn aus unseren Fehlern können wir am meisten lernen.

Sie möchten lernen, in Situationen, in denen Fehler passieren oder Konflikte auftreten, gelassener und ausgeglichener zu reagieren? Es gibt vielfältige Übungsmöglichkeiten, einen liebevollen und wertschätzenden Umgang mit sich selbst zu pflegen. Natürlich ist für Entwicklung auch Kritik erforderlich, aber diese sollte immer konstruktiv sein, das heißt, Sie finden Lösungen statt Verurteilungen. An dieser Stelle möchten wir noch einmal an die Grundsätze der

Kommunikation aus dem Kapitel „Kommunikation und Motivation" erinnern. Im Allgemeinen sollte Kommunikation immer offen, klar, fair, freundlich und wertschätzend sein. Dies gilt also auch für die Kommunikation mit sich selbst:

- *Offen* bedeutet, dass Sie unvoreingenommen gegenüber sich selbst bleiben. Was Sie tun und was Sie sagen, folgt einer Absicht. Statt sich auf Schuld und Scham für ein bestimmtes Verhalten zu fokussieren, machen Sie sich bitte immer wieder Ihre Absichten klar. Erlauben Sie sich die Annahme, dass es mehrere Wege gibt, diese zu realisieren.

- *Klar* bedeutet, dass Sie die Dinge beim Namen nennen. Kein „könnte, hätte, sollte, würde". Sagen Sie sich, was und wie etwas vorgefallen ist. Und zwar so, dass jemand, der die Situation nicht erlebt hat, sich diese auch vorstellen kann.

- *Fair* bedeutet, dass Sie gerecht zu sich sind. Für Fairness sich selbst gegenüber ist es hilfreich, dass Sie mit sich sprechen wie mit Ihrem besten Freund. Sie sagen, was zu sagen ist. Doch statt sich zu verurteilen und dann zurückzuziehen, geben Sie sich selbst noch eine Chance, es wieder gut und besser zu machen. Sie orientieren sich also auf Lösungen und nächste machbare Schritte.

- *Freundlich und wertschätzend* bedeutet, dass Sie auf Ihre Worte achten und dass Ihre Mimik und Gestik diese unterstreichen. Wenn etwas nicht so gelaufen ist, wie Sie sich das gewünscht haben, dann ist das erst einmal so. Welche Worte finden Sie dafür? Finden Sie freundliche und einladende Worte! „Ich habe es wieder versucht" ist wertschätzender als „Ich habe wieder Mist gebaut". Ja, ein Fehler ist ein Fehler, doch auch nicht mehr und nicht weniger. Ein Fehler ist neutral. Ein Fehler kann unangenehme Folgen haben oder angenehme Folgen, weil Sie dadurch etwas Neues lernen. Behalten Sie immer im Blick, was gut gewesen ist und was noch nicht gut gewesen ist. Fragen Sie sich in jeder Situation, wofür Sie dankbar sind. Damit sind Sie der Wertschätzung dicht auf den Fersen.

Selbstliebe und Gespräche mit anderen

Alles, was die Art und Weise der Gespräche mit sich selbst betrifft, gilt in gleicher Weise auch für die Gespräche mit anderen. Daher richtet sich der Fokus in diesem Abschnitt weniger auf die Art und Weise der Gespräche mit anderen, sondern mehr auf die Inhalte. Je mehr Lebensthemen Sie mit einer Person besprechen und je tiefgehender diese Gespräche sind, desto näher kommen Sie dieser Person emotional. Irgendwann besprechen Sie Themen, die Sie mit keiner oder nur sehr wenigen anderen Personen besprechen. Dann haben Sie eine weitere Stufe von Intimität erreicht. Die folgenden Fragen können Ihnen helfen, eine solche Verbindung mit anderen zu gestalten:

- Mit wem und wie tiefgehend tauschen Sie sich darüber aus, wofür Sie dankbar sind?
- Mit wem und wie tiefgehend sprechen Sie über Ihre Finanzen?
- Mit wem und wie tiefgehend sprechen Sie über Ihre inneren Prozesse und den Zustand Ihrer Innenwelt?
- Mit wem und wie tiefgehend sprechen Sie über Ihre Traurigkeit, darüber, was oder wen Sie vermissen?
- Mit wem und wie tiefgehend tauschen Sie sich darüber aus, welche Zweifel Sie haben?

- Mit wem und wie tiefgehend tauschen Sie sich darüber aus, welche Wünsche Sie haben, Nähe betreffend?
- Mit wem und wie tiefgehend sprechen Sie über Ihre Sexualität?

Dass Sie diese Gespräche nicht mit jedem führen, ist gesund. Legen Sie für sich also auch klar fest, unter welchen Bedingungen Sie sich darüber austauschen. Eine wesentliche Bedingung dafür ist Vertraulichkeit. Wenn Sie nur mit sehr ausgewählten Menschen darüber sprechen, dann benötigen Sie die Klarheit, dass Ihr Gegenüber nicht mit anderen darüber spricht. Es ist keinesfalls erforderlich, dass Sie diese und weitere Themen mit ein und derselben Person besprechen. Fühlen Sie sich bitte ermutigt, Menschen in Ihr Leben zu lassen, mit denen Gespräche über diese Themen möglich sind. Es ist hilfreich und heilsam, sich mitzuteilen. Das allein kann eine belastende Situation leichter machen. Zu erfahren, dass Sie mit einer Herausforderung nicht allein sind, ist auch ein entlastendes Erlebnis. Vielleicht hat Ihr Gegenüber sogar Erfahrung oder Ideen, wie Sie mit dem umgehen könnten, was Sie derzeit belastet oder wobei Sie sich nicht sicher sind. Wenn Sie sich trauen, sich mitzuteilen, erhöhen Sie Ihre Chancen, Lösungen zu finden. Sich gemeinsam durch herausfordernde Zeiten begleitet zu haben, ist wiederum eine Erfahrung, die lebenslang beleben kann.

Selbstliebe und ein heißes Bad

Zur Art und Weise, wie Sie liebevoll mit sich umgehen, gehört auch, wie Sie sich pflegen und sinnlich spüren. Erlauben Sie sich, auf angenehme Weise sich selbst zu berühren. An dieser Stelle ist noch keine Rede von Selbstbefriedigung. Es geht um Ihren Körper und die Empfindungen, die er Ihnen ermöglicht. Ihre Haut ist das größte Wahrnehmungsorgan. Nutzen Sie das für Ihr Wohlbefinden. Dabei geht es auch um alltägliche Situationen wie das Waschen. In welcher Weise tun Sie das, und mit welcher Haltung sich selbst gegenüber?

Erlauben Sie sich, den Unterschied wahrzunehmen, wie sich der Moment, die Berührungen und Ihr Körper anfühlen, wenn Sie sich nur etwas mehr Zeit lassen als gewöhnlich. Erlauben Sie sich etwas mehr Langsamkeit und etwas mehr Bewusstheit. Es sind häufig die Kleinigkeiten, die im Erleben einen großen Unterschied machen. Waschen Sie Ihre Hände langsam. Achten Sie darauf, dass sich jede Berührung angenehm oder wohlwollend anfühlt. Ihre Hände, Ihr Körper dienen Ihnen treu. Bedanken Sie sich mit angenehmen Berührungen. Waschen Sie sich in Ruhe und achten Sie darauf, dass sich möglichst jede Berührung angenehm anfühlt.

Selbst wenn Sie Kinder haben oder Ihre Woche wegen anderer Anforderungen prall gefüllt ist: Nehmen Sie sich Zeit für sich. Auch wenn es nur 20 Minuten in der Woche sind. Etwas ist immer besser als nichts. Genießen Sie eine ausgiebige Dusche oder ein ausgiebiges Bad. Schon lange bevor Sie das tun, können Sie für sich prüfen, welches Licht Ihnen dafür gefällt. Vielleicht stellen Sie Teelichter oder Kerzen bereit. Vielleicht möchten Sie eine bestimmte Musik oder Stille. Bereiten Sie auch das vor. Achten Sie auf die Temperatur des Raumes wie auch die Wassertemperatur. Beides soll angenehm sein. Suchen Sie sich auch schon vorher angenehme Düfte aus. Wenn Sie die Dusche oder das Bad genießen, streichen Sie langsam und liebevoll über Ihre Haut. Erlauben Sie sich Intensität durch Langsamkeit. Sie können auch hervorragend Schwämme und Bürsten einbeziehen. Schenken Sie sich Genuss. Erlauben Sie sich, dass Ihre Gedanken darauf gerichtet sind, dass sich der Moment gut anfühlt. Erlauben Sie sich, dass Sie sich selbst dafür danken. Erlauben Sie sich auch, dass aller Stress und alle Belastung sich auflösen, wie Zucker in warmem Wasser, und von Ihnen abgespült werden. Berühren Sie jeden Zentimeter Ihres Körpers liebevoll und dankbar.

Behalten Sie auch danach eine wohlwollende Einstellung zu sich bei. Trocknen Sie sich mit Ihrem besten Handtuch ab oder schlüpfen Sie in Ihren Lieblingsbademantel. Genießen Sie die Berührungen des Stoffes auf Ihrer Haut. Gönnen Sie sich auch dafür Zeit, wie auch für den nächsten Schritt. Gönnen Sie Ihrer Haut eine nährende Creme oder ein gutes Öl. Erlauben Sie sich die Vorstellung, dass dies Ihre Haut nährt. Mehr noch, erlauben Sie sich den Eindruck, dass Sie damit einen Schutz gegen Stress und Belastung auftragen. Streichen Sie die Creme oder das Öl langsam und bewusst auf Ihre Haut. Erlauben Sie sich, Falten und Röllchen zu übersehen. Ihr Körper trägt Sie durchs Leben und vollbringt täglich wahre Wunder. Danken Sie ihm, danken Sie sich. Finden Sie Ihr Tempo. Wählen Sie einen Schritt, mit dem Sie beginnen mögen, und fügen Sie später den nächsten hinzu, wenn Ihnen danach ist.

Selbstliebe und Ihre zweite Haut

Wie können Sie eine liebevolle Beziehung zu sich selbst noch pflegen? Genau, durch Ihre Kleidung. Doch bevor Sie sich ankleiden, erlauben Sie sich ein paar Momente nackt vor dem Spiegel. Finden Sie etwas, das Sie gut und schön an sich finden. Denn Ihre Kleidung soll nicht dafür da sein, dass Sie sich verstecken, sondern etwas von Ihnen betonen und hervorheben. Oft fällt dieser Schritt gerade am Anfang nicht leicht. Erlauben Sie sich, Hilfe zu suchen und anzunehmen. Sie kennen die Redewendung: Kleider machen Leute. Sie wissen auch, dass es sich anders anfühlt, wenn Sie in Jogginghose und T-Shirt durch die Stadt laufen oder in einem Kleid bzw. einem Anzug. Nutzen Sie das für Ihr Wohlbefinden. Fragen Sie eine Freundin, einen Freund oder sogar eine professionelle Stilberatung, welche Farben, Stoffe und Stile Ihnen besonders gut stehen. Trauen Sie sich Experimente mit Kleidung. Auch hier gilt: mit allen Sinnen wahrnehmen. Das bedeutet, dass Ihre Kleidungsstücke nicht nur gut aussehen, sondern sich auch gut anfühlen. Materialien können kräftig und schwer oder auch sanft und leicht sein. Erlauben Sie sich, Verschiedenes auszuprobieren. Experimentieren Sie auch mit Unterwäsche. Spüren Sie, wie es Ihr Empfinden verändert, wenn Sie Ihre beste Unterwäsche tragen, nur für sich, für niemand anderen. Es gilt: Passend ist, was Ihnen gefällt. Doch was Sie tragen, darf Sie streicheln, schmücken und schützen.

Selbstliebe und Zeit für sich selbst

Was machen Sie nun mit sich? Sie achten darauf, wie Sie mit sich sprechen. Sie sind gebadet oder geduscht und duften gut. Sie tragen Kleidung, die Sie lächeln lässt. Nun, am besten nehmen Sie sich Zeit für sich selbst. Damit ist gemeint, dass Sie in der Woche oder im Monat einen Termin mit sich selbst vereinbaren, zu dem Sie etwas nur für sich unternehmen. Damit ist auch gemeint, dass Sie die Momente mit allen Sinnen genießen. Dafür bleibt Ihr Handy ausgeschaltet, Sie lesen kein Buch und auch nicht in Ihrem Tagebuch. Stattdessen nehmen Sie wahr, was in Ihnen und um Sie herum ist. Was nehmen Sie wahr? Was empfinden Sie? Welche Emotionen sind in Ihnen? Welche Gedanken und welche Ideen haben Sie?

Zeit mit sich selbst zu genießen, ohne sich abzulenken oder zu betäuben, ist eine der höchsten Künste überhaupt. Machen Sie daher kleine Schritte. Beginnen Sie bei 5 Minuten nur mit sich und wenn Sie Freude daran entdeckt haben, steigern Sie die Zeit.

Machen Sie es sich zu Hause schön oder gehen Sie aus, um einen Kaffee, Tee, Kakao, eine Limonade oder ein Wasser zu genießen. Trinken Sie keinen Alkohol, genießen Sie mit klaren Sinnen. Das Gleiche gilt für das Essen. Kochen Sie sich Ihr Lieblingsessen, decken Sie den Tisch mit Ihrem besten Geschirr, Tischschmuck und einer Kerze. Schaffen Sie eine wundervolle Atmosphäre. Verwöhnen Sie sich oder gehen Sie aus und lassen sich verwöhnen, allein und ohne Ablenkung. Eine dritte wunderbare Möglichkeit, Zeit für sich selbst zu gestalten, ist, Kultur zu genießen. Besuchen Sie Orte mit einer schönen Architektur. Lassen Sie diese auf sich wirken. Oder Sie besuchen ein Konzert oder gehen tanzen. Bei all diesen Aktivitäten geht es darum, dass Sie Zeit mit sich selbst bewusst und angenehm gestalten. Gönnen Sie sich solche Zeiten mit und für sich selbst.

Selbstliebe und Sexualität

Wenn Sie Zeit mit und für sich selbst gestalten, erfahren Sie auch viel darüber, was Ihnen guttut und welche Bedingungen Ihnen guttun. Das wirkt sich auch auf Ihre Sexualität aus. Sowohl auf die Sexualität, die Sie mit sich selbst genießen, wie auch auf die, welche Sie mit anderen genießen. Eine befriedigende, sinnliche Sexualität beginnt damit, dass Sie sich selbst annehmen, wie Sie sind. Alles, was Sie an sich derzeit nicht gut finden, werden Sie kurzfristig nicht ändern können. Doch alle weiter oben beschriebenen Aspekte von Selbstliebe helfen Ihnen, sich anzunehmen, so wie Sie jetzt sind.

Ob Sie mit Ihrem Alter und den Formen Ihres Körpers zufrieden sind oder nicht, ändert nichts an der Empfindungsfähigkeit Ihres Körpers. Erlauben Sie sich, diese zu entdecken und zu genießen, wenn Sie sich selbst intim berühren. Genießen Sie sich und Ihre Ausdrucksweise von Sexualität. Je besser Sie sich selbst annehmen und entdecken, desto besser können Sie auch folgende Fragen für sich beantworten:

- Mit wem kann ich Nähe zulassen oder wünsche diese Nähe?
- In welchen Situationen habe ich das Bedürfnis nach Nähe?
- Mit wem kann ich intime Berührungen zulassen oder wünsche mir diese?
- In welchen Situationen habe ich das Bedürfnis nach intimen Berührungen?
- Welche Formen und Ausdrucksweisen von Sexualität kann ich zulassen und wünsche diese?

Von diesem Punkt aus lässt sich eine genussvolle Intimität mit anderen Menschen aufbauen. Sie akzeptieren und mögen Ihren Körper mehr und mehr. Sie wissen auch besser und besser, was Sie mögen. Damit fällt es Ihnen leichter, Ihrer Partnerin oder Ihrem Partner Hinweise zu geben, was für Sie angenehm ist.

Zum Abschluss dieses Kapitels sind Sie eingeladen, mit einer Übung die angesprochenen Themen bewusster zu gestalten. Denn sich selbst zu lieben, eröffnet Ihnen die Möglichkeit, auch von anderen geliebt zu werden. Diese Möglichkeit möchten wir stärken.

Übung: Selbstliebe

Erlauben Sie sich für die einzelnen Schritte Ihr persönliches Tempo. Lesen Sie noch einmal zu jedem Schritt den jeweiligen Abschnitt in diesem Kapitel. Machen Sie nur so viel, wie sich momentan gut und machbar anfühlt.

Schritt 1: Selbstliebe und Selbstgespräche

Achten Sie einige Tage sehr bewusst darauf, welche Selbstgespräche und inneren Dialoge Sie führen. Wie sprechen Sie sich selbst an, wie stark bewerten und verurteilen Sie sich? Machen Sie dazu am Tag eine Pause und schauen Sie gedanklich zurück, was Ihnen an dem Tag oder in den vergangenen Tagen begegnet und passiert ist. Wie finden Sie das, was Ihnen begegnet und passiert ist? Wie finden Sie sich? Beobachten Sie aufmerksam, wie Sie spontan formulieren. Versuchen Sie, Ausschnitte Ihrer Erinnerungen in Sätzen auszudrücken. Machen Sie Notizen zu einigen Formulierungen und Ausdrücken. Dann prüfen Sie, wie offen, klar, fair, freundlich und wertschätzend Sie sich selbst gegenüber sind. Nehmen Sie dazu eine Aussage, die Sie über sich selbst treffen und formulieren Sie diese wertschätzend um. Erlauben Sie sich mehr und mehr, wertschätzender mit sich selbst zu sprechen.

Schritt 2: Selbstliebe und Gespräche mit anderen

Erlauben Sie sich Gespräche mit anderen über das, was Sie im Innersten bewegt, egal ob das erfreulich oder weniger erfreulich ist. Gehen Sie in Gedanken Ihre Familienmitglieder und Freunde durch, mit wem welches Gespräch denkbar oder sogar wünschenswert wäre. Wenn Ihnen momentan niemand einfällt, erlauben Sie sich zuerst die Vorstellung, dass es da in Zukunft eine oder mehrere Personen geben könnte. Wenn Sie offen dafür sind, werden

Sie die Einladungen erkennen, die andere Ihnen aussprechen. Bis dahin können Sie sich behelfen, indem Sie sich Notizen machen oder in Ihr Tagebuch schreiben. Schreiben Sie dabei in der Form, als würden Sie einen Freund ansprechen. Auch wenn dieser noch nicht antwortet. Schreiben hilft, die Gedanken zu klären. Und Sie schaffen damit eine weitere Gelegenheit, sich selbst gegenüber Wertschätzung auszudrücken.

Schritt 3: Selbstliebe und ein heißes Bad

In diesem Schritt geht es darum, dass Sie sich erlauben, sich zu spüren. Danken Sie Ihrem Körper mit angenehmen Berührungen. Sie können das mehrfach am Tag machen, ohne große Planung und Vorbereitung. Sie können sich auch mit sich selbst verabreden und Wohlfühlmomente gestalten. Ohne Planung und Vorbereitung können Sie sich bei jedem Händewaschen auf angenehme Weise spüren. Erlauben Sie sich, sich die Hände etwas langsamer zu waschen als gewöhnlich. Danken Sie Ihren Händen, während Sie diese waschen. Entdecken Sie die Empfindungsfähigkeit Ihrer Hände: an den Fingerspitzen, zwischen den Fingern, am Rand der Fingernägel, auf der Handfläche und auch am Handrücken. Machen Sie den Moment noch angenehmer, indem Sie eine Seife verwenden, deren Duft Sie sehr mögen. Gönnen Sie sich einmal pro Woche ein besonders ausgiebiges Duschen oder Baden. Tauchen Sie nicht nur in das Wasser ein, sondern auch in die Atmosphäre, die Sie sich selbst gönnen. Eine angenehme Beleuchtung, wohlige Klänge und Düfte, die Sie erfreuen, nähren Ihr Wohlbefinden. Berühren Sie jeden Zentimeter Ihrer Haut, langsam und bewusst. Gönnen Sie es sich, dass sich möglichst jede Berührung angenehm anfühlt.

Schritt 4: Selbstliebe und Ihre zweite Haut

Das, was Sie kleidet, sollte sich auch gut anfühlen. Gönnen Sie sich besondere Momente, indem Sie etwas Besonderes tragen. Schauen Sie in Ihren Kleiderschrank. Suchen Sie die Kleidungsstücke heraus, die Ihnen am besten gefallen, und legen Sie diese an. Dazu gehört auch die Unterwäsche. Erlauben Sie sich, etwas Besonderes zu tragen, auch ohne Anlass und nur für sich selbst, zum Wohlfühlen.

Schritt 5: Selbstliebe und Zeit für Sie selbst

Gestalten Sie für sich selbst schöne Momente. Machen Sie sich etwas Leckeres zu essen. Nehmen Sie Ihr bestes Geschirr. Schmücken Sie Ihren Tisch. Wählen Sie Musik, die Ihnen gefällt. Vielleicht kleiden Sie sich auch besonders. Erlauben Sie sich, mit allen Sinnen zu genießen, jeden Schluck, jeden Bissen. Gönnen Sie sich einmal pro Woche so ein Festessen. Mindestens einmal im Monat gehen Sie raus und genießen Kultur. Besuchen Sie ein Museum, eine Aufführung, ein Konzert oder gehen Sie tanzen. Sie führen sich selbst aus. Erlauben Sie sich, konsequent angenehme Momente zu gestalten.

Schritt 6: Selbstliebe und Sexualität

Als Vorbereitung für diesen Schritt entscheiden Sie sich bitte für mindestens ein Öl, das Ihrer Haut guttut und dessen Duft Sie lächeln lässt. Sie finden in jeder Drogerie Babyöl, Kokosöl, Mandelöl und noch vieles mehr. Wenn Sie sich für mindestens eines entschieden haben, kann es losgehen. Im Kapitel „Räume" haben Sie erfahren, dass Räume eine Wirkung haben. Beginnen Sie also damit, dass Sie in Ihrer Wohnung einen Bereich besonders sinnlich gestalten. Das kann auf dem Bett sein, auf dem Sofa, auf dem Boden oder worauf immer Sie am meisten Lust haben.

Heben Sie diesen Platz hervor, mit kuscheligen Decken, flauschigen Handtüchern oder schönen Tüchern. Sorgen Sie für eine angenehme Beleuchtung durch warmes, indirektes Licht. Hören Sie die Musik, die für Sie am besten zu dieser wohlig-sinnlichen Stimmung passt.

Der Bereich ist dann fertig vorbereitet, wenn Sie ihn ansehen und Lust haben, sich da einzukuscheln. Legen Sie Handtücher bereit, um heruntertropfendes Öl aufzufangen. Beginnen Sie, das Öl auf Ihren Händen zu verteilen. Massieren Sie Handflächen, Finger, zwischen den Fingern, alle Fingerspitzen, die Handrücken und die Handgelenke. Erlauben Sie sich, sehr, sehr langsam zu massieren. Spüren Sie. Jede Berührung darf sich gut anfühlen. Wenn Sie mögen, massieren Sie mit dem Öl auch Ihre Arme, Schultern, Hals, Gesicht, Brust, Bauch, Becken, Po, Beine und Füße. Gönnen Sie sich Wohlbefinden. Spüren Sie auch, wie es sich anfühlt, wenn Sie sich selbst Umarmungen schenken, um sich wohlzufühlen und selbst Halt zu geben.

Wir wünschen Ihnen immer wieder erneut viel Freude bei der Gestaltung Ihrer Intimität – langsam, Schritt für Schritt. Je größer die Fortschritte sind, die Sie auf diesen Ebenen machen, desto erfüllender und intensiver wird auch die Intimität mit anderen Menschen. Trauen Sie sich!

IHRE BERUFUNG = DER FLOW

Sie haben nun schon viel über die Ursachen und Wirkungen von depressiven Perioden gelesen. Auch kennen Sie bereits Möglichkeiten, wie Sie durch das Erlernen neuer Verhaltensweisen neue Denkmuster aufbauen können. Wenn Sie sich aber gerade in einer depressiven Phase befinden, fehlt Ihnen ein wichtiger Baustein: eigene Motivation. Im Kapitel „Kommunikation und Motivation" haben wir Ihnen versprochen, näher auf dieses Thema einzugehen. Dieses Versprechen möchten wir nun einlösen. In diesem Teil des Buches geht es darum, wie Motivation entstehen und aufrechterhalten werden kann. Sollten Sie einer der zahlreichen Helfer sein, die im Umfeld einer depressiven Person nach Lösungswegen suchen, finden Sie in diesem Kapitel ebenfalls wertvolle Hinweise. Im Zentrum dieses Kapitels steht die quälende Frage: Wie schaffe ich es, eine Motivation zu entwickeln, wenigstens für den ersten Schritt?

Was wissen Sie nach diesem Kapitel?

In diesem Abschnitt werden Sie erfahren, dass alles, wofür Sie sich begeistern können, Ihrer Gesundheit einen guten Dienst erweist. Und Sie werden lernen, wie Sie mindestens eine solche Sache finden können. Warum gelingt es vielen Menschen, mit einem Lächeln aufzustehen, wenn es sein muss, sogar um 5 Uhr in der Früh? Wir möchten Ihnen zeigen, dass der Weg zu mehr Lebensfreude keine gerade Linie ist, sondern fließend verläuft. Sie erfahren, wie Sie sich eine Aufgabengestaltung zulegen können, die Sie positiv empfinden lässt und langfristig zu mehr Leistungsfähigkeit führt. Wir wünschen Ihnen viel Kraft bei Ihrem Weg!

Fallbeispiel: Erik, 49

Erik kann sich nur schwer für seine Arbeit motivieren und schleppt sich jeden Tag dorthin. Zu Hause sieht dies jedoch ganz anders aus: Die wichtigste Sache des Tages ist für ihn, seinen Kindern am Morgen die Pausenbrote zu machen. Manchmal packt er auch eine besondere Überraschung in die Brotdosen seiner Kinder und stellt sich ihre lächelnden Gesichter vor, wenn sie sie entdecken. Dadurch kann er seinem Ideal von Familie Ausdruck verleihen. Während er für seine Arbeit kaum Motivation finden kann, empfindet er bei den Tätigkeiten für seine Kinder eine besondere Leichtigkeit. Dann fühlt er sich wie ein Chefkoch. Er ist kreativ und ihm fällt oft etwas Neues ein. Eriks Frau überlässt ihm bereitwillig dieses Feld. Einerseits hat sie ausreichend andere Tätigkeiten zu erledigen. Andererseits ist sie begeistert, wenn sie ihm dabei zusieht. Mit einer geradezu kindlichen Freude zaubert er kleine Kunstwerke aus Brot, Beilagen und Gemüse. Auch freut sich seine Frau darüber, wie glücklich ihre gemeinsamen Kinder jedes Mal beim Öffnen der Brotdosen sind.

Das war Eriks tägliche Dosis Sinn im Leben. In den meisten anderen Momenten am Tag zweifelte er an sich. Diese Momente mit seiner Familie hielten ihn über Wasser.

Schlussfolgerung aus dem Fallbeispiel:

Auf welchen Wegen, bei welchen Tätigkeiten wir unsere Motivation erhalten, ist bei jedem Menschen unterschiedlich. Wichtig ist, sich nicht an anderen zu orientieren, sondern nach dem ganz persönlichen Glück zu suchen.

In einer depressiven Episode erstarrt Ihr Geist. Aus einem Schutzmechanismus heraus fällt es Ihnen dann schwer, überhaupt in Bewegung zu kommen – mental und körperlich. Noch weniger ist es möglich, eine ausdauernde Anstrengung zu unternehmen. Einen vollen Arbeitstag mit mindestens 8 Stunden sinnvoll zu gestalten, ist in depressiven Episoden fast unmöglich. Umso wichtiger wird die Bedeutung dessen, was Sie tun möchten und was Sie tun müssen. Was ist wichtig, auch wenn anderes dringend ist?

Motivation im Alltag

Um Ihr Leben allumfassend zu gestalten, ist es wesentlich, dass Sie ein Einkommen generieren. In der Regel geschieht dies über eine bezahlte Beschäftigung. Ohne Einkommen haben Sie keine Gestaltungsmöglichkeiten und damit nur wenige Chancen, Ihr Leben aktiv besser zu gestalten. Aus diesem Grund konzentrieren wir uns im folgenden Abschnitt auf die Möglichkeiten, Ihnen ausreichend Motivation für eine gute Tagesgestaltung zu vermitteln. Mit folgenden drei Aussagen lässt sich gut zusammenfassen, worum es in diesem Bereich geht:

1. Tue etwas, was dir Freude macht, und du musst nie wieder arbeiten. (Quelle: unbekannt)
2. Talent hat man in den Bereichen, für die man sich begeistern kann. (Quelle: Das Zitat wird Karl Lagerfeld zugeschrieben)
3. Tue die Dinge, die wichtig sind, und nicht die Dinge, die dringend sind! (Quelle: unbekannt)

Alle drei Aussagen haben im Kern gemeinsam, dass sie auf das Fundament der intrinsischen Motivation aufbauen. Intrinsische Motivation ist das, was aus Ihnen selbst heraus wirkt, Sie energetisiert, interessiert und in Bewegung hält. Es ist das, was Sie morgens um 5 Uhr mit einem Lächeln aufstehen lässt. Es ist das, was Sie bis spät in die Nacht hinein tätig sein lässt, obwohl Sie schon deutliche Anzeichen von Erschöpfung spüren. Haben Sie etwas gefunden, was Sie begeistert, umgibt Sie eine positive Ausstrahlung. Diese ist auch für andere Personen wahrnehmbar.

Wenn ich - Torsten - vor Energie sprühend aus meinem Büro komme, weil ich an einem wichtigen Kapitel für Sie geschrieben habe, dann verdrehen alle am Tisch die Augen, und lächeln dabei.

Wann haben Sie das letzte Mal solch eine Situation erlebt? Wird es nicht langsam wieder Zeit dafür?

Wie finden Sie Ihre innere Motivation?

Ihre innere, intrinsische Motivation ist Ihr persönlicher Antrieb, der nur aus Ihnen selbst heraus kommt. Um diesen Antrieb zu finden, müssen wir also bei Ihnen selbst suchen. Beginnen wir bei Ihren Werten: Ihre Werte und Überzeugungen ändern sich im Laufe des Lebens. Dies steht meist im Zusammenhang mit Ihren Fähigkeiten und Möglichkeiten. Für Kinder ist es wichtig, die Zärtlichkeit der Eltern zu spüren und mit ihnen zu kuscheln. Als Teenager steht der Wunsch nach Freiheit ganz oben und es kommen neue Möglichkeiten hinzu. Nun wird es auch wichtig, Vertrauen im Freundeskreis zu spüren und mehr Verantwortung zu übernehmen - erst für sich selbst, später auch für andere Menschen.

Mit zunehmendem Alter steigt die Bedeutung der persönlichen Fitness. Vielleicht wird auch das Thema Nachhaltigkeit wichtig, ebenso wie der Wunsch, etwas für die Nachwelt zu hinterlassen, was Sie in Erinnerung bleiben lässt. Über die verschiedenen Lebensphasen hinweg ändert sich das, was es Ihnen ermöglicht, ganz in Ihrem Tun, im aktiven Handeln aufzugehen. Dabei ist es egal, um welche Tätigkeiten es sich im Einzelnen handelt, denn sie haben alle etwas gemeinsam:[25]

- Sie setzen sich selbst Ziele und betten diese in übergeordnete Ziele ein.
- Sie bereiten selbstständig Ihre Handlungen vor und planen diese.
- Sie wählen die Mittel und Interaktionen, die notwendig sind, um Ihren Absichten näher zu kommen.
- Sie erhalten während der Aufgabe Rückmeldung und können selbstständig kontrollieren, ob deren Resultate mit den gesetzten Zielen übereinstimmen.

Was ist Ihnen im Moment wirklich wichtig im Leben?

Im Kapitel „Innenweltreise – Herz und Hirn" haben Sie bereits erfahren, dass Werte und Überzeugungen zwei Seiten einer Medaille sind. Wenn Ihnen Ihre Familie wichtig ist, dann sind Sie auch überzeugt davon, dass die Familie als Rollenmodell richtig ist. Andere Modelle werden Sie nicht überzeugen. Um herauszufinden, wo Sie im Moment Ihre intrinsische Motivation finden können, ist es am sinnvollsten, bei Ihren jetzigen Werten zu suchen.

Im Anschluss finden Sie eine Auswahl an möglichen Werten und Überzeugungen. Schauen Sie sich die Aufzählung an und überlegen Sie, ob Ihnen darunter 5 Werte auffallen, bei denen Sie sofort das Gefühl haben, dass sie Ihnen besonders am Herzen liegen:

Frieden, Gerechtigkeit, Respekt, Toleranz, Gründlichkeit, Selbstlosigkeit, Vertrauen, Gleichberechtigung, Freiheit, Mitgefühl, Ehrlichkeit, Kreativität, Wachstum, Authentizität, Verantwortung, Gemeinschaft, Dankbarkeit, Ehrgeiz, Empathie, Integrität, Gelassenheit, Humor, Spiritualität, Offenheit, Toleranz, Solidarität, Neugierde, Flexibilität, Wahrhaftigkeit, Achtsamkeit, Selbstreflexion, Vermächtnis, Bildung, Teamgeist, Abenteuerlust, Ausdauer, Fitness, Freundschaft, Nachhaltigkeit, Perfektion, Zärtlichkeit.

Fallen Ihnen andere Werte ein, dann sind Sie natürlich frei, diese zu notieren. Lassen Sie diese 5 Werte erst einmal so stehen. Wir kommen später in diesem Kapitel darauf zurück. Im Grunde suchen wir nach einer Tätigkeit, die Ihr Wohlbefinden stärkt. Das kann sowohl eine berufliche als auch eine private Tätigkeit sein, die Sie wirklich gern übernehmen. Im Kern geht es um den inneren Zustand, der sich bei dieser Art von Tätigkeiten entwickelt. Dieser Zustand stärkt Ihr Wohlbefinden nachhaltig, wieder und wieder. Er vereint viele positive Aspekte in sich und nennt sich *Flow-Erleben*.

Wie gelangen Sie in den Flow-Zustand?

Den Zustand des Flow-Erlebens haben Sie sicherlich schon einmal gespürt. Er tritt ein, wenn Sie bei etwas Raum und Zeit vergessen. Wenn Sie ganz in einer Tätigkeit aufgehen. Sie balancieren auf einem schmalen Grat zwischen Erfolg und Misserfolg. Aber Sie wollen es schaffen.

Deshalb spüren Sie auch keine Angst. Sie kennen den Ausgang der Situation noch nicht, doch Sie haben die stabile innere Überzeugung, den nächsten Schritt zu kennen. Und Sie sind sicher, mit allen Herausforderungen umgehen zu können, und zwar weil Sie an den Erfolg glauben – auf eine körperliche, intuitive Weise. Dabei bedeutet Erfolg auch, den momentan bestmöglichen Zustand zu erreichen. Dann fühlen Sie sich wie im Zentrum eines Wirbelsturms. Um Sie herum kann das Chaos herrschen, doch Sie sind aktiv, gelassen und konzentriert. Sie könnten wahrscheinlich nicht jede Handlung erklären, aber Sie fühlen, dass es passt – jetzt, genau in diesem Moment.

Kinder haben diesen Zustand beim Spielen. Sie vergessen die Zeit, gehen ganz in ihrer eigenen Welt auf und wollen auch nicht mehr damit aufhören. In einigen Sportarten – sowohl im Leistungs- als auch im Freizeitbereich – kommt es ebenfalls zu einem Rausch der Sinne. Das sogenannte *Runner's High* ist solch ein Zustand. Ein wichtiges Merkmal dieses Zustands ist die aktive Beschäftigung! Einen Film oder eine Serie zu schauen und dabei die Zeit zu vergessen, zählen nicht!

Den Flow-Zustand erkennen Sie, wenn folgende Merkmale zusammen auftreten:[26]

- Sie sind vollständig auf die Aufgabe konzentriert.
- Sie haben Klarheit über die Ziele und deren positive Konsequenzen.
- Sie erhalten noch während der Tätigkeit unmittelbares Feedback.
- Das Zeiterleben verändert sich in Richtung Beschleunigung oder Verlangsamung.

- Sie empfinden Mühelosigkeit und Leichtigkeit, trotz Herausforderung.
- Es besteht ein Gleichgewicht zwischen Herausforderung und Fähigkeiten.
- Handlungen und Bewusstsein verschmelzen. Sie sind ganz im Jetzt. Ihre Gedanken und Ihre Wahrnehmung sind klar. Grübeln hat keinen Platz.
- Es besteht das Gefühl der Kontrolle über die Aufgabe.

Jetzt sind Sie an der Reihe! Lassen Sie uns Situationen gestalten, in denen möglichst viele dieser Punkte zutreffen. Damit gelingt es, Ihr Befinden dauerhaft zu verbessern. Vielleicht ist dies in Ihrem beruflichen Umfeld möglich? Dann zögern Sie nicht. Wenn es auf der Arbeit nicht umsetzbar erscheint, dann ist ein entsprechendes Hobby eine gute Möglichkeit. Die Absicht ist klar: Sie möchten den Zustand des Flow erleben. Dieser Zustand ist wichtiger als das Erreichen eines Zieles. Zunächst soll es gelingen, Sie in Bewegung zu bringen, mental und körperlich. Kleine Schritte zu Beginn sind ein Anfang. Jede Reise beginnt mit einem ersten Schritt. Erst wenn Sie eine Routine in den kleinen Schritten erreicht haben, ist es Zeit für einen größeren Schritt.

An dieser Stelle benötigen Sie Ihre Auswahl an möglichen Werten und Überzeugungen: Für welche 5 Werte haben Sie sich entschieden? Überlegen Sie nun, welche Tätigkeit sich mit dem Erreichen eines dieser Werte verbinden lässt? Für eine sportliche Betätigung sprechen Werte wie Ausdauer, Fitness, Freiheit, oder Teamgeist. Berufliche Tätigkeiten passen gut mit Werten wie Gründlichkeit, Teamgeist, Nachhaltigkeit, Perfektion und Gleichberechtigung zusammen. Für eine ehrenamtliche Betätigung wiederum passen ein paar andere Werte, wie Selbstlosigkeit, Ausdauer, Freundschaft, Toleranz und Integrität. Es ist Ihre Liste, es sind Ihre Werte, alles ist richtig und gut, bei dem Sie Ihre innere Motivation spüren.

Sie wissen jetzt, welche Werte Ihnen wichtig sind, wie Sie dadurch in aller Ruhe und mit Gelassenheit zu einer (Eigen-)Motivation kommen und wie Sie die Umsetzung planen und durchführen können. Finden Sie eine gute Balance zwischen Anspannung und Entspannung. Genießen Sie den Flow, aber gehen Sie Schritt für Schritt vor. Damit finden Sie letztlich auch zu einer emotionalen Balance und stärken zusätzlich ganz enorm Ihr Selbstvertrauen. Sie wissen dann, wie Sie handlungsfähig bleiben können, auch wenn Ihnen neue Herausforderungen begegnen. Wir wünschen Ihnen viel Erfolg!

Da Veränderungen nicht nur ein wirklich wichtiges, sondern auch ein schwieriges Thema sind, möchten wir Ihnen einen Start ermöglichen, der Sie inspiriert. Mit der folgenden Übung können Sie sich darin üben, Ihr ganz persönliches Flow-Erleben zu finden.

Übung: Flow finden

Bestimmen Sie die Zeit und den Ort für diese Übung so, dass Sie in Ruhe und ohne Druck daran arbeiten können. Ansonsten benötigen Sie nur einen Notizblock oder Ihr Tagebuch.

Schritt 1: Tätigkeiten in der Vergangenheit

Diese Übung beginnt damit, dass Sie zur Ruhe kommen und dann gedanklich in die Vergangenheit reisen. Denken Sie an Tätigkeiten, bei denen Sie in den letzten Tagen,

Wochen, Monaten, Jahren oder vielleicht sogar Jahrzehnten Freude daran hatten, kleinere Herausforderungen zu meistern. Wobei haben Sie sich gut gefühlt, obwohl es ein bisschen oder auch sehr anstrengend war, und am Ende teilweise oder vollständig Erfolg gehabt? Dies muss kein richtiges Endergebnis gewesen sein. Wichtig ist, dass der Prozess der Tätigkeit an sich mit großer Zufriedenheit einherging. Schreiben Sie 1 bis 5 dieser Tätigkeiten oder Erlebnisse auf. Wenn Ihnen für unterschiedliche Lebensphasen auch unterschiedliche Tätigkeiten oder Erlebnisse einfallen, können Sie dies gern voneinander trennen: Was hat Sie als Kind begeistert? Was war es als Jugendlicher und womit hatten Sie als Erwachsener wirklich Spaß? Was war *Ihr* Ding?

In depressiven Phasen kann es vorkommen, dass wir von zu viel Dunkelheit umgeben sind. Dann möchten wir nicht zurückblicken. In solchen Fällen ist es hilfreich, auf unsere Tabelle aus dem Kapitel „Soziale Kontakte" zu schauen. Dort haben Sie in der Übung 2 eine Liste der 10 wichtigsten Personen in Ihrem Leben erstellt. Falls es Ihnen im Moment schwerfällt, eine gute Tätigkeit aus Ihrer Vergangenheit zu finden, dann fragen Sie ein paar Personen von dieser Liste. Das kann Ihnen helfen. Falls Sie sich insgesamt nicht wohl dabei fühlen, sich weitergehend mit Tätigkeiten aus Ihrer Vergangenheit auseinanderzusetzen, können Sie direkt zu Schritt 4 springen.

Schritt 2: Aktivierung in der Gegenwart

Wenn Sie jetzt Ihre Liste mit Tätigkeiten und/oder Erlebnissen vor sich haben, gilt es herauszufinden, was davon Sie neu beleben können. Dazu ist es notwendig, dass Sie nur an Ihre Fähigkeiten und Interessen denken. Lassen Sie Ihrer Fantasie freien Lauf. Wenn Sie heute 16 Jahre jung wären, was würden Sie gern tun? Wenn Sie heute schon 99 Jahre wären, was würden sie gern tun? Schreiben Sie auf, welche der Tätigkeiten oder Erlebnisse Sie besonders gern aufleben lassen möchten. Und für welche Tätigkeiten Sie vielleicht sogar besonders geeignet sind. So sind ehemalige Sportler sehr gut darin, als Trainer für jüngere Menschen zu arbeiten. Frühere Lehrer übernehmen Nachhilfeunterricht. Die Liste lässt sich fortsetzen, aber Sie wissen sicherlich, was wir meinen.

Schritt 3: Umsetzung in der nahen Zukunft

Der nächste Schritt besteht in der Planung der Umsetzung. Lassen Sie sich für diesen Schritt die notwendige Zeit und Ruhe. Sie müssen diese Übung nicht heute fertigstellen. Wenn Sie erst Rücksprache in der Familie halten möchten, dann ist das so. Eine gute Planung reduziert die Möglichkeit für Fehler. Diese werden so oder so passieren. Sie werden etwas tun, was Ihnen früher ganz leichtgefallen ist, aber auf einmal können Sie sich an die einfachsten Schritte nicht mehr erinnern. Das ist nicht schlimm. Passen Sie sich an. Gehen Sie Schritt für Schritt vor. Irgendwann wird Ihre Erinnerung zurückkommen. Dann stellt sich der Aha-Moment ein und Sie werden lächeln. Notieren Sie also möglichst genau, wie Sie die erste Tätigkeit umsetzen möchten. Halten Sie konkret fest, welche Aktivität Sie wann, wo, wie oft und vielleicht auch mit wem planen. Wiederholen Sie diese Planung für alle Tätigkeiten, die Sie wieder aufleben lassen möchten.

Schritt 4: Alternativen suchen

Dieser Schritt ist lediglich als Variante der Übung gedacht, falls Sie zu den Menschen gehören, für die es nicht sehr reizvoll ist, Tätigkeiten aus ihrer Vergangenheit wieder aufleben zu lassen. Dies ist oftmals der Fall, wenn damit Erinnerungen an Erlebnisse verbunden sind, die nicht angenehm waren.

In Schritt 1 dieser Übung haben Sie Tätigkeiten oder Erlebnisse notiert, die Ihnen in der Vergangenheit Freude bereitet haben. Grundsätzlich ist es zwar einfacher, etwas bereits Bekanntes erneut zu beginnen, aber manchmal kann es sinnvoller sein, etwas vollkommen Neues zu probieren. Schauen Sie sich deshalb an, welche Fertigkeiten Sie bei diesen Tätigkeiten oder Erlebnissen angewandt haben. Jetzt denken Sie in die Zukunft: Was könnten Sie Neues probieren, bei dem Sie Ihre Fertigkeiten aus der Vergangenheit anwenden können? Dies könnte eine Tätigkeit sein, die vielleicht auch besser zu Ihrer aktuellen Lebensphase passt.

Hier ein Beispiel von mir, Torsten: Ich habe früher Salsa getanzt. Heute freue ich mich darauf, mit meiner Frau zu einem Tanzkurs für Paare zu gehen. Dort werden zwar sicherlich Standardtänze unterrichtet, aber ich kann meine Erfahrungen und Fertigkeiten aus dem Salsa-Unterricht dennoch nutzen.

Was würden Sie gern in Zukunft probieren? Sobald Sie etwas gefunden haben, gehen Sie zu Schritt 3 dieser Übung und planen Sie die Umsetzung nach diesem Muster.

Wir wünschen Ihnen viel Erfolg bei der Suche nach Ihrem Flow!

Veränderung und Entwicklung

Diese Überschrift ist sicherlich ein Hauptgrund, warum Sie dieses Buch lesen. Sie wünschen sich Veränderung. Das kann bedrohlich klingen, wenn Sie nicht wissen, was auf Sie wartet, richtig? Diese Sorge können wir Ihnen nehmen!

In den vorigen Kapiteln haben Sie nachlesen können, dass sich Ihr Leben permanent verändert. Allein durch die Jahre, die Sie zurücklegen, wird es zu Veränderungen kommen. Auch durch das Wissen, das Sie aufnehmen, kommt es zu Veränderungen. Nicht zuletzt verändert sich auch die Welt um Sie herum, und Sie leben in dieser Welt. Können diese Veränderungen herausfordernd sein? Ganz sicher sind Veränderungen eine Herausforderung. Deshalb ist der zweite Teil der Überschrift ebenfalls wichtig für Sie: Entwicklung. In diesem Kapitel stellen wir Ihnen vor, wie Sie Veränderungen nutzen können, um sich positiv zu entwickeln. Das klingt jetzt richtig gut, oder? Auch das wird einige Herausforderungen für Sie bereithalten. Aber das Ergebnis kann richtig gut werden. Lassen Sie sich inspirieren!

Was wissen Sie nach diesem Kapitel?

Zu Beginn stellen wir Ihnen eine beeindruckende Frau vor, die in ihrem eigenen Buch begründet, warum depressive Phasen sogar eine Inspiration sein können. Dann widmen wir uns der Frage, welche Hürden auf dem Weg in eine wünschenswerte Zukunft auf Sie warten können. Anschließend gehen wir darauf ein, was für Voraussetzungen Sie schaffen können, um Ihr Leben zum Besseren zu verändern. Sie lernen, wie dieser Prozess mit großer Wahrscheinlichkeit gelingen kann und welchen Zeitraum Sie dafür einplanen sollten. Wir wünschen Ihnen viel Kraft und gutes Gelingen!

An dieser Stelle finden Sie – anders als in allen anderen Kapiteln – kein Fallbeispiel aus der psychotherapeutischen Praxis. Stattdessen stellen wir Ihnen den Fall einer erfolgreichen und berühmten Frau vor, die selbst an Depressionen litt. Sie beschreibt, warum diese depressiven Episoden ihr Motor für Veränderungen waren.

Fallbeispiel: Joanne K. Rowling, 58

J.K. Rowling arbeitete nachmittags als Lehrerin in Portugal, während sie an ihrem ersten Harry-Potter-Roman schrieb. Dabei lernte sie einen Journalisten kennen und lieben. Schon nach 7 Monaten waren die beiden verheiratet und im darauffolgenden Jahr kam ihre Tochter zur Welt. Leider stellte sich jedoch heraus, dass Rowlings damaliger Ehemann ein gewalttätiger Mann war. Dies führte zur Trennung und zu ihrem Umzug nach Edinburgh. Zu dieser Zeit hatte sie gerade eine große Liebe verloren, war alleinerziehend und mittellos. Ihre finanziellen Mittel zu dieser Zeit beschreibt Sie selbst mit diesen Worten: „Ich war so arm, wie man in England sein kann, ohne obdachlos zu sein."[27] Auf Sozialhilfe angewiesen, arbeits- und partnerlos sowie mit der Sorge um ein kleines Kind glitt die Autorin in depressive Episoden.

Im Nachhinein beschreibt sie den Wert des Scheiterns so: „Scheitern bedeutete, dass alles Unwichtige von mir abfiel. Ich hörte auf, mir einzubilden, eine andere zu sein als jene, die ich war."[28] Also schrieb sie weiter an ihrem Roman. Der Rest ist Geschichte. Ihre Bücher wurden in mehr als 80 Sprachen übersetzt und mehr als 500 Millionen Mal verkauft.

Diese Frau hat in ihren depressiven Phasen nicht nur den Mut zur Veränderung gefunden, sondern sie sogar zur Inspiration genutzt. So schreibt sie, die Depression habe sie zu den „Dementoren" inspiriert, die zu den dunkelsten Kreaturen des Harry-Potter-Universums gehören. Zum Thema der Veränderung sagt Rowling: „Wir brauchen keine Magie, um unsere Welt zu verwandeln. Wir tragen alle Kraft, die wir brauchen, bereits in uns. Wir haben die Kraft, uns Besseres vorzustellen."[29]

Schlussfolgerung aus dem Fallbeispiel:
Wenn Menschen von persönlicher Veränderung sprechen, fallen immer wieder die Begriffe *Kraft* und *Mut*, aber auch *Zweifel* und *Verzweiflung*.
So mächtig der Begriff der Veränderung an sich ist, so machbar ist auch der Prozess der Veränderung, wenn wir machbare Schritte gehen.

Leben ist Veränderung

Das klingt so einfach wie einleuchtend. Da Sie wissen, wie Leben entsteht, können Sie das sicher nachvollziehen. Die körperlichen Veränderungen gehen mit Wachstum, Reife und Altern einher. Dabei haben sowohl körperliche und hormonelle wie auch zwischenmenschliche Veränderungen bedeutsamen Einfluss auf jeden Menschen, und zwar ein Leben lang. Zusätzlich ändern sich im Laufe des Lebens der Zeitgeist und die gesellschaftlichen Bedingungen, innerhalb derer das Leben individuell gestaltet wird. Auf einer kleinteiligen, biologischen Ebene wird es noch komplexer. Unser Nervensystem ist nicht dafür ausgestattet, einen

Dauerreiz gut zu erfassen. Wir benötigen Reizunterschiede, um etwas zu erfassen. Diese Reizunterschiede werden chemisch und elektrisch in unserem Nervensystem weitergeleitet. Sie sind die Basis von Wahrnehmung, Denken, Fühlen, Handeln, Lernen und vielem mehr. Gleichzeitig schaltet unser Nervensystem auf Energiesparmodus, sobald es Gelegenheit dazu hat. Denn Energie ist kostbar. Dabei beansprucht unser Gehirn ca. 20 Prozent der Gesamtenergie des Körpers – es ist ein Großverbraucher.[30] Immer, auch im Schlaf. Somit ist jede Veränderung, jedes Experimentieren, jedes Lernen also auch eine ganz praktische Energiefrage. Um mit dieser knappen Energie zu spürbaren Veränderungen zu kommen, benötigen wir Prozesse, die diese Veränderungen bestmöglich unterstützen. Gerade diese Prozesse sind in depressiven Phasen jedoch nicht erinnerbar, erstarrt oder werden unterdrückt.

Wir wünschen Ihnen, dass die Ausführungen und Übungen in diesem Buch Sie inspirieren, wieder in Bewegung zu kommen – körperlich, emotional und mental.

Die beste Zeit für Veränderung ist jetzt

Erinnern Sie sich an die drei kleinen Helferlein, die wir Ihnen im Kapitel „Glaube und Inspiration" vorgestellt haben und die Sie zu jedem Gespräch mit sich einladen können? Ein besonderes Helferlein ist Ihr Ego. Es ist meistens damit beschäftigt, alle Strukturen zu bewahren, die Sie aufgebaut haben. Denn seine Hauptaufgabe besteht darin, Sie von möglichen Gefahren fernzuhalten. Das ist an sich eine gute Aufgabe. Allerdings sind Veränderungen nicht möglich, wenn Sie keine neuen Dinge ausprobieren, keine neuen Wege gehen. Und wenn Ihre momentanen Strukturen nicht zu einem rundum glücklichen Leben geführt haben, dann ist Ihnen bewusst, dass Sie eine Veränderung nötig haben. Dennoch ist es eine große Aufgabe, Ihrem Ego zu sagen, dass eine Veränderung wirklich notwendig ist. Wir möchten Sie bei diesem Gespräch unterstützen, und zwar in Form einer kleinen Übung. Nutzen Sie dafür bitte eine extra Seite in Ihrem Tagebuch oder einen neuen Zettel auf Ihrem Block. Stellen Sie sich die Frage, warum Sie sich gerade JETZT verändern wollen. Schreiben Sie die Antworten bitte auf. Es ist hilfreich, wenn Sie bei Zweifeln nachlesen können, was Sie geschrieben haben. Und lassen Sie etwas Platz, denn in diesem Kapitel kommen weitere Fragen hinzu, deren Antworten Sie ebenfalls notieren können. Vielen Dank!

Lassen Sie sich Zeit mit der Antwort oder den Antworten. Es kann viele verschiedene Gründe geben, warum Sie jetzt mit der Veränderung starten möchten. Ihre mentale Gesundheit kann ebenso ein Grund sein wie ihr Streben nach persönlichem Wachstum. Vielleicht möchten Sie auch neue soziale Kontakte knüpfen und sich dafür weiterentwickeln. Finden Sie bitte Ihre Gründe. Machen Sie Ihre Vorhaben verbindlich Ihnen selbst gegenüber. Sie erinnern sich: Hinter jedem Handeln steht ein Bedürfnis, eine Absicht.

Formulieren Sie Ihre Absicht. Formulieren Sie die Absicht in der Weise, als hätten Sie diese schon realisiert. Also keine Formulierung wie „Ich möchte ...", sondern „Ich habe ..." oder „Ich bin ...". Formulieren Sie Ihren zu erreichenden Zustand. Fassen Sie in einem kurzen, positiven, aktiven, wertschätzenden Hauptsatz Ihre Absicht zusammen. Positiv bedeutet, dass Sie das Wort „nicht" immer durch das Gegenteil ersetzen, welches Sie meinen. „Ich will nicht mehr allein sein" würden Sie umformulieren zu „Ich bin in Gesellschaft" oder „Ich bin in einer Beziehung". Aktiv meint, dass Sie sich selbst einen Auftrag geben, etwas zu tun. „Ich will sportlicher sein" würden Sie umformulieren zu „Ich gehe joggen, x-mal pro Woche". Sie formulieren respektvoll und freundlich, insbesondere sich selbst gegenüber. Wenn Sie das alles haben, schreiben Sie das aktuelle Datum darunter und unterzeichnen. Damit haben Sie einen Vertrag mit sich selbst geschlossen. Sie haben sich für Ihre Richtung entschieden. Sie wissen nun, wo es für Sie hingehen soll. Sehr gut.

Die Reise beginnt

Ein asiatisches Sprichwort besagt: „Auch die längste Reise beginnt mit dem ersten Schritt." Jede Veränderung ist wie eine Reise. Sie hat immer einen Startpunkt. Für Sie ist der jetzige Zeitpunkt in Ihrem Leben Ihr individueller Startpunkt! Der Weg kann unterschiedlich viele Zwischenetappen haben. Wie viele und welche dies sind, ist von Ihren individuellen Möglichkeiten, Fähigkeiten und Interessen abhängig.

Sie haben Ihre Absicht formuliert, wo Ihre Veränderung Sie hinführen soll. Sie wissen auch, wie Ihr Leben derzeit ist. Welche Zwischenetappen fallen Ihnen spontan ein, die Ihnen zeigen werden, dass Sie auf dem richtigen Kurs sind? Lehnen Sie sich für einen Moment zurück. Machen Sie eine Lesepause und notieren Sie Ihre Ideen. Wenn Sie Ideen haben, welche Zwischenetappen Ihre Reise markieren: Was sind Dinge, die Sie noch lernen müssten, um da hinzukommen? Welche Fähigkeiten müssten Sie vielleicht auch nur wieder aktivieren, um da hinzukommen?

Betrachten Sie die Anregungen aus diesem Buch als Reiseführer. Lassen Sie sich auf Zwischenetappen hinweisen, die lohnend sind. Im Fokus steht dabei, Ihre Absichten auf nachhaltige Lebensfreude auszurichten. Folgende Tatsache ermutigt Sie hoffentlich: Alles, was Sie in Ihrem Leben gelernt haben, fiel Ihnen anfänglich schwer. Das Sprechen, das Laufen und später viel komplexere Handlungen – alles war zu Beginn neu und schwierig. Nehmen Sie dies bitte als Ausgangsgedanken. Davon ausgehend denken wir weiter: Handlungen, die Ihnen heute noch fremd sind, können Ihnen also in Zukunft ganz leichtfallen. Was es dafür braucht, wissen Sie aus den bisherigen Erfahrungen in Ihrem Leben. Sie wissen, dass eine Unterstützung von Personen, die bereits über Erfahrung verfügen, sehr hilfreich ist. Sie selbst benötigen dann: Übung, Übung, Übung. Und mit jeder Wiederholung werden Sie sicherer, mutiger und gelassener. Sie lernen dazu.

Die größte Hürde ist der Start

Es ist nicht einfach, Veränderungen herbeizuführen. Unser Ego möchte gern bewahren, was es hat, und der Status quo gibt ihm Sicherheit. Nur eine sehr große Motivation kann dem Ego zeigen, dass eine Veränderung angebracht und gut ist. Woher bekommen Sie diese Motivation?

In unserem Fallbeispiel hatte Joanne Rowling eine Idee von ihrer Zukunft. Ihr Scheitern zeigte ihr, wer sie war: Autorin. Gleichzeitig war ihr reales Leben geprägt von Armut und Sorgen. Ihr Status quo war also kein wünschenswerter Zustand. Also tat sie, was ihr am meisten entsprach: Sie schrieb.

Um Ihre größte Hürde überwinden zu können, müssen Sie sich eine unangenehme Frage ehrlich beantworten: Welche Vorteile bringt mir mein momentaner Zustand? Schreiben Sie die Antwort mutig nieder! Es ist Ihre Antwort, nur für Sie gedacht. Die Antwort auf diese Frage ist sehr hilfreich.

Denn diese zeigt Ihnen, was Ihnen besonders wichtig ist. Bitte berücksichtigen Sie das bei der Formulierung Ihrer Absichten und Zwischenetappen. Schreiben Sie diese Antworten gern dazu.

Krankheit als Chance

Auch wenn Sie nicht J.K. Rowling sind, kann das Scheitern eine Chance für Sie sein. Die psychotherapeutische Sicht besagt, dass Ihre Symptome den Versuch Ihrer Innenwelt darstellen, bestmöglich mit den Herausforderungen und Schwierigkeiten Ihres Lebens umzugehen. Ihr psychischer Zustand, also Ihre Innenwelt, macht dies genauso wie Ihr Körper. Eine Krankheit hat einen Zweck. Der Körper strebt nach einem natürlichen Gleichgewicht, indem er auf ungünstige Einflüsse mit Krankheit reagiert.

Dabei ist jeder Schmerz, jedes Unwohlsein, jede erhöhte Temperatur ein Hinweis. Gibt Ihnen Ihr Arzt eine Krankschreibung, befreit er Sie von den Herausforderungen der Arbeit und verordnet Ihrem Körper die dringend benötigte Ruhe. Wenn Ihnen Ihre Arbeit sowieso keine richtige Freude macht oder Sie belastet, wirken bei einer Krankschreibung gleich mehrere Effekte. Zum einen der Hauptzweck der Krankschreibung: mehr Zeit zur Erholung.

Dazu kommt, dass Sie nicht zu dieser freudlosen Tätigkeit müssen. Sie können also auch diesen Stress vermeiden. Als dritter Nutzen kann noch hinzukommen, dass Sie vielleicht mehr Aufmerksamkeit erhalten, als wenn Sie vollkommen gesund wären. Möglicherweise auch von Personen, die Ihnen sonst keine Aufmerksamkeit schenken würden.

Übung 1: Nutzen der Depression

Welche dieser Punkte treffen auf Sie zu? Auch wenn sich Ihr Zustand momentan nicht angenehm anfühlt, was wird dadurch möglich? Wofür ist eine Krankschreibung noch alles gut? Lassen Sie uns rational betrachten, welche möglichen Vorteile Sie durch eine Krankschreibung haben:

Beschreibung einiger Fakten	**Trifft zu**	**Trifft nicht zu**
Ich bin weg von beruflichem Stress.		
Ich bin weg von familiärem Stress.		
Ich darf mich zurückziehen.		
Ich muss mich unangenehmen Themen gerade nicht stellen.		
Ich muss mich unangenehmen Situationen gerade nicht stellen.		
Ich kann mich momentan von bestimmten Personen fernhalten.		
Ich habe endlich Ruhe und Zeit für mich.		
Es kümmern sich Personen, die sich sonst nicht um mich kümmern würden.		

Akzeptanz als Ausgangspunkt Ihrer Reise

Sie möchten eine Veränderung Ihres jetzigen Zustands erreichen. So viel ist Ihnen klar. Eine erfolgreiche Veränderung setzt voraus, dass weder Ihre Bedürfnisse geändert werden noch der Nutzen, den Sie daraus ziehen. Es geht vielmehr darum, neue Wege zu finden, um Ihre Bedürfnisse zu befriedigen. Dies gelingt mit neuen Sichtweisen auf das Leben. Dies gelingt mit anderen Fähigkeiten – Fähigkeiten, die Sie gerade erlangen. So können Sie zu neuen Überzeugungen kommen. Dann gelingt Veränderung! Dabei ist der erste Schritt immer gleich:

Akzeptieren Sie Ihren jetzigen Zustand!

Wir kennen diesen Zustand. Ihnen geht es nicht gut. Sie haben vielleicht das Bedürfnis nach Ruhe. Oder Sie haben das Bedürfnis, zu schreien oder auch zu weinen. Sie können sich ärgern, betrauern, voller Wut sein oder im Selbstmitleid ertrinken. So leid uns das tut: Das wird Ihre momentane Situation nicht ändern. So unangenehm es momentan auch ist. Der erste Schritt in Richtung einer wünschenswerten Zukunft, ist anzuerkennen, dass Ihre Situation und Ihr Zustand sind, wie sie sind. Aber: Wir können gemeinsam ändern, was sein wird – schon morgen, nächste Woche, in einem Monat, im nächsten Jahr! Schritt für Schritt.

Uns beiden hilft ein Tagebuch – natürlich hat jeder ein eigenes. Da es sehr oft Phasen in unserem Leben gab, in denen die äußeren Einflüsse zu mächtig wurden, hat uns das Schreiben in das Tagebuch geholfen, Dinge zunächst aus dem Kopf zu bekommen. Sonst wären es zu viele Dinge auf einmal gewesen. Einmal niedergeschrieben, wurde es viel einfacher, unwichtige Erlebnisse, Handlungen,

Personen und Emotionen von wichtigen zu trennen.

Das muss nicht Ihr Weg sein. Aber es ist ein Weg. Finden Sie Ihren eigenen Weg. Dabei kann Ihnen die folgende Übung helfen. Legen Sie Ihren Notizblock oder Ihr Tagebuch bereit. Führen Sie die Übung in aller Ruhe durch.

Übung 2: Akzeptanz finden

Alles, was in der Vergangenheit liegt, ist nicht mehr zu ändern. Auch das, was Sie vor wenigen Minuten erlebt oder gefühlt haben, ist bereits vorbei. Nicht mehr zu ändern. Es sind nicht mehr und nicht weniger als Erinnerungen.

Gerade in depressiven Phasen spielt uns unsere Erinnerung jedoch Streiche und hebt die unangenehmen Erlebnisse deutlicher hervor. Doch es gibt immer auch angenehme Momente und Erlebnisse. Akzeptieren Sie dies. Die folgenden Überzeugungen können Ihnen helfen, immer auch Licht zu erkennen:

- Ein schlechter Tag macht noch kein schlechtes Leben.
- Auch eine schlechte Phase macht noch kein schlechtes Leben.
- Erst die Entscheidung, nichts zu ändern, kann zu einem unangenehmen Leben führen.

Lesen Sie diese drei Sätze bitte mehrfach. Akzeptieren Sie Ihren jetzigen Zustand. Sie stehen an einem Punkt und haben die Wahl zur Veränderung oder zum Stillstand. Von diesem Punkt aus können Sie besser erkennen, was sich in Zukunft für Sie ändern soll.

Nehmen Sie sich die Zeit, die Sie brauchen. Niemand drängt Sie. Und denken Sie auch an die alte Weisheit:

Treffen Sie niemals eine langfristige Entscheidung auf Basis einer kurzfristigen Emotion!

Da Sie im Augenblick in einer emotional schwierigen Phase sind, wäre es nicht angebracht, langfristige Entscheidungen zu treffen, die Ihnen auch nach Überwindung der Krankheit noch wehtun können. Den Job zu kündigen oder die Partnerin bzw. den Partner zu verlassen, wären Beispiele für solche Entscheidungen. Kommen Sie zur Ruhe und werden Sie wieder gesund, und dann treffen Sie bessere Entscheidungen. Alles Lebendige ist immer in Bewegung. Das ist wundervoll und zerbrechlich zugleich. Das Leben hält viele Geschenke bereit. Am Ende steht aber die Erkenntnis, dass jeder Mensch mit Herausforderungen und Schwierigkeiten umgehen kann. Auch Sie!

Jetzt kommen gute Nachrichten!

Ihr Körper unterstützt Sie auf Ihrer Reise. Er ermöglicht Ihnen Veränderungen. Während körperliches Training zu Veränderungen im Muskel- und Skelettsystem führt, führt eine andere Sicht auf die Dinge, also die Änderung Ihrer Innenwelt, zu Veränderungen in Ihrem Nervensystem. Es werden neue Verknüpfungen gebildet, die mit jeder Wiederholung gefestigt werden.[31] Dies ist die biologische Grundlage von Gewohnheiten. Gewohnheiten sind starke Verbindungen im Nervensystem, und jede Wiederholung festigt die dazugehörigen Verbindungen. Wenn Sie also etwas ändern möchten, benötigen Sie Wiederholungen. Und es wird noch besser! Ihr Körper stellt Ihnen einen Turbo bereit: Ihr Dopaminsystem. Alles, was wir tun und was uns

Freude macht, führt deutlich schneller zu starken Verbindungen.[32] Lassen Sie uns diese Geschenke unseres Körpers nutzen.

Am Anfang gilt es, die einzelnen Schritte Ihrer Reise festzulegen. Hierfür gibt es die sogenannte SMART-Regel. SMART steht für *Spezifisch*, *Messbar*, *Attraktiv*, *Realistisch* und *Terminiert*. Diese Merkmale sollten grundsätzlich für jeden Ihrer Schritte zutreffen. Da wir aber einen Anfang ohne Druck und ohne Termine ermöglichen möchten, verzichten wir vorerst auf den Punkt „Terminiert".

Um Ihnen den Start noch weiter zu erleichtern, möchten wir Ihnen zum Abschluss dieses Kapitels folgende Übung ans Herz legen.

Übung 3: Raus an die frische Luft

Für diese Übung benötigen Sie dem Wetter angemessene Kleidung und gutes Schuhwerk sowie eine Uhr oder Ihr Smartphone. Es geht darum, einen Spaziergang zu einem Ziel Ihrer Wahl zu unternehmen und sich dabei an der SMART-Regel zu orientieren:

1. *Spezifisch:* Gehen Sie 20 Minuten an der frischen Luft spazieren.
2. *Messbar:* Messen Sie die 20 Minuten mit Ihrer Uhr oder dem Smartphone.
3. *Attraktiv:* Gehen Sie in einen Park in der Nähe oder an einen anderen Ort, der Ihnen besonders zusagt. Es wird Ihnen guttun, an der frischen Luft zu sein.
4. *Realistisch:* Sie haben die Zeit, die Möglichkeit und die Fähigkeit zu diesem Ziel. Die Alternative ist nicht verlockend. Sie bleiben zu Hause. Das können Sie an

jedem anderen Tag auch tun und vielleicht tun Sie das schon zu lange. Heute nicht!

Den Punkt *Terminiert* lassen wir auch bei dieser Übung außen vor. Wenn Ihnen 20 Minuten zu Beginn zu lang erscheinen, dann beginnen Sie mit 5 Minuten. Nur zwei Dinge sind relevant: Tun Sie das Wichtige. Und dann wiederholen Sie es.

Haben Sie Ihr erstes Ziel erreicht, dann würdigen Sie sich dafür! Geben Sie Ihrem Körper die Möglichkeit, Dopamin auszuschütten. Und dann wiederholen Sie einen Schritt, der Ihnen offensichtlich hilft, und zwar gleich am nächsten Tag. Auf diese Weise bauen Sie stabile neue Gewohnheiten. Gelingt es Ihnen an einem Tag nicht, Ihr Ziel zu erreichen, dann akzeptieren Sie es. Bestrafen Sie sich nicht! Damit machen Sie es sich unnötig schwer. Eine Bestrafung führt zur Unterdrückung von Verhaltensweisen und fördert nicht den Aufbau von hilfreicheren Verhaltensweisen. Sie gewinnen also mit einer Bestrafung gar nichts. Seien Sie so positiv, wie es Ihnen möglich ist. Und wenn positiv nicht geht, dann versuchen Sie, neutral zu bleiben. Betrachten Sie einen nicht geschafften Zwischenschritt neutral und planen Sie neu. Und dann starten Sie neu. Die Tatsache, dass Sie den Versuch unternommen haben, würdigen Sie bitte. Erfolgreiches und erfolgloses Handeln unterscheiden sich in einem Punkt. Nur dem erfolgreichen Handeln ging ein weiterer Versuch nach einem Rückschlag voraus. Erlauben Sie sich also immer wieder neue Versuche, in kleinen, smarten Schritten.

Wenn Sie für sich feststellen, dass Sie eine neue, gute Gewohnheit in Ihr Leben integriert haben, suchen Sie sich eine weitere Sache, die Ihnen Freude machen könnte, die Ihnen helfen könnte, Ihre Absichten zu realisieren. Gehen

Sie nach dem gleichen Muster vor: Ziel definieren, Inspirationen finden, Versuche unternehmen, aufrappeln, neu versuchen, jeden Versuch würdigen (das ist die Geheimzutat), Ziel erreichen und auch die Zielerreichung feiern. Eine recht einfach scheinende Frage kann Ihnen sehr behilflich dabei sein, den Prozess der Veränderung selbst zu einer Gewohnheit zu machen:

Wann haben Sie das letzte Mal etwas zum ersten Mal gemacht?

Die Aufregung, Neugier und Freude, die dadurch wachgerufen werden, können Ihnen helfen, Möglichkeiten zu erkennen, die aus reiner Gewohnheit zu leicht übersehen werden, doch zum Greifen nah sind. Wer weiß, was Sie auf diesem Weg alles entdecken, das Sie für eine Weile in Ihrem Leben beibehalten wollen.

Hierzu ein Beispiel aus meinem – Torstens – persönlichen Leben: Nachdem ich eine Führungsposition in einem Unternehmen eingenommen hatte, fehlten mir meine bisherigen sozialen Kontakte. Im Beruf hatte ich auf einmal keine Freunde mehr, nur noch Untergebene. Ich benötige aber soziale Interaktion, um mich wohl in meiner Haut zu fühlen. Also bin ich aktiv auf die Suche nach Möglichkeiten gegangen. Dabei habe ich ein Tanzstudio entdeckt, das nur 5 Minuten von meinem Büro entfernt seine Kurse anbot. So bin ich zum Salsa gekommen. Und ich war vielleicht aufgeregt! Die erste Stunde in einer fremden Umgebung ist niemals und für niemanden einfach, glauben Sie mir. Wir tun nur so cool, in Wirklichkeit sind alle Menschen aufgeregt. Die Parallelen zu Ihrer jetzigen Situation liegen darin, dass es in meinem Leben zu diesem Zeitpunkt soziale Defizite gab. Diese waren so schlimm, dass ich körperliche

Anzeichen hatte. Ich erstickte meinen Frust im Essen, bis mein Ego einsah, dass es so nicht weitergehen konnte. Also begann ich, aktiv nach Veränderung zu streben. So konnte ich meine erste Angst überwinden und mich entwickeln. Nach wenigen Monaten konnte ich gut tanzen, hatte viele neue soziale Kontakte und fühlte mich wieder wohl in meiner Haut. Wenn ich das geschafft habe, dann schaffen Sie das auch!

Was wissen Sie also nach diesem Kapitel? Sie kennen Ihren Kurs besser. Sie wissen, warum Sie gerade jetzt Veränderungen wollen. Sie haben Ihre Absicht formuliert, also festgelegt, wo Ihre Veränderung Sie hinführen wird. Sie haben Ideen entwickelt, welche Zwischenetappen Ihre Reise markieren werden. Sie wissen auch, was noch hilfreich zu lernen oder zu reaktivieren wäre, um Ihre Absichten zu realisieren. Sie wissen auch, dass das Geheimnis jeder erfolgreichen Veränderung darin liegt, es zu versuchen – wieder und wieder. Sie schaffen das!

Bevor Sie dieses Kapitel beenden, gehen Sie bitte Ihre Notizen noch einmal durch. Sind Sie zufrieden mit Ihren Antworten? Wenn nicht, dann verändern Sie diese jetzt gleich, so, dass Sie lächeln müssen, wenn Sie sie lesen.

Im nächsten Kapitel möchten wir Ihnen noch den passenden Power-Treibstoff mitgeben, der Sie immer wieder befeuert, wenn es darum geht, einen Versuch anzugehen.

Ihr Warum

Im vorletzten Kapitel dieses Buches behandeln wir einen ganz entscheidenden Faktor Ihres Weges zu mehr Lebensqualität: Ihr Warum.

Kleine Kinder fragen häufig: Warum ist das so, warum muss ich dies tun? Wann haben Sie sich das letzte Mal gefragt, warum Sie früh aufstehen, warum Sie einer Tätigkeit nachgehen oder auch, warum Sie betrübt oder fröhlich sind, und dann auch zufriedenstellende Antworten für sich darauf gefunden? In den Kapiteln zuvor haben Sie bereits Wege kennengelernt, die Sie in eine positive Veränderung führen können. An dieser Stelle geht es nun um die zentrale Frage nach dem Warum.

Was wissen Sie nach diesem Kapitel?

Wir behandeln noch einmal das Thema der Motivation. Mehr noch, den Kern Ihrer Motivation, Ihr Warum, Weswegen und Wofür. Was kann Sie in besonderer Weise bewegen und motivieren? Mit dem Kapitel bekommen Sie Möglichkeiten, diese Fragen für sich sehr klar beantworten zu können. Je klarer Ihre Antworten sind, desto mehr Power hat der Akku, der Sie künftig in Bewegung hält – körperlich, gefühlsmäßig und gedanklich. Ein starkes Warum wird Sie auch in Zeiten von Zweifeln und Rückschlägen auf den eingeschlagenen Weg zurückführen, damit Sie leichter die Entscheidungen für oder gegen eine Richtung treffen können. Der von Ihnen gewählte Weg hat die Absicht, Sie dauerhaft zu mehr Lebensfreude zu begleiten.

Sie sehen, ein starkes Warum ist ein wichtiger Begleiter Ihrer wünschenswerten Entwicklung!

Fallbeispiel: Linda, 34

Linda war immer sehr motiviert bei ihrer täglichen Arbeit. In ihr war der Glaube verankert, dass die Produkte ihres Arbeitgebers einen wirklichen Mehrwert für die Kundschaft brachten. Deshalb ging sie sehr gern zur Arbeit. In die Therapie kam Linda, weil sie ihre innere Balance verloren hatte. Einerseits war ihr Bedürfnis nach einer sinnvollen Tätigkeit stark ausgeprägt. Auf der anderen Seite hatte sie dadurch ihrem Bedürfnis nach einem gesunden Leben den Raum genommen. Zusätzlich erkannte sie, dass ihr Bedürfnis nach Partnerschaft und Familie zwar vorhanden, aber weit in den Hintergrund gerückt war. Dies lag sicherlich auch an den Erfahrungen in bisherigen Beziehungen.

Während der Therapie war es Linda möglich, ihre Werte und Bedürfnisse zu erkennen und zu benennen. Gemeinsam wurden Strategien erdacht, ausprobiert und alltagstauglich gestaltet, um allen Bedürfnissen die Zeit und den Raum zu geben, in einem gesunden Gleichgewicht zu existieren. Seither steht Linda früh um 6 Uhr mit einem Lächeln auf. Sie kann bis in den späten Abend aktiv sein. Auch fährt sie ohne schlechtes Gewissen für mehrere Wochen in den Urlaub. Ihre Freizeit gestaltet Linda jetzt so, dass sie interessante Lebenspartner kennenlernen kann. Linda hat den Sinn und Zweck für ihre jeweilige Lebensphase gefunden. Und das ist eine mächtige Erkenntnis.

Schlussfolgerung aus dem Fallbeispiel:

Wer ein starkes *Warum* hat, erträgt fast jedes *Wie*.

(Friedrich Nietzsche)[33]

Die Bedeutung der Lebensphasen

Im folgenden Abschnitt geht es um drei Aspekte: erstens Ihre jeweilige Lebensphase, zweitens die der Lebensphase zugrunde liegenden Werte und drittens Ihre psychische Widerstandsfähigkeit. Zunächst blicken wir auf die verschiedenen Lebensphasen und deren jeweilige Entwicklungsaufgabe:[34]

1. *Geburt und Kindheit:* In dieser Lebensphase sind Ihre Eltern und andere Hauptbezugspersonen für Sie verantwortlich. Die Entwicklungsaufgabe besteht in der Förderung Ihrer körperlichen, psychischen und sozialen Entwicklung. Bis zum Ende der Kindheit geht es vorrangig um den Aufbau von Vertrauen und die Stärkung des Sicherheitsempfindens. Zudem stehen Autonomie, also zu beginnen, sich selbst etwas zu trauen, und Entdeckerfreude am eigenen Körper, der Umgebung und anderen im Fokus. Damit wird das Kompetenzgefühl genährt, immer in den Momenten, in denen Sie schon als Kind begriffen haben, wie etwas funktioniert.

2. *Pubertät:* Der Einflussbereich der Eltern nimmt deutlich ab. Sie bewegen sich in Richtung mehr Selbstständigkeit und Eigenverantwortung. Im Fokus stehen erste klare Formen einer Identität. Darauf bauen erste Erfahrungen mit Beziehungen auf und die Entwicklung von Intimität, als Fähigkeit und Verhalten.

3. *Erwachsenenalter:* Im Fokus stehen Familie und Beruf. In beiden Bereichen tragen Sie Verantwortung. Mit zunehmendem Alter verändert sich der Fokus dahingehend, die nachfolgenden Generationen zu unterstützen und etwas zu hinterlassen oder weiterzugeben.

4. *Hohes Alter:* Am Ende des Lebens steht jeder vor der Herausforderung, mit dem Leben, allen Entscheidungen, allen Taten, allen Unterlassungen, Erfolgen und Rückschlägen Frieden zu schließen. Nur weil diese Aufgabe am Ende unseres Lebens wartet, heißt es nicht, dass sie erst dann zu tun ist. Sie wird dann erst besonders relevant. Ideal ist, wenn Sie diese Aufgabe mit durch Ihr gesamtes Leben nehmen, da Ihnen klar ist, dass diese Friedensverhandlungen mit sich selbst anstehen werden.

In jeder dieser Phasen liegen die Schwerpunkte auf unterschiedlichen Werten, die für Sie von Bedeutung sind. Daher fallen auch Ihre Antworten auf die Frage, warum und wofür Sie etwas tun oder unterlassen, je nach Lebensphase völlig anders aus. In der Kindheit übernehmen Sie die Werte Ihrer Eltern und der Menschen, die Ihnen wichtig sind. Auf Basis dieser Werte sind die Strukturen aufgebaut, nach denen Sie leben, jeden Tag. Deshalb lernen Sie diese Werte und Strukturen in vielen ganz alltäglichen Situationen. Das gibt Halt, Verlässlichkeit und Sicherheit. Ab der Pubertät pendeln die Bedürfnisse von Sicherheit mehr zu Abenteuer. Freunde gewinnen an Bedeutung gegenüber den Eltern. Damit gewinnen auch die Wertesysteme, nach denen diese Freunde leben, an Bedeutung. Das Wertesystem Ihrer Freunde kann von dem, in dem Sie größer geworden sind, abweichen. Es ist eine Aufgabe in der Entwicklung Ihrer Identität, aus diesen Systemen die Werte zu wählen, die Ihnen wichtig sind, und in Ihre Lebensweise zu übernehmen. Damit treffen Sie auch mehr und mehr eine Auswahl dessen, was Ihnen wichtig ist – ganz generell im Leben. In dem Maß, wie Sie Ihre Werte selbst und bewusst wählen sowie in Ihr Leben integrieren, in dem Maß machen Sie den

Boden für Ihre Lebensfreude und Lebensqualität nahrhaft. Ihr tägliches Verhalten, jetzt und auch in der Zukunft, wird von den Antworten auf Fragen wie diesen beeinflusst:

- Was ist Ihnen wichtig im Leben? Was hat für Sie Wert?
- Womit identifizieren Sie sich?
- Womit und mit wem fühlen Sie sich verbunden?

Ihre Antworten auf diese Fragen entscheiden, ob und in welchen Situationen Sie aktiv werden oder passiv bleiben. Sie finden in diesem Buch in verschiedenen Kapiteln Wege zu Ihren Antworten. Die letzte Frage, womit und mit wem Sie sich verbunden fühlen, wird zum Beispiel im Kapitel „Soziale Kontakte" ausführlich behandelt. Können Sie nicht sofort alle Fragen beantworten, dann wünschen wir Ihnen Inspiration durch die anderen Kapitel. Sie werden Ihre Antworten finden. Erlauben Sie sich die Zeit, die Sie dafür benötigen. Ihre psychische Widerstandsfähigkeit können Sie am stärksten fördern, wenn Sie in Ihren Antworten darauf achten, Sinnhaftigkeit klar auszudrücken. Wenn Sie trotz höchster Beanspruchung psychisch stabil bleiben möchten, benötigen Sie einen Sinn in Ihren Absichten und Ihrem Tun.[35] Ihr Ziel ist es, Ihre psychische Gesundheit zu verbessern. Sie möchten leistungs- und widerstandsfähiger sein. Ihre Lebensfreude und -qualität soll sich steigern. Hierfür ist es hilfreich, wenn Sie sich für jede bedeutsame Situation folgende Fragen stellen:

- Worum geht es in dieser Situation?
- Gibt es einen Zusammenhang mit ähnlichen Situationen?
- Kann ich etwas tun?
- Weshalb ist diese Situation für mich von Bedeutung?

Die Antworten auf die ersten drei Fragen geben eine Orientierung, wo Sie sind, welche Regeln herrschen, ob Sie die Fähigkeit oder Möglichkeit haben, etwas zu tun, und ebenso, ob Sie den Auftrag dazu haben. Eine besondere Bedeutung kommt der letzten Antwort zu. Haben Sie die Bedeutung für sich erkannt, ein starkes Warum, Weswegen oder Wofür formuliert, dann fällt es auch leichter, die notwendige Energie freizusetzen, aktiv zu werden und zu bleiben. Dann haben Sie einen Teil Ihrer eigenen inneren Motivation gefunden, ins Tun zu kommen. Es kann auch sein, dass Ihre Antworten Ihnen sagen, dass es in der jeweiligen Situation besser für Sie ist, passiv zu bleiben. Doch nun wissen Sie, warum. Sie werden klar und gelassen erkennen, was für Sie in diesem Moment das Passende ist. Sie haben Ihr Warum gefunden. Vielleicht wissen Sie die Antwort auf Ihr Warum auch schon längst. Denn als Sie begonnen haben, die erste Seite dieses Buches zu lesen, haben Sie auch begonnen, mehr und mehr Klarheit zu finden über das, was Ihnen im Innersten wirklich wichtig ist. Mit jedem Kapitel haben Sie sich mit Aspekten in Ihrem Leben tiefergehend beschäftigt, die für Sie relevant sind. Damit sind Sie klaren Antworten auf die Frage nach Ihrem Warum und Wofür schon mit jeder Seite und jeder Übung nähergekommen.

Sie wissen, dass Sie Ihr Warum gefunden haben, wenn Sie Ihre Antworten in kurzen Hauptsätzen oder wie eine Schlagzeile in der Zeitung formulieren können. Noch deutlicher wird es, wenn Sie leuchtende Augen bekommen, während Sie darüber sprechen. Erlauben Sie sich, dieses Gefühl zu genießen! Falls Sie noch auf der Suche nach Ihrem Warum sind, kann Ihnen folgende Übung einen Weg zu Ihrer Antwort zeigen.

Übung: Suche nach dem Warum

Für diese Übung benötigen Sie Ruhe. Gestalten Sie sich einen Raum und eine Zeit, wo Sie diese Ruhe finden. Außerdem benötigen Sie ein Notizheft oder Ihr Tagebuch und einen Stift.

Atmen Sie zu Beginn ein paarmal tief ein und aus. Kommen Sie bei sich an. Nun geht es um eine vielversprechende Methode, das eigene Warum zu finden, zu bestätigen oder zu ändern: Beginnen Sie, ein Tagebuch zu führen. Ein Tagebuch bietet mehrere Vorteile. Es bewahrt Ihre ganz persönlichen Notizen und niemand kann ohne Ihre Erlaubnis darin lesen. Gönnen Sie sich diese Ehrlichkeit sich gegenüber und schreiben Sie Ihre Wahrheit. Sie müssen niemandem etwas vormachen, es ist Ihr Tagebuch und Ihr Leben! Schreiben Sie auf, was Sie bewegt.

Beschreiben Sie möglichst genau, wie Sie sich fühlen, auch in Verbindung mit bestimmten Situationen. Falls dies für Sie eine neue Erfahrung ist, finden Sie hier ein Beispiel zur Orientierung:

Es ist furchtbar nervend, jeden Tag die gleichen Geschichten von meinem Kollegen zu hören. Dann bekomme ich Kopfschmerzen. Er tut so, als wäre er der einzige Mensch auf der Welt, der Probleme hat. Ich werde dann immer so traurig, weil ich mich nicht traue, von meinen Problemen zu erzählen. Ich glaube auch nicht, dass ihn das interessiert. Und dann erfährt es der Chef! Was soll der von mir halten? Ich möchte meinen Job nicht verlieren wegen so einer Sache. Ich brauche das Geld! Was soll ich nur tun? Ich weiß keinen Ausweg!

Aus so einer kurzen Nachricht, die Sie in Ihr Tagebuch schreiben, können Sie mit etwas Übung viel herauslesen. Dieses Buch gibt Ihnen die Werkzeuge an die Hand, Ihre Einträge auf wichtige Inhalte zu untersuchen. Schauen wir uns an, welche Botschaften darin zu finden sind:

1. Momentan ist es nicht möglich, auf den Kollegen einzugehen. Mehr noch, aus den Worten wird der Wunsch nach Distanz oder mindestens Ruhe sehr deutlich. Das drückt jedoch auch aus, dass Sie gern im Kontakt wären.

2. Es wird erkennbar, dass die eigenen Probleme beachtlich sind. Die Belastung, die davon ausgeht, findet keinen Ausdruck durch ein Gespräch, ein Mitteilen. Stattdessen drückt sich die Belastung als Traurigkeit und Kopfschmerz aus. Die Worte drücken Ratlosigkeit und selbst auferlegte Begrenzungen demgegenüber aus, wie es weitergehen könnte. Das macht erneut den Wunsch nach Kontakt und Austausch deutlich.

3. Das eigene Vertrauen und vielleicht auch das Vertrauen in den Kollegen ist nicht ausreichend für ein Gespräch, in dem die Situation und das Empfinden angesprochen werden können. Die Annahme, die eigenen Probleme könnten andere nicht interessieren, ist eine spannende Aussage über den eigenen Selbstwert. Das macht die Hürde deutlich, die zu überwinden ist.

4. Es ist empfehlenswert nachzuforschen, wie lange Sie diese Einstellung schon haben und wie diese sich entwickelt hat. Davon ausgehend können Sie sich selbst eine Richtung für Ihre zukünftige Entwicklung weisen, mit der Frage: Wie würde ich lieber mit der Situation umgehen, wenn ich könnte?

5. Neben Traurigkeit und körperlichen Schmerzen wird auch mehrfach Angst ausgedrückt. Die Angst davor, was der Chef denken könnte. Die Angst, die Arbeit zu verlieren und damit auch das Einkommen. Ohne das genau zu beschreiben, drücken die Worte stark ein Entweder-oder-Denken aus. Die nicht genannte Option bekommt damit den Beigeschmack der noch größeren Katastrophe, als sie die bestehende Situation darstellt. Wie und wie viel Anerkennung wünschen oder brauchen Sie von Ihrem Chef? Sind Sie sicher, dass Sie auf keinen Fall eine andere Arbeit finden können? Der Wunsch nach Anerkennung ist wiederum ein Wunsch nach Kontakt. Gleichzeitig steckt da noch mehr drin, und zwar die Wünsche nach Gemeinschaft und Sicherheit.

All diese Punkte können Ihnen Wege zu dem weisen, was Ihnen besonders wichtig ist. Wenn Sie das wieder und wieder erkennen, werden aus dieser Perspektive auch Lösungen leichter erkennbar. Je häufiger Sie auf diese Weise Ihre eigenen Notizen erneut interpretieren, desto klarer werden Ihnen Ihre Absichten, Situationen und Handlungsmöglichkeiten – mit zunehmender Übung nicht nur im Nachhinein, sondern in den relevanten Situationen selbst.

Wichtig zu betonen ist: Sie nehmen damit Ihr Leben wieder in die Hand. Und alles beginnt damit, dass Sie ab und zu Notizen machen. Wir, als die Autoren dieses Buches, führen beide selbst Tagebuch und empfinden dies als enorm hilfreich. Natürlich müssen Sie deshalb nicht auch damit beginnen, wenn Sie sich hierbei nicht wohlfühlen. Sie können diesen Ansatz aber auch erst einmal im kleinen Rahmen ausprobieren: Nehmen Sie einen Zettel und notieren Sie die Erlebnisse, Gefühle und Handlungen eines Tages.

Gehen Sie anschließend so vor, wie in dem Beispiel beschrieben. Finden Sie heraus, was in dem Geschriebenen noch zu finden ist. Wenn es Ihnen allerdings noch nicht so gut geht, ist es zu erwarten, dass Sie eher Notizen zu den unangenehmen Situationen machen. Eine zentrale Botschaft des Buches ist, Balance und Gleichgewicht zu finden bzw. immer wieder herzustellen. Daher möchten wir Ihnen noch eine weitere Möglichkeit vorstellen, wie Sie mit regelmäßigen Notizen sich selbst besser und besser auf die Spur kommen und erkennen, was Ihnen wirklich wichtig ist. Dazu benötigen Sie etwas Konzentration und nicht mehr als 3 Minuten pro Tag. Nutzen Sie diese Zeit und die Konzentration, um sich an den lichtvollsten, angenehmsten Moment Ihres Tages zu erinnern. Schreiben Sie auf, was Ihnen zu folgender Frage einfällt:

Für welchen Moment sind Sie heute besonders dankbar und weswegen?

Mit solchen Beschäftigungen tun Sie sich gleich in mehrfacher Weise etwas Gutes. Sie üben sich in Achtsamkeit für die vielfältigen Momente Ihrer Tage. Sie trainieren ganz praktisch Ihr Gedächtnis und Ihre Fähigkeit, sich zu erinnern – ja, auch das ist trainierbar. Wenn Sie mit dem Fokus der Dankbarkeit schreiben, aktivieren Sie damit eine der stärksten Emotionen für Lebensfreude. Je dankbarer Sie sind, was denken Sie, könnte das mit Ihrer Lebensfreude machen? Mit Ihren Antworten auf die Frage nach dem Weswegen kommen Sie Ihren Bedürfnissen und den damit verbundenen Werten immer näher. Bis Sie wieder und wieder auf dieselben Antworten stoßen, was es ist, das Sie motiviert, warum und wofür Sie etwas tun.

Wir wünschen Ihnen viel Erfolg. Sie können das!

Abschluss und Neuanfang

Wow, herzlichen Glückwunsch, Sie haben das ganze Buch gelesen! Wie fühlen Sie sich?

Es gab sicher Momente in Ihrem Leben, wo Sie einen Abschluss hatten, und erst später fanden Sie heraus, wie schön die Zeit doch war. Die Schulzeit, die Ausbildung oder so mancher Beziehungsversuch fallen da vielen Menschen ein. Der Vorteil dieses Buches ist, dass Sie es immer wieder und jederzeit in die Hand nehmen können, um sich neu inspirieren zu lassen. Von daher ist „Abschluss" nur ein Wort, kein Abschied. Eher das Gegenteil, denn Ihre persönliche Reise hat gerade erst begonnen. Und dieses Buch hilft Ihnen auf jedem Schritt.

Am Anfang dieses Buches haben Sie erfahren, *was eine Depression ist* und wie Sie einen *Handlungsbedarf erkennen*. Sie kennen nun sowohl die *Wege, die in die Krankheit führen*, als auch die *Unterschiede und Gemeinsamkeiten von Depression und Trauer*. Auch die Zusammenhänge zwischen *Vitalität und Depression* sind Ihnen jetzt bewusst. Im Laufe des Buches haben Sie sich auf eine *Reise* in *Ihre Innenwelt* begeben und sich mit Ihren *sozialen Kontakten* und deren Bedeutung auseinandergesetzt. Sie wissen nun, welche Bedeutung die Themen *Kommunikation und Motivation* haben und welche Rolle der *Glauben* in Ihrer Situation spielen kann. Weiter haben Sie sich mit den Aspekten von *Räumen, Zeit und Rhythmen* sowie *Intimität* auseinandergesetzt. Sie haben gelernt, wie Sie Ihren *Flow* finden können und wie Sie dies für *Veränderung und Entwicklung* in Ihrem Leben nutzen können. Schließlich kennen Sie nun einen Weg, *Ihr Warum* zu finden.

Das Hauptziel – *den Weg zu einer positiven Veränderung* – können Sie mit den Informationen, Beispielen und Übungen aus diesem Buch sowie aus dem Übungsbuch viel leichter erreichen als zuvor. Wir haben Ihnen ehrlich, offen und fair alles angeboten, was wir für hilfreich halten. Diese Fairness möchten wir auch an dieser Stelle ausdrücken: Der Weg, den Sie vor sich haben, wird nicht einfach. Aber er lohnt sich! Es ist wichtig, dies zu wissen.

Was wissen Sie nach diesem Kapitel?

Zuerst gehen wir darauf ein, wie ein bekannter Effekt aus der Psychotherapie Ihnen auf Ihrem weiteren Weg helfen wird. Anschließend beschreiben wir Ihnen die Stationen Ihrer Reise. Sie erfahren, warum der Beginn dieser Reise so wertvoll ist und wie Sie die Reise gestalten können. Nicht zuletzt erklären wir Ihnen, warum Sie sich bereits als positive Ausnahme betrachten können. Außerdem erfahren Sie, wieso es hilfreich sein kann, ein eigenes Übungsbuch zu besitzen und warum Betroffene ihr Schweigen brechen sollten. In der abschließenden Übung dieses Kapitels und damit auch dieses Buches lernen Sie, jede Etappe Ihrer Reise zu feiern.

Fallbeispiel: Maria, 36

Maria hat gerade eine Therapie zur Behandlung ihrer Depression abgeschlossen. Währenddessen hat sie gelernt, dass ihre Depression durch mehrere Faktoren wie chronischen Stress, negative Denkmuster und einen Mangel an Selbstfürsorge ausgelöst wurde. Sie weiß jetzt, dass sie aktiv an ihrer inneren Reise arbeiten muss, um positive Veränderungen in ihrem Leben zu bewirken. Außerdem ist sich Maria bewusst, dass sie die verschiedenen sozialen Rollen überdenken muss, die sie innerhalb ihrer Familie einnimmt. Ab jetzt möchte sie gesunde Grenzen setzen und ihre eigenen Bedürfnisse besser berücksichtigen. Ein wichtiger Aspekt für Maria ist ihr Glaube. Sie weiß nun um die Bedeutung von persönlicher Überzeugung. Durch Meditation und inspirierende Texte fördert sie ihre innere Ruhe und Ausgeglichenheit. Auch ihren beruflichen Alltag hat Maria neu durchdacht. Sie erkennt den Sinn in ihrer Tätigkeit und empfindet Freude dabei. Zum Ausgleich geht sie zwei neuen Hobbys nach, die einen kreativen Ausgleich zu ihrer praktischen Arbeit bieten. Die Gestaltung der Bereiche Zeit und Rhythmus hat Maria etwas mehr Energie gekostet. Aber letztendlich gelang es ihr, einen strukturierten Tagesplan zu erstellen. Darin ist ausreichend Raum für Selbstfürsorge, Bewegung, Entspannung und Zeit mit Freunden enthalten. So schafft Maria eine gute Balance zwischen Arbeit, Familie, Hobbys und Ruhe. Die Räume in Marias Leben sind jetzt besser gestaltet. Ihren Arbeitsplatz hat sie mit wenig Aufwand inspirierender arrangiert. Zu Hause hat sie mehr Ordnung und Klarheit geschaffen. In ihrem Schlafzimmer hat sie einen gemütlichen Rückzugsort zur Entspannung eingerichtet. Ein weiterer wichtiger Punkt in Marias Leben ist die Entwicklung von intensiven Beziehungen. Sie sucht nun nach tiefen Verbindungen, die sie bei ihren Zielen unterstützen. Dies betrifft sowohl ihre Auswahl an romantischen Beziehungen als auch ihren Freundeskreis. Auch dort setzt sie jetzt bewusst Grenzen oder schafft Platz für neue Entwicklungen.

Mit all ihrem neuen Wissen und den Erkenntnissen ist Maria optimistisch, dass sie den Weg zu noch mehr positiver Veränderung in ihrem Leben meistern wird. Sie spürt, wie sich nach und nach mehr Freude und Stabilität in ihrem Alltag integrieren und manifestieren. Maria ist sich bewusst, dass weiterhin viele Herausforderungen auf sie warten. Aber sie ist bereit, weiter an sich zu arbeiten und den Weg zu ihrem persönlichen Wachstum weiterzugehen.

Schlussfolgerung aus dem Fallbeispiel:
Der Weg zu mehr Wohlbefinden besteht aus vielen kleinen Bausteinen. Nicht jeder Stein muss gleich perfekt sein. Entscheidend für den Erfolg sind die Vielzahl und die Anordnung. Wer noch heute mit dem Weg beginnt, der kommt schneller ans Ziel!

Der Effekt der positiven Aufwärtsspirale

In einer Einrichtung zur Therapie von Depressionen wird Ihnen zuerst ein grundlegendes Verständnis Ihrer Krankheit vermittelt. Dabei bedient sich das medizinische Personal häufig der Bildsprache. So wird es für die Betroffenen einfacher, auch komplexere Zusammenhänge zu verstehen.

In meinem – Torstens – Fall war dies ein Bild von einer Abwärtsspirale. Die verschiedenen Stationen hin zu meinem jetzigen Zustand wurden beschrieben. Wenn Sie das Buch bis zu diesem Punkt gelesen und die für Sie passenden Übungen durchgeführt haben, könnten Sie sich ebenfalls in einer Spirale befinden. Diese Spirale führt allerdings aufwärts.

In diesem Fall spricht man vom Effekt der positiven Aufwärtsspirale. Dieser Effekt verstärkt Ihre Resilienz, also Ihre Fähigkeit, auf belastende Lebensumstände ohne dauerhafte Beeinträchtigung zu reagieren. Sie stärken somit

Ihre Widerstandsfähigkeit. Mit dem Wissen aus diesem Buch können Sie Fähigkeiten entwickeln, mit denen Sie zukünftig auf die vielen Herausforderungen Ihres Lebens anders reagieren können als in der Vergangenheit. Dies führt zu einer besseren Anpassung an eine sich privat und beruflich verändernde Welt.

Der Effekt der positiven Aufwärtsspirale beruht auf den therapeutischen Erfahrungen, dass ein positiver Effekt in einem Lebensbereich auch zu einer positiven Veränderung in einem anderen Lebensbereich führen kann. Dies steigert das Wohlbefinden und führt zu einem größeren Gesamterfolg der Therapie. Wenn Sie beispielsweise durch mehr körperliche Bewegung und eine positive Selbsteinschätzung auf einmal auch mehr Akzeptanz bei Ihren Mitmenschen erleben, ist dies ein gutes Beispiel, bei dem sich die Effekte aus einem Bereich auch auf einen anderen Bereich auswirken. Ein Hauptziel dieses Buches ist es, bei Ihnen diesen Effekt der positiven Aufwärtsspirale auszulösen und aufrechtzuerhalten – immer wieder neu. Denn Sie werden auch schlechte Tage haben. Aber Sie kennen sicher den Spruch: Übung macht den Meister!

Wenn Sie Rückschläge erleiden oder in manchen Situationen den Mut verlieren, können Ihnen dieses Buch und Ihre Notizen dazu helfen. Gleiches gilt für das separate Übungsbuch. Sie können einerseits nachlesen, was Sie schon alles erreicht haben. Andererseits können Sie die Übungen wiederholen, die Ihnen an anderen schlechten Tagen geholfen haben. So kommen Sie wieder zur Ruhe und können neu starten. Wenn Sie positive Veränderungen in Ihrer mentalen Gesundheit, Ihren Verhaltensweisen oder Ihren beruflichen und privaten Beziehungen feststellen, kann dies bei

Ihnen zu guten Gefühlen wie Hoffnung und Motivation führen. Sie können wieder Selbstvertrauen finden. Und Sie werden dadurch mehr Energie in Ihren persönlichen Wachstums- und Veränderungsprozess investieren, was wiederum den Effekt verstärkt, indem Sie dadurch noch mehr positive Veränderungen feststellen werden.

Der Beginn einer langen Reise

Der Prozess zur positiven Veränderung ist eine lange Reise. Es wird Streckenabschnitte geben, auf denen Sie wirklich vorankommen. Dann spüren Sie die Bewegung, die Veränderung in Ihnen. Es wird auch Pausen geben. Pausen sind auf einer Reise ebenfalls wichtig, um die Eindrücke des letzten Abschnitts zu verarbeiten. Diese Reflexion ist hilfreich, um den weiteren Verlauf der Reise zu bestimmen. Vielleicht merken Sie dann, dass es gut wäre, noch einmal ein Stück zurückzugehen oder einen Abschnitt zu wiederholen. Sie allein bestimmen das Tempo und die Intensität. Nehmen Sie alle Eindrücke auf und genießen Sie die wechselnden Landschaften Ihres Innenlebens. Wenn Sie sich bis zu diesem Kapitel mit dem Buch beschäftigt haben, zeigt das etwas sehr Bedeutsames: Sie machen Ihr Leben zur Priorität. Das ist ein stabiles Fundament.

Für jeden Menschen stehen zu Beginn dieser Reise andere Punkte im Vordergrund. Einige möchten ihre Kommunikation verbessern, während andere die sozialen Rollen innerhalb ihrer Familie neu überdenken möchten. Wieder andere sind unsicher beim Thema Intimität. Alles ist gut, alles hat seine Berechtigung. Deshalb ist es auch vollkommen in Ordnung, wenn Sie nicht gleich alle Kapitel vollständig bearbeitet und alle Übungen bis zu Ende durchgeführt haben. Sie allein bestimmen den Schwerpunkt Ihrer

Verbesserung. Sie allein spüren auch, wo diese Verbesserung jetzt, in diesem Moment am hilfreichsten wäre. Wir möchten Sie ermutigen, nach den ersten erfolgreichen Schritten auch die nächsten Schritte zu gehen! Die Motivation hierfür kann sinken, wenn Sie erst einmal das dringendste Problem gelöst haben. Dann fühlen Sie sich viel freier. Haben Sie aber nur einen Bereich Ihres Lebens verbessert, besteht die reale Gefahr, dass alle anderen Bereiche Ihre vollständige Entwicklung behindern. Gehen Sie also weiter.

Sie sind die Ausnahme!

Die bedeutsamen ersten Schritte Ihrer Reise haben Sie bereits gemacht. Ihr Ziel ist nichts Geringeres als die Verbesserung Ihres Lebens. Allein dies zeigt Ihnen, wie mutig Sie sind! Viele Menschen gehen diese ersten Schritte nicht! Ihr Ego sorgt dafür, dass sie bewahren möchten, was sie haben. Sie haben sich in ihrer Komfortzone eingerichtet, auch wenn diese nicht immer komfortabel ist. Aber der Gedanke an Veränderung schreckt sie ab. Die Komfortzone zu verlassen und etwas Neues auszuprobieren, ist für die meisten Menschen kein wünschenswertes Ziel. Damit können Sie sich als positive Ausnahme betrachten!

Ein passendes Zitat stammt von Henry Ford, der sagte, dass unsere Fehlschläge oft erfolgreicher sind als unsere Erfolge.[36] Auch unsere Eltern haben uns schon gesagt, dass Fehler dazu da sind, um daraus zu lernen. Und Konfuzius meinte, wer aus einem Fehler nichts lerne, begehe einen zweiten. Diese Weisheiten haben eine Gemeinsamkeit: Sie ermuntern uns, Fehler zu umarmen. Denn nur Fehler können uns zeigen, was nicht funktioniert. Wenn Sie in der Vergangenheit Fehler begangen haben, dann können Sie daraus wertvolle Rückschlüsse ziehen. Sie überlegen sich, wie Sie in Zukunft anders vorgehen, damit Ihr Leben besser wird.

Die Fehler, die Sie auf Ihrer Reise machen werden, haben einen Nutzen für Sie. Betrachten Sie Ihre Fehler aus dieser Sichtweise, können Sie die Erkenntnisse als Grundlage für Ihre nächsten Schritte nutzen.

Dieses Buch – und in besonderer Weise auch das Übungsbuch – hat zahlreiche Elemente in sich, die gleichzeitig wirken können. Mit dieser Unterstützung erfahren Sie nicht nur viel über alle persönlichen Lebensbereiche, sondern Sie lernen auch, wie Sie sich damit beschäftigen können. Sie lernen etwas über die Reflexion mit diesen Bereichen und darüber, wie schwierig es sein kann, alles in Worte zu fassen, was Sie gerade beschäftigt. Aber Sie haben jetzt die Möglichkeit, Sie haben den Mut und Sie lernen die Fähigkeiten. Das ist unbezahlbar!

Der Vorteil eines eigenen Übungsbuchs

Sowohl aus Ihren eigenen Erfahrungen wie auch aus den vielen Beispielen in diesem Buch haben Sie gelernt, dass Ihr Leben in permanenter Veränderung ist – ebenso wie die Welt um Sie herum. Jetzt und hier haben Sie Ihre Reise zur Verbesserung Ihrer Situation angetreten. Dies beinhaltet auch eine bessere Reaktion auf die Veränderungen um Sie herum. Was Sie in der Vergangenheit krank gemacht hat, soll dies in Zukunft nicht mehr tun.

Die Übungen, die Sie in den Kapiteln dieses Buches bearbeitet haben, werden in der psychotherapeutischen Praxis für eine kurzfristige Hilfe angewandt. Damit Ihre neuen Fähigkeiten jedoch auch mittel- und langfristig die gewünschte Wirkung zeigen, haben wir im separaten Übungsbuch zu jedem Abschnitt weitergehende Übungen aufgeführt. Diese sind meist etwas komplexer und gehen teils auch über einen längeren Zeitraum.

Wir sind von der Wirksamkeit dieser Übungen vollkommen überzeugt. Sonst würden wir sie Ihnen nicht vorschlagen. Uns beschäftigt nicht nur die Frage, wie wir Ihnen schnell helfen können, sondern auch der Aspekt, was in 3 Monaten oder 3 Jahren sein wird. Wenn neue Herausforderungen auf Sie warten. Wenn sich vielleicht Verhaltensweisen wieder eingeschlichen haben, die Sie schon erfolgreich abgelegt hatten.

Dann ist es hilfreich, wenn Sie Ihr Übungsbuch wieder zur Hand nehmen. Sie können dort genau nachschlagen, welche Übung Ihnen im jeweiligen Bereich am effektivsten geholfen hat. Sollten die Umstände anders sein, dann wissen Sie, dass es einfacher ist, eine erfolgreiche Methode anzupassen, als bei null zu beginnen. Sie können diese Übungen jederzeit wiederholen und sich wieder in den gewünschten Zustand bringen, damit es Ihnen langfristig gut geht!

Das Übungsbuch können Sie jetzt oder später nutzen, um die gewünschten Erfolge zu erzielen, zu festigen und langfristig in Ihr Leben zu integrieren. Hier ist noch einmal der Link zum Übungsbuch:

Erfolge schaffen Motivation. Sie bringen Ihnen die Energie, um die nächsten Erfolge anzugehen. Nutzen Sie diesen Effekt, jetzt und in Zukunft. Mit Ihren Notizen in diesem Buch und im Übungsbuch fällt es Ihnen auch leichter, Ihre Erfahrungen zu teilen. Sie können dann anderen Menschen mitteilen, was Ihnen geholfen hat. Sind Sie erst einmal vernetzt, werden Sie schnell um Rat gefragt. Wenn Ihr Umfeld wissen möchte, wie Sie es geschafft haben, auf die Beine zu kommen, und wie Sie es schaffen, auf den Beinen zu bleiben, haben Sie die Antworten.

Feiern Sie jede Etappe als Erfolg!

Sie haben ein Ziel vor Augen. Sie haben es für sich genau beschrieben. Vielleicht haben Sie auch Zwischenziele notiert. Aber uns wurde beigebracht, dass nur der Zieleinlauf zählt. Wenn Sie professionell Autorennen fahren und mitten in einem Wettbewerb stecken, mag das auch stimmen. Aber unser Leben ist viel komplexer als ein Autorennen. Es treten permanent Veränderungen ein. Sowohl beruflich als auch privat entwickeln Sie sich weiter. Und das ist gut so. Es bedeutet aber auch, dass Ihr Ziel angepasst werden kann. Sie können jederzeit neue Zwischenetappen in Ihre Planung einbauen, um einem akuten Bedürfnis zu entsprechen und sich im Moment wieder wohlzufühlen.

Genießen Sie es, wenn Sie eine solche Zwischenetappe geschafft haben! Feiern Sie den Erfolg. Ziehen Sie daraus die nötige Motivation. Es wird eine nächste Etappe geben. Wenn Sie sicher sind, dass Sie eine Etappe bereits geschafft haben, fällt es Ihnen leichter, mit Schwung und Elan in die nächste zu starten!

Wir wünschen Ihnen Geduld, Kraft und Ausdauer. Mut haben Sie schon.

Bevor wir zu einer abschließenden Übung kommen, haben wir noch eine große Bitte an Sie!

Brechen Sie Ihr Schweigen

Zuerst wenden wir uns an die weiblichen Leser: Lassen Sie bitte nicht nach, die Welt ins Gleichgewicht zu bringen. Machen Sie deutlich, wo auch immer es notwendig ist, dass Frauen und Männer gleichberechtigt sind! Bitte brechen Sie Ihr Schweigen und sprechen Sie aus, wie die Realität als Frau aussehen kann und mit welchen Kommentaren und Übergriffen zu viele von Ihnen seit der Kindheit zu kämpfen haben.

An die männlichen Leser: Nur weil Männer laut den Statistiken nicht so häufig an depressiven Episoden leiden, heißt es nicht, dass dies wirklich so ist. Hilfe anzunehmen, ist keine Schwäche, sondern ein wertvoller Aspekt, der Gesellschaft ausmacht. Zu viele von Ihnen treten die Flucht nach vorn, in Arbeit und Abhängigkeit an. Sagen Sie „Stopp" und arbeiten Sie an Ihrer Gesundheit.

An die transgeschlechtlichen Leser: Es ist verständlich, dass Sie sich Gedanken um Diskriminierung machen. Es ist eine traurige Tatsache, dass Diskriminierung in der Vergangenheit und auch heute noch existiert. Aber Sie sind nicht allein. Arbeiten Sie mit diesem Buch an Ihrer eigenen Stärke und Resilienz und holen Sie sich die Unterstützung von Menschen und Organisationen.

An alle Leser dieses Buches: Wenn Sie betroffen sind oder waren und den Klauen depressiver Episoden entkommen sind, sprechen Sie darüber. Machen Sie denen Mut, die schweigend leiden, und zeigen Sie ihnen, dass es Wege aus diesen kalten Tiefen gibt. Erzählen Sie, was Ihnen geholfen hat. Bleiben Sie offen und aufmerksam. Und wenn Sie können, seien Sie da und reichen Sie denen eine Hand, die bereit sind, Verantwortung für sich zu übernehmen. Vielen Dank!

Außerdem haben wir noch **eine persönliche Bitte an Sie**: Unser Ziel war und ist es, möglichst vielen Menschen zu helfen. Depressive Menschen benötigen diese Hilfe in unseren Augen genauso wie deren Umfeld. Solange es nicht ausreichend Therapieplätze in guten Einrichtungen gibt und solange die Akzeptanz dieser Krankheit so niedrig ist, kann unser Buch eine sehr wertvolle Hilfe sein.

Sind Sie mit diesem Buch zufrieden, dann teilen Sie dies bitte mit – in Ihrem Umfeld, aber auch auf den Seiten, auf denen Sie das Buch gekauft haben. Damit helfen Sie den Unentschlossenen, eine gute Entscheidung zu treffen. Diese Bewertungen, auch Rezensionen genannt, sind daher eine **sehr große Hilfe**. Sie können diese Hilfe leisten. Haben Sie das Buch bei Amazon gekauft, können Sie unter dem Punkt „Meine Bestellungen" eine Produktrezension abgeben. Teilen Sie sich bitte mit. Damit helfen Sie einer Person sehr, die nach Hilfe sucht. Vielen Dank!

Und möchten Sie uns persönlich kontaktieren, dann können Sie uns gerne eine Nachricht senden an:

info@famvisbooks.de

Wir sichern Ihnen zu, Ihre Email-Adresse nur für Nachrichten zu diesem Thema zu nutzen.

Mit der letzten Übung in diesem Buch können Sie nochmals auf Ihre bisherige Reise zurückblicken und erkennen, was Sie bereits erreicht haben.

Übung: Selbstreflexion

Legen Sie den Ort und die Zeit für die Übung so fest, dass Sie sie in Ruhe durchführen können. Sie benötigen außerdem einen Notizblock oder Ihr Tagebuch. Sind Sie noch von einem anstrengenden Tag gezeichnet, nehmen Sie bitte zuerst ein paar tiefe Atemzüge, bis Sie ganz bei sich sind.

Schritt 1: Der Beginn Ihrer Reise

Gehen Sie gedanklich an den Beginn Ihrer Reise zurück. Sie können auch die Checkliste aus dem ersten Kapitel zu Hilfe nehmen. Beantworten Sie nun folgende Fragen:

- Wie haben Sie sich damals gefühlt?
- Was hat Sie am stärksten belastet?
- Wovor hatten Sie möglicherweise Angst?
- Wie haben Sie Ihre Zukunft damals gesehen?
- Was waren Ihre damaligen Ziele?

Lassen Sie sich Zeit mit den Antworten. Denken Sie daran, dass es eine Rückschau ist und nicht mehr Ihre Realität.

Schritt 2: Die aktuelle Situation

Kommen Sie nun gedanklich wieder ins Hier und Jetzt. Notieren Sie zu jedem der Punkte, wo Sie jetzt stehen:

- Wie fühlen Sie sich im Moment?
- Was belastet Sie möglicherweise heute?
- Haben Sie immer noch Angst?
- Wie sehen Sie Ihre Zukunft jetzt?
- Wo stehen Sie bei Ihrer Zielerreichung?

Schritt 3: Vergleich zwischen Vergangenheit und Gegenwart

Vergleichen Sie jetzt Ihre Antworten aus den Schritten 1 und 2. Notieren Sie sich die Unterschiede in Bezug auf folgende Punkte:

- Gefühl
- Belastungen
- Ängste
- Zukunftsaussichten
- Ziele

Nehmen Sie sich Zeit und notieren Sie auch gern Zwischenschritte.

Schritt 4: Erfolge würdigen

In diesem Schritt geht es darum, Ihre erreichten Unterschiede zu würdigen. Nehmen Sie hierfür die Antworten aus Schritt 3 zur Hand und gehen Sie jede einzelne Veränderung langsam und in Ruhe durch. Stellen Sie sich dazu folgende Fragen:

- Wie hat sich mein Leben durch diese Fortschritte verändert?
- Welche positiven Auswirkungen haben diese Fortschritte auf mein Wohlbefinden?
- Wie haben sich meine Beziehungen zu anderen Menschen und mir selbst verändert?
- Welche Fähigkeiten, Strategien oder Erkenntnisse habe ich durch die Arbeit an mir selbst gewonnen?

Genießen Sie jede einzelne Antwort! Wenn Sie dafür die

Übung unterbrechen, ist das vollkommen in Ordnung. Sie haben wichtige Siege errungen. Feiern Sie diese Erfolge!

Schritt 5: Ausblick auf die Zukunft

Gehen Sie zunächst zurück zur letzten Antwort aus Schritt 4. Denken Sie an die Fähigkeiten, Strategien und Erkenntnisse, die Sie gewonnen haben. Und jetzt begeben Sie sich gedanklich in Ihre nahe oder ferne Zukunft:

- Wie, wo und wann werden Sie diese Fähigkeiten, Strategien und Erkenntnisse einsetzen?
- Was wird Ihnen beruflich am meisten helfen?
- Was wird Ihnen privat am meisten helfen?

Machen Sie sich ruhig Notizen, wenn Ihnen schon ein konkreter Anlass einfällt, bei dem Sie Ihre neuen Fähigkeiten, Strategien oder Erkenntnisse anwenden können. Haben Sie im Moment keinen konkreten Anlass, dann können Sie auch ausdrücken, wie Sie generell mit Ihren neuen Fähigkeiten, Strategien oder Erkenntnissen vorwärtsgehen werden.

Schritt 6: Bedanken Sie sich bei sich selbst!

Bedanken Sie sich für Ihren Mut, Ihre Aufgeschlossenheit, Ihr Durchhaltevermögen und Ihre Entschlossenheit. Sie haben es geschafft! Sie allein sind die einzelnen Schritte gegangen. Dieses Buch ist nur ein Werkzeug. Sie haben es in die Hand genommen und mutig die Veränderungen in Ihrem Leben begonnen. Wir sind stolz auf Sie!

Seien Sie auch stolz auf sich!

WIE GEHT ES WEITER

Nach den Schritten, die Sie gegangen sind und den Veränderungen, die Sie selbst erreicht haben, verstehen wir den Wunsch, den einmal eingeschlagenen Weg weiterzugehen.

Sie haben jetzt ein Werkzeug in der Hand. Setzen Sie es ein, wann immer Sie wollen oder es notwendig wird. Wirkliche Veränderungen benötigen Zeit. Nehmen Sie sich diese Zeit.

Weitere Übungen zur Festigung besserer Gewohnheiten und zum Erlernen neuer Fähigkeiten finden Sie in unserem Übungsbuch. Hier noch einmal der Link dazu:

Sie können uns unter der E-Mail: info@famvisbooks.de jederzeit eine Nachricht zukommen lassen. Wir arbeiten auch an einem Newsletter, um Sie über aktuelle Themen zu informieren. Damit halten wir gern den Kontakt zu Ihnen. Melden Sie sich gern über die E-Mail dafür an.

Bleiben Sie im Austausch, bleiben Sie in Bewegung, entwickeln Sie sich weiter. Sie haben alles, was es dafür braucht!

Wir wünschen Ihnen nur das Beste!

Ihr

Dipl.-Psych. Udo Schüppel &

Torsten Schütze

UDO SCHÜPPEL ÜBER SICH

Vom Industriemechaniker für Maschinen- und Systemtechnik zum diplomierten Psychologen – meine berufliche Reise spiegelt meine Freude an der Lösung komplexer Probleme. 2008 schloss ich mein Psychologiestudium an der TU-Dresden ab, mit Schwerpunkten in Klinischer und Pädagogischer Psychologie sowie Arbeits- und Organisationspsychologie.

Seit 2009 arbeite ich in der Organisationsentwicklung, seit 2011 auch therapeutisch in eigener Praxis. Dabei habe ich meine verhaltenstherapeutische Prägung gezielt um hypnotherapeutische, systemische und traumatherapeutische Ansätze erweitert. Mein Fokus liegt auf der Behandlung von Traumata.

Zusätzlich wirke ich als Gutachter für Familiengerichte und berate Unternehmen präventiv zur Erhaltung der psychischen Gesundheit ihrer Mitarbeiter.

Privat lebe ich mit meiner Lebenspartnerin, erkunde gerne neue Länder und Kulturen und bin fasziniert von Kampfsport. Zudem genieße ich alles, was bewegt, vom Wandern und Tanzen übers Reiten und Snowboarden bis hin zum Segeln, auf dem Wasser und in der Luft.

Mehr über mich und Themen rund um gesunde Psyche finden Sie auf meiner Webseite: www.pp-us.de und auf Instagram: @psychologie_in_praxis

Ihre Meinung, Erfahrungen und Anregungen zum Buch und den Übungen interessieren mich sehr. Schreiben Sie diese gern an: info@pp-us.de

Herzlichst Ihr, Udo Schüppel

NOTFALL-KONTAKTE

Wenn Sie den Gedanken haben, dass es besser sein könnte, nicht mehr zu leben, benötigen Sie **sofort Hilfe**!

In einer akuten Situation wählen Sie in Deutschland bitte die **112**. Ihnen wird schnelle ärztliche Hilfe geboten.

Die Telefonseelsorge Deutschland bietet unter der Telefonnummer **+49 0800 111 011 1** oder **0800 111 022 2** sowie im Internet unter **www.telefonseelsorge.de** rund um die Uhr sofortige Hilfe. In der Schweiz bitte die **+41 143** und in Österreich die Nummer **+43 142** für die Seelsorge wählen.

Für Jugendliche gibt es die **Nummer gegen Kummer**. Anonym und kostenfrei wird unter der Telefonnummer **+49 116 111** Hilfe geboten.

Die Telefonnummer **+49 116 006** gehört zur Hilfsorganisation **Weißer Ring**. Für Opfer von Gewalt finden Sie hier täglich von 7 bis 22 Uhr einen persönlichen Ansprechpartner.

Angehörige psychisch Erkrankter können unter den Rufnummern **+49 01805 950 951** und **+49 0228 710 024 24** sowie der E-Mail-Adresse **seelefon@psychiatrie.de** professionelle Beratung erhalten.

In jeder Region gibt es einen sozialpsychiatrischen Dienst. Die Telefonnummern finden Sie im Internet und im Telefonbuch. Auch Ihr Hausarzt kann Ihnen helfen.

Es ist uns ein großes Anliegen, Ihnen zu sagen, dass Sie niemals ganz allein sind! Es wird immer Menschen und Organisationen geben, die Ihnen helfen. Bitte nutzen Sie diese Hilfe!

Vielen Dank!

HAFTUNGSAUSSCHLUSS

Die Informationen in diesem Buch dienen lediglich der allgemeinen Aufklärung und ersetzen in keinem Fall eine professionelle Beratung. Die Autoren sind keine Mediziner, und die in diesem Buch enthaltenen Informationen basieren auf persönlichen Erfahrungen und Recherchen. Jegliche Handlungen, die auf den in diesem Buch enthaltenen Informationen basieren, erfolgen auf eigenes Risiko des Lesers.

Das Werk inklusive aller Inhalte wurde unter größter Sorgfalt erarbeitet. Der Verlag und die Autoren übernehmen jedoch keine Gewähr für die Aktualität, Korrektheit, Vollständigkeit und Qualität der bereitgestellten Informationen.

Druckfehler und Falschinformationen können nicht vollständig ausgeschlossen werden. Der Verlag und auch die Autoren übernehmen keine Haftung für Druckfehler. Es kann keine juristische Verantwortung sowie Haftung in irgendeiner Form für fehlerhafte Angaben und daraus entstandenen Folgen vom Verlag bzw. den Autoren übernommen werden.

Haftungsansprüche gegen den Verlag und die Autoren für Verluste sowie Schäden materieller oder ideeller Art, welche direkt oder indirekt durch die Nutzung oder Nichtnutzung der Informationen bzw. durch die Nutzung fehlerhafter und/oder unvollständiger Informationen verursacht wurden, sind grundsätzlich ausgeschlossen. Rechts- und Schadenersatzansprüche sind daher ausgeschlossen. Jeder Leser ist angehalten, im Zweifelsfall professionellen Rat einzuholen. Dies gilt insbesondere, bevor er medizinische Ratschläge oder Empfehlungen umsetzt.

Für die Inhalte von den in diesem Buch abgedruckten Internetseiten sind ausschließlich die Betreiber der jeweiligen Internetseiten verantwortlich. Der Verlag und die Autoren haben keinen Einfluss auf Gestaltung und Inhalte fremder Internetseiten. Verlag und Autor distanzieren sich daher von allen fremden Inhalten. Zum Zeitpunkt der Verwendung waren keinerlei illegale Inhalte auf den Webseiten vorhanden.

Quellenverzeichnis

[1] Bundesministerium für Gesundheit. (2023). Depression: Wie viele Menschen haben eine Depression?, in Nationales Gesundheitsportal Ref. 524, Bonn (zuletzt geändert am 12. September 2023).

[2] World Health Organization. (2022). ICD-11: International classification of diseases (11th revision). https://icd.who.int/; World Health Organization. (1993). ICD-10: International classification of diseases (10th revision). Genf: WHO.

[3] Beuscher (2010). Über den großen Fluss. Berlin: Fischer Verlag.

[4] Wissenschaft.de (2022). Gesundheit und Medizin: Die Wirkung von Omega-3-Fettsäuren auf das Gehirn. Stuttgart: Konradin Verlag.

[5] Pirlich, Weimann. (2017). Ernährungsmedizin: Nach dem Curriculum Ernährungsmedizin der Bundesärztekammer. Leipzig: Thieme Verlag.

[6] Anitra, Lykkesfeldt. (2018). Vitamin C in Health and Disease. Basel: MDPI Books.

[7] Walker. (2018). Das große Buch vom Schlaf. München: Goldmann.

[8] Schneider, Lindenberger. (2018). Entwicklungspsychologie. Basel: Beltz Verlag.

[9] Seligman, Reivich, Jaycox. (2016). Erlernte Hilflosigkeit. Weinheim: Beltz Verlag.

[10] Ekman, Friesen. (1971). Constants Across Cultures in the Face and Emotion. Journal of Personality and Social Psychology, 17(2), 124-129.

[11] Ekman, Friesen. (1971). Constants Across Cultures in the Face and Emotion. Journal of Personality and Social Psychology, 17(2), 124-129.

[12] Lewis, Haviland. (2000). Handbook of Emotions. New York: Guilford Press.

[13] Macrynikola, Auad, Menjivar, Miranda. (2021). Does social media use confer suicide risk? A systematic review of the evidence. Computers in Human Behavior Reports, Vol 3., 1-26.

[14] Sauermost, Freudig. (1999). Lexikon der Biologie. Heidelberg: Spektrum Akademischer Verlag.

[15] Erikson. (1993). Childhood and Society. New York: Norton & Company.

[16] Bowlby. (2021). Bindung als sichere Basis. Grundlagen und Anwendung der Bindungstheorie. München: Ernst Reinhardt Verlag.

[17] Müller, Gelbrich. (2014). Interkulturelle Kommunikation. München: Vahlen Verlag.

[18] Wissenschaftliche Buchgesellschaft. (2022). Wissen teilen, weiter denken: Zum Todestag von Thomas Edison. Darmstadt: wbg

[19] Schulz von Thun. (2010). Miteinander reden. Hamburg: Rowohlt Verlag.

[20] Molcho. (2002). Alles über Körpersprache. München: Mosaik Verlag.

[21] Jung. (2011). Synchronicity. An Acausal Connecting Principle. New Jersey: Princeton University Press.

[22] Amend. (2019). It's all good. München: Kailash Verlag.

[23] Galizia, Lledo. (2013). Neurosciences. From Molecule to Behavior. Heidelberg, Springer Verlag.

[24] Bandura. (1976). Lernen am Modell. Ansätze zu einer sozialkognitiven Lerntheorie. Stuttgart: Klett-Cotta Verlag.

[25] Hacker, Sachse. (2014). Allgemeine Arbeitspsychologie. Psychische Regulation von Tätigkeiten. Göttingen: Hogrefe Verlag.

[26] Csikszentmihalyi. (2017). Flow. Das Geheimnis des Glücks. Stuttgart: Klett-Cotta Verlag.

[27] Rowling. (2017). Was wichtig ist. Vom Nutzen des Scheiterns und der Kraft der Fantasie. Hamburg: Carlsen Verlag.

[28] Rowling. (2017). Was wichtig ist. Vom Nutzen des Scheiterns und der Kraft der Fantasie. Hamburg: Carlsen Verlag.

[29] Rowling. (2017). Was wichtig ist. Vom Nutzen des Scheiterns und der Kraft der Fantasie. Hamburg: Carlsen Verlag.

[30] Birbaumer, Schmidt. (2018). Biologische Psychologie. Heidelberg: Springer Verlag.

[31] Spitzer. (1996). Geist im Netz, Modelle für Lernen, Denken und Handeln. Heidelberg: Spektrum Akademischer Verlag.

[32] Birbaumer, Schmidt. (2018). Biologische Psychologie. Heidelberg: Springer Verlag.

[33] Schlechta. (1954). Friedrich Nietzsche: Werke in drei Bänden. München: Hanser Verlag.

[34] Erikson. (1993). Childhood and Society. New York: Norton & Company.

[35] Seligman. (2012). Flourish. Die Positive Psychologie des gelingenden Lebens. München: Penguin; Antonovsky. (1997). Salutogenese. Zur Entmystifizierung der Gesundheit. Tübingen: dgvt-Verlag.

[36] Zoll. (2013). Henry Ford: Einer, der die Welt ins Rollen brachte. Berlin: Down to Earth Verlag.

Printed in Poland
by Amazon Fulfillment
Poland Sp. z o.o., Wrocław

32763585R00163